Neun goldene Monate

Was werdende Mütter stärkt,
wärmt und nährt

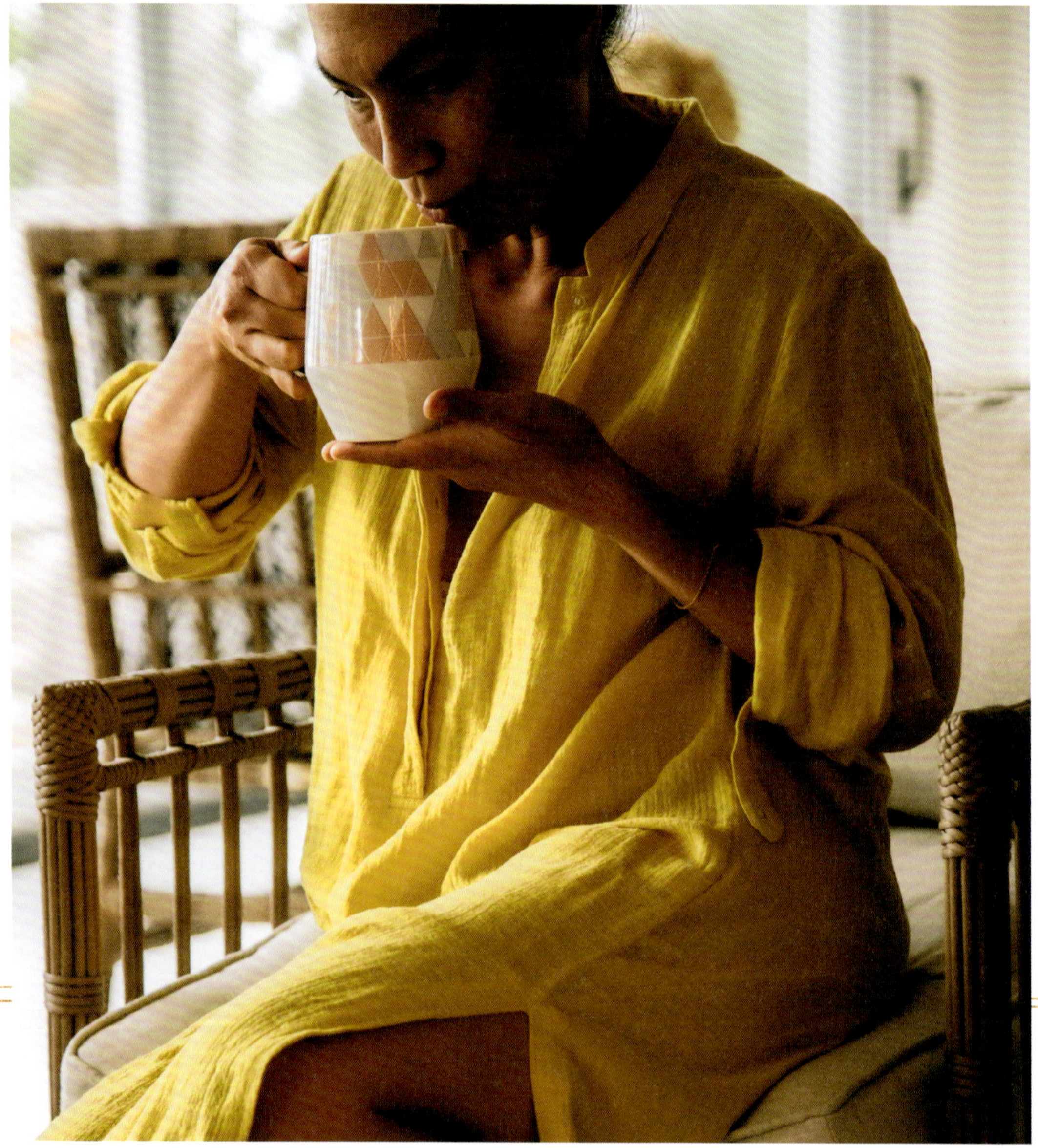

HENG OU

Neun goldene Monate

Was werdende Mütter stärkt, wärmt und nährt

MIT AMELY GREEVEN UND MARISA BELGER

AUS DEM ENGLISCHEN VON GABRIELE WÜRDINGER

VERLAG ANTJE KUNSTMANN

EINLEITUNG

Gratulation! Du bist schwanger, und in dir wächst ein Baby. Du befindest dich auf einem kreativen Höhepunkt, und auch du selbst wächst in vielerlei Hinsicht. Es ist beeindruckend, wie sich deine nur wenige Zentimeter große Gebärmutter auf die Größe einer Wassermelone ausdehnt. Mit deiner Seele verhält es sich ganz ähnlich. Wahrscheinlich hast du manchmal das Gefühl, dir platzt gleich das Herz, weil du mehr Liebe und Hoffnung, manchmal aber auch mehr Zweifel und Sorgen als je zuvor verspürst. Vielleicht überwältigt dich manchmal der Gedanke an die große Verantwortung, und deine Selbstwahrnehmung beginnt sich wahrscheinlich zu verändern. Die Frau, die du über Jahrzehnte kanntest, schüttelt ihr altes Ich ab, und ein neues kann entstehen: das einer Mutter. (Oder einer mehrfachen Mutter.)

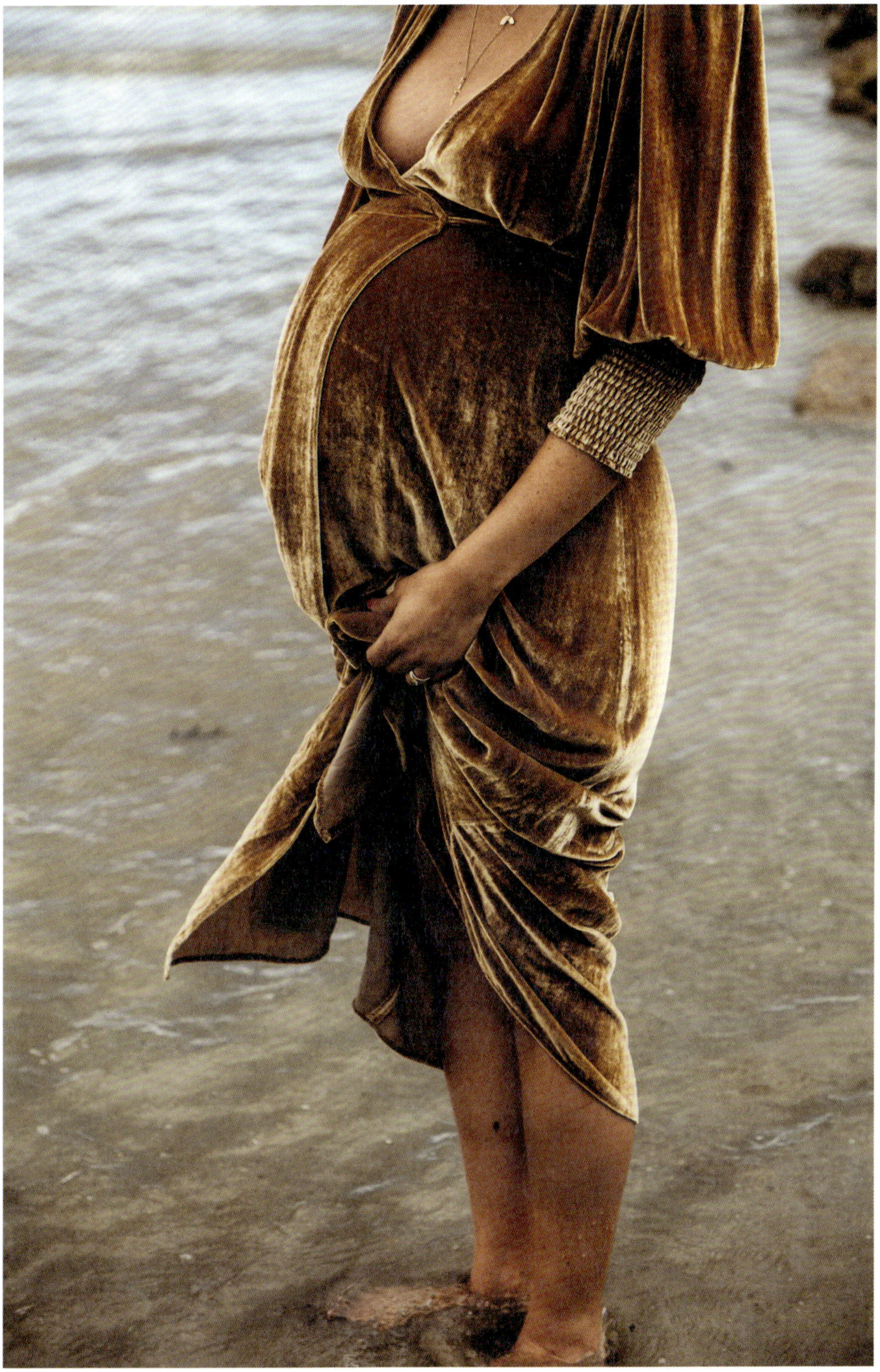

Schwanger zu sein, ist etwas Unvergleichliches. In keiner anderen Lebensphase wirst du dich ein Dreivierteljahr lang in einem kontinuierlichen Schaffensprozess befinden – rund um die Uhr lässt du ein Baby in dir wachsen –, zugleich aber auch in einem Zerstörungsprozess: Alte Daseinsformen (auf der Welt, in deinem Körper, in deiner Beziehung) verschwinden, damit du in deinem Leben ein neues Kapitel aufschlagen kannst. Es ist wie in einer Abenteuergeschichte, in der die Protagonistin ans Limit ihrer körperlichen und geistigen Kräfte geht und die Grenzen von Hingabe und Verzicht auslotet, um eine einzigartige Bindung zu einem anderen Menschen einzugehen. Diese Person bist du. Du spielst die Hauptrolle in der wohl monumentalsten Schöpfungsgeschichte, die es gibt – und die ist wirklich ein Abenteuer! Die körperlichen und seelischen Veränderungen, die du durchläufst, sind atemberaubend.

Doch aller Wahrscheinlichkeit nach wird sich die Welt um dich herum nicht wesentlich verändern. Sicher, am Höhepunkt deiner Schwangerschaft, wenn du einen prächtigen runden Bauch hast, der unübersehbar »Baby an Bord« anzeigt, werden dir Fremde ein Lächeln schenken oder im Bus einen Sitzplatz anbieten. Wenn der Geburtstermin näher rückt, werden gute Wünsche, Geschenke und gebrauchte Sachen von der Familie und Freunden eintrudeln. Auf mysteriöse Weise wird Werbung für Babyutensilien und die neuesten Still-BHs in deinem Feed aufpoppen. Es ist seltsam, aber du wirst feststellen, dass die Gesellschaft einem so gewaltigen Unterfangen – in dem ein Mensch neues Leben schafft und dieses auf die Welt bringt – einigermaßen gleichgültig gegenübersteht. In unserer Kultur scheint man dem Thema Schwangerschaft mit der Einstellung zu begegnen: »Gehen Sie weiter, hier gibt es nichts zu sehen«. Natürlich, wenn das Baby dann da ist, wird gefeiert, und ja, wenn du die Geburtsanzeigen rausgeschickt hast, wird man dir sagen, wie stolz man darauf ist, was du gerade geschafft hast. Doch solange der Beweis dafür nicht erbracht ist (die süßen klitzekleinen Finger und das durchdringende Schreien), bleibt das Leben mehr oder weniger normal. Warum auch nicht? Frauen schaffen schließlich alles!

Aber stimmt das so? In vielen Kulturen werden die neuneinhalb Monate einer Schwangerschaft seit jeher keineswegs als eine normale Zeit betrachtet. Sie sind eine außergewöhnliche Zeit! Und diese Zeit verdient ein außergewöhnliches Maß an Anerkennung und Fürsorge. Nicht nur für das ungeborene Baby, sondern – und das ist wichtig – für diejenige, die die Last trägt, all die Veränderungen durchläuft und ohne die das Wachstum nicht möglich wäre: die Mutter.

Wenn du dich jetzt hoffnungsvoll und voller Elan in deine Schwangerschaft stürzt, bist du vielleicht zu beschäftigt, um wahrzunehmen, dass es da mehr zu erfahren gibt. Bevor du schwanger geworden bist, waren vielleicht tägliche To-do-Listen die Eckpfeiler deines Lebens. Jetzt in der Schwangerschaft kommen die Vorsorgeuntersuchungen, diverse Tests, Vorbereitungskurse und die Umgestaltung deiner Wohnung dazu. Wenn du es zulässt, wird diese prägende Lebensphase ein Abhaken von Stationen sein, die zur

Deadline des Projekts führen: der Geburt. Natürlich ist es richtig, dass du, wenn du auf Kurs bleibst, zum Ziel kommst und irgendwann dein Baby im Arm hältst. Doch wäre es schade, wenn diese geradlinige Herangehensweise die einzige ist, die du kennenlernst. Schwanger zu sein, schließt all das ein, aber es ist so viel mehr.

Diese etwa 38 Wochen, in denen du dein Baby austrägst, sind eine Lebensphase, die großartige, ja lebensverändernde Möglichkeiten in sich birgt. In der Schwangerschaft und auf ihrem Höhepunkt – den Stunden oder Tagen, in denen du Wehen hast und dein Kind gebärst – wirst du eine gigantische körperliche Leistung vollbringen und ungeahnte Kräfte mobilisieren. Vielleicht wirst du eine nie da gewesene Verletzlichkeit zulassen. Die Schwangerschaft schärft deine körperliche und emotionale Sensibilität für alles um dich herum und steigert deine Intuition auf geradezu verblüffende Weise. Wie wahrscheinlich viele Mütter bestätigen werden, kann eine Schwangerschaft tief verdrängte Gefühle ans Tageslicht befördern. Vielleicht wirst du zum ersten Mal in der Lage sein, das Gewirr aus Spannungen und Ängsten aufzulösen. Während die Schwangerschaft für dein Baby eine Zeit ist, in der es eine enorme Entwicklung durchmacht, kann sie dir einen tiefgreifenden Heilungsprozess bringen.

Und damit habe ich nicht einmal annähernd beschrieben, wie deine Schwangerschaft in gewisser Hinsicht auch eine spirituelle Initiation sein kann, die dich mit der schöpferischen Macht des Universums verbindet und deine Wahrnehmung verändert, welch krasse Dinge du als Frau schaffen kannst. Superheldinnen bleiben in ihrer Alltagskleidung für ihre Umgebung oft unsichtbar, genau wie du in deiner Umstandsjeans. Die meisten sind sich deiner erstaunlichen Kräfte nicht bewusst, obwohl du einen ganzen Menschen aus zwei winzigen Zellen baust, parallel dazu den Anforderungen deines Jobs und möglicherweise auch noch den Bedürfnissen deiner älteren Kinder gerecht wirst. Vielleicht erntest du den einen oder anderen bewundernden Kommentar zu deiner sich langsam verändernden Körpersilhouette, doch wird man dir wahrscheinlich nicht zu der Leidenschaft und Zärtlichkeit, zu der Selbstlosigkeit und Ausdauer und zu den überwältigenden tiefen Einsichten gratulieren, die du als Mutter haben wirst. Kurzum: Das Abenteuer der Schwangerschaft ist – mit den Worten einer der weisen Frauen, die in diesem Buch vorgestellt werden – tiefgreifend, paradox und einer der wichtigsten Initiationsriten in deinem Leben.

Warum hängen wir das alles also nicht an die große Glocke oder verbreiten es zumindest ebenso enthusiastisch wie Neuigkeiten zu Schwangerschaftsvitaminen, der Behandlung von Krampfadern und Schwangerschaftsstreifen oder den Risiken von Rauchen und Trinken?

Ein Teil der Antwort dürfte sein, dass Schwangerschaft und Geburt im Lauf der Zeit immer mehr zu einem medizinischen Thema und einem Geschäft geworden sind. Zu Beginn des 20. Jahrhunderts setzte sich allmählich ein mechanistisches Schwangerenvorsorge-Modell durch. Nach diesem anfangs männlich dominierten Modell

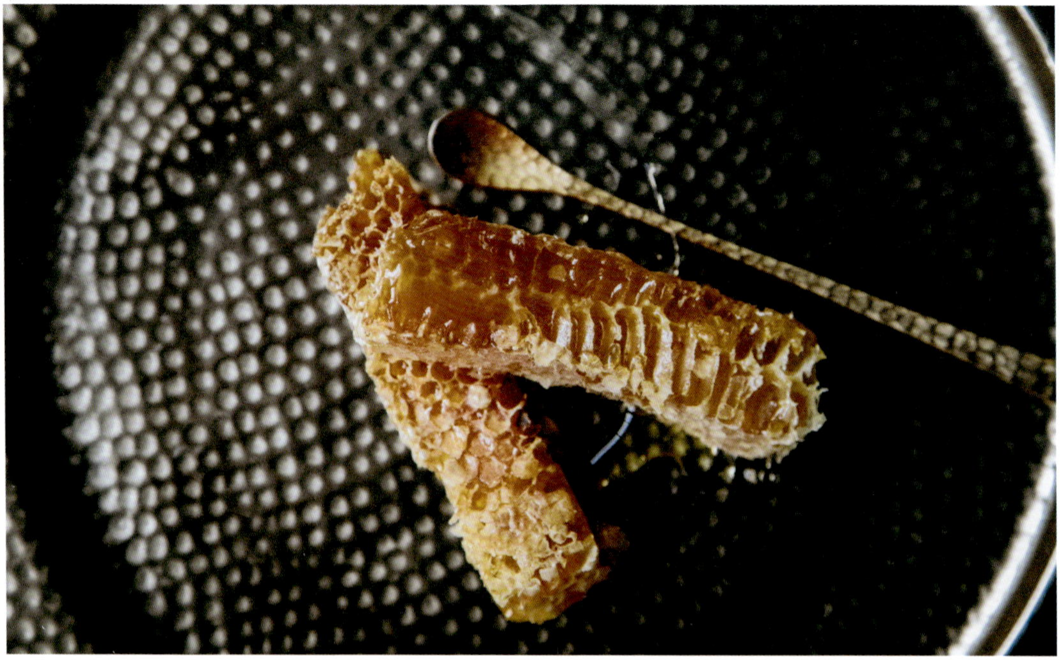

begannen Ärzte Schwangerschaft und Geburt wie eine Krankheit zu »behandeln«: Sie stellten Diagnosen, nahmen Eingriffe vor und etablierten eine standardisierte, an klinischen Maßstäben orientierte Versorgung. Dieses lineare Modell ist zeitsparend, effizient und finanziell lukrativ. Es verdrängte den ganzheitlicheren Ansatz, dem Hebammen und ältere Menschen folgten, und der dazu beitrug, dass die Betreuung vor, während und nach der der Geburt reibungslos verlief und individuell auf die Mutter abgestimmt war. Und auch, wenn diese Entwicklung ihr Gutes hat – sie machte das Gebären für Risikoschwangere sicherer und bot bedürftigen Familien eine gute medizinische Versorgung –, hat sie die Dinge doch stark umgedeutet. Der Vorstoß zu immer profitableren medizinischen Behandlungsmöglichkeiten hat die Bedeutung der Schwangerenbetreuung immer geringer werden lassen, bis zu dem Punkt, an dem es keine Rolle mehr spielte, wie eine Schwangere diese Zeit erlebt, und der Fokus nur noch auf dem Baby lag. Der unausgesprochene Nebeneffekt ist, dass *du* dich in dem ganzen Prozess manchmal seltsam »außen vor« fühlst.

Wenn du schwanger bist und das liest, bist du vielleicht schon mit dieser linearen Realität konfrontiert worden. Du kommst zu deinem vorab vereinbarten Termin und nimmst auf einem der ungemütlichen Stühle im Wartezimmer Platz. Rasch reicht dir die Sprechstundenhilfe an der Rezeption Klemmbrett und Kugelschreiber. Hektisch wird mit Versichertenkarte und Formularen hantiert. Dann überprüfen routinierte

Praxishelferinnen deine Werte und tragen sie in deinen Mutterpass ein. Grelles Licht versetzt dich in Alarmbereitschaft. Geräte, die du zuvor noch nie gesehen hast, werden an oder auf deinem Körper platziert, damit deine Ärztin überprüfen kann, ob da drinnen auch Fortschritte gemacht werden – dann: *Alles okay mit dem Baby. Machen Sie einfach so weiter wie bisher.* Du bekommst ein paar Infobroschüren über Ernährung in die Hand gedrückt. Noch schnell den nächsten Termin vereinbaren und *wusch,* bist du schon wieder draußen. Meist ist das Ganze nur eine kurze Unterbrechung in deinem sonstigen Tagesprogramm.

Während du durch dieses sichere, aber etwas sterile System geschleust wirst, meldet sich vielleicht eine leise Stimme in dir und fragt: *Und was ist mit mir?*

Eine werdende Mutter braucht weitaus mehr Fürsorge, als die üblichen Vorsorgeuntersuchungen in einer Arztpraxis bieten können. In der Schwangerschaft Unterstützung zu erhalten, bedeutet nicht nur, aus einer Liste erlaubter Lebensmittel zu wählen oder Alkohol und scharfe Reinigungsmittel zu meiden – obwohl auch das wichtig ist. Es ist wesentlich umfassender, vielschichtiger und komplexer als das. Und es beginnt damit, den eigenen Fokus nach innen zu richten.

Wenn du dir erlaubst, die Zuwendung zuzulassen, die werdende Mütter brauchen und verdienen, begibst du dich in eine Welt, die jenseits des Messbaren und Quantifizierbaren liegt. Unter der geschäftigen Oberfläche befindet sich ein andersartiger Raum, in dem sich eine werdende Mutter sicher und unterstützt fühlt. Dort ist sie so entspannt, dass ihr Stresslevel niedrig bleibt. Nichts lenkt sie ab, und sie kann so aufmerksam auf ihre innere Stimme hören, dass sie ihr zu vertrauen beginnt. Es ist ein Raum, in dem sie sich von maximaler Leistung und dem Zwang, ständig zu funktionieren, befreien kann. Dort ist es ihr gestattet, sich von einem auf den nächsten Tag anders zu fühlen. Bei Bedarf ein Mittagsschläfchen einzulegen und die Welt einfach Welt sein zu lassen. Es zuzulassen, dass sich der hormonell gesteuerte Rhythmus von Aktivitäts- und Ruhephasen verschiebt, statt sich dagegen zu wehren. Es ist ein Ort, wo sie einen – oder einige – Menschen hat, die ihr widerspiegeln, welch unglaubliche Fähigkeiten ihr Körper besitzt, und die ihr während der gesamten Schwangerschaft zur Seite stehen, in Momenten höchster Freude und solchen, in denen ihr Zweifel und körperliche Beschwerden den Schlaf rauben.

Wenn eine Frau in einem solchen Raum sein darf, ist ihre Schwangerschaft wesentlich mehr als das Mittel zum (wunderbaren) Zweck, ein Kind zu bekommen. Die Schwangerschaft an sich, egal, wie die Geburt für Mutter und Baby aussieht, gewinnt dadurch ungemein an Bedeutung. Es ist eine Zeit, in der die werdende Mutter lernt, wie viel Kraft sie hat, und die sie so reif und weise werden lässt, dass es die Art und Weise, wie sie ihre Mutterrolle übernimmt, grundsätzlich verändert.

In der heutigen Zeit ist das so wichtig wie noch nie. Als dieses Buch entstand, führte eine explosive Gemengelage – eine globale Gesundheits- und Wirtschaftskrise, das Wegbrechen von Arbeitsplätzen und die Verordnung von Lockdowns – dazu, dass unsere Zeit von noch mehr Isolation, Lärm und Angst geprägt war als ohnehin schon. Viele Frauen und ihre Partner wurden von dieser Entwicklung überrumpelt, genauso wie die Menschen, die für die Versorgung von Schwangeren und Gebärenden zuständig sind. (Wie soll man sich auch auf so etwas vorbereiten?) Doch niemand sollte die lebensverändernde Übergangsphase zur Mutterschaft erleben und dabei auf Berührungen oder kleine Freuden verzichten müssen, etwa ein Treffen mit einer guten Freundin. Es muss möglich sein, dass wir unsere Neugeborenen Freunden und Familienmitgliedern in die Arme legen können, um zu duschen oder ein Schläfchen zu halten. Wir brauchen Solidarität und Unterstützung von Mensch zu Mensch. Doch genau das fehlte. All dies hat den Weg, den schwangere Frauen beschreiten, zu einer Reise werden lassen, bei der sie voll auf sich allein gestellt sind.

Diese herausfordernden Zeiten führten uns vor Augen, wie wenig Fürsorge wir als Gesellschaft Frauen angedeihen lassen, die eine der herausforderndsten Veränderungen im Leben eines Menschen durchmachen und dadurch besonders verletzlich sind. Dies bedeutet eine enorme Schieflage, die im Widerspruch zu dem steht, was aus einer ganzheitlichen Weltsicht praktisch ein Naturgesetz ist: Eine werdende Mutter sollte sich niemals erschöpft, einsam oder in irgendeiner Weise hilflos fühlen.

Und genau hier setzt mein Buch an. *Neun goldene Monate* ist ein offenes, vielfältiges Angebot, das Ernährung, altes Wissen und Rituale für Schwangere beinhaltet und einen alternativen, nicht-linearen Weg vorschlägt. Auch dieses Buch ist auf Umwegen entstanden, nämlich als drittes in einer Reihe von Büchern, die sich mit einer vergessenen, aber wie ich finde, wesentlichen Kunst befassen: der Bemutterung der Mutter in den Monaten und Jahren rund um die Empfängnis und Geburt eines Kindes. Mein erstes Buch in dieser Reihe – die älteste Schwester in dieser Familie sozusagen, ist *Die ersten vierzig Tage. Was junge Mütter nach der Geburt wärmt und stärkt*. Es wurde 2016 veröffentlicht (auf Deutsch 2017). Ich fordere darin die Art von engagierter, mutterzentrierter Mutterpflege zurück, die mir die chinesischen Heilkundigen in meiner Familie zugutekommen ließen, die aber in der Hektik der heutigen Zeit leider in Vergessenheit geraten ist. Das Buch vereint Alt und Neu in sich: Es beruht auf traditionellen Methoden, die auf den Stand der Zeit gebracht und neu erfunden wurden, um dem heutigen Lebensstil von Frauen gerecht zu werden. Ich stelle darin einen Grundsatz auf, nach dem ich mein Leben und meine Arbeit ausrichte: Die Mutter ist der Mittelpunkt der Familie. Gerät sie durch unausgewogene Ernährung, zu wenig Ruhepausen oder das Gefühl, nicht gesehen und gehört zu werden, in einen Mangelzustand, kann die gesamte Familie aus dem Gleichgewicht geraten.

Die ersten vierzig Tage wird immer mein geliebtes Erstgeborenes bleiben – zumindest was meine Bücher angeht! Das Buch hat eine Bewegung in Gang gesetzt, die einen wichtigen fehlenden Aspekt bei der Versorgung von Müttern zurückfordert und unsere kollektiven Erwartungen an das, was Mütter verdienen, höherschraubt. Seine jüngere Schwester, *Awakening Fertility: the Essential Art of Preparing for Pregnancy* (noch nicht auf Deutsch erschienen) macht einen Schritt zurück – oder nach vorne zum nächsten Baby, je nachdem. In diesem Buch geht es um die äußerst wichtige, aber oft unterschätzte Zeit *vor* der Empfängnis, es zeigt Frauen einen Weg auf, sich körperlich, geistig und seelisch auf eine Schwangerschaft vorzubereiten. Die vielen Rezepte in diesen beiden Büchern habe ich in den Küchen von MotherBees entwickelt, meinem auf die Ernährung und Unterstützung von Müttern spezialisierten Unternehmen. Die Bücher haben neu gegründeten und wachsenden Familien zu einem Maß an Resilienz und Wohlbefinden verholfen, das sie, wie mir häufig bestätigt wurde, sonst nicht erreicht hätten. Darüber hinaus vermittelten diese beiden Bücher mir und meinen lieben Freundinnen und Projektpartnerinnen – den wunderbaren Autorinnen Amely Greeven und Marisa Belger sowie der talentierten Fotografin Jenny McNulty – ein Gefühl der Verbundenheit mit Frauen auf der ganzen Welt, das uns inspiriert, bewegt und dazu ermutigt, unsere Arbeit fortzusetzen, Tag für Tag.

Eine Zeit lang hatte ich das Gefühl, dass mich diese beiden Töchter in Buchform komplett machen. Andererseits war nicht zu leugnen, dass zwischen Empfängnis und Wochenbett etwas fehlte – ein ziemlich wichtiges Verbindungsstück, um ehrlich zu sein! –, doch schienen die Themen Schwangerschaft und Geburt mehr als gut abgedeckt zu sein. *Braucht die Welt ein weiteres Schwangerschaftsbuch?*, fragte ich mich. Aber es ist schon komisch, wie Geschwisterkinder ins Leben treten. Manchmal haben sie ihren ganz eigenen Plan, auf die Welt zu kommen – ihren Seelenvertrag, wie manche es nennen –, egal, was die Eltern eigentlich vorhaben. In diesem Fall waren es die tiefgehenden Gespräche mit schwangeren Frauen und jungen Müttern aus unserem Bekanntenkreis – einschließlich Jenny, die gerade ihre süße Tochter Marilla zur Welt gebracht hatte –, die in Marisa, Amely und mir den Wunsch nach einem dritten Buch weckten. Auch wenn inzwischen viel darüber geschrieben wurde, was eine Frau alles über Schwangerschaft und Geburt wissen muss, eine bestimmte Form alten Wissens darum, wie eine Frau während der Schwangerschaft wirklich für sich selbst sorgt, ist verloren gegangen.

Eben dieses alte Wissen will dieses Buch wieder zugänglich machen. *Neun goldene Monate* wird dir nicht sagen, welche Entscheidungen du treffen sollst – und davon gibt es viele, angefangen damit, wo du die Vorsorgeuntersuchungen machen lässt, bis zur Erstellung eines Geburtsplans und der Frage, ob du eine Plazentaverkapselung willst (ganz zu schweigen von der großen Auswahl an Neugeborenenwindeln und winzig kleinen Schlafsäcken!). Dieses Buch unterstützt dich dabei, dein eigenes inneres Wissen zu entdecken und beim Fällen deiner Entscheidungen darauf zu vertrauen, damit deine Schwangerschaft und Geburt so verlaufen, wie du es dir wünschst. Es nimmt dich in einen Kreis auf, in dem man sich ganz bewusst um dich kümmert. Hier geht es weniger darum, alles fürs Baby vorzubereiten, sondern vielmehr darum, dich auf dein neues

Leben vorzubereiten. Betrachte dieses Buch als eine Ergänzung zu den hervorragenden Ratgebern, die du vielleicht schon liest. Es ist dazu da, dich auf all die Arten zu nähren, die du brauchst, um die Höhen und Tiefen der Schwangerschaft durchzustehen und dich auf den entscheidenden Moment der Geburt vorzubereiten. Ziel ist es, dir Ruhe und Kraft zu schenken und dich dabei zu unterstützen, den gefürchteten Zustand mütterlicher Erschöpfung unter allen Umständen zu vermeiden. Doch der vielleicht wichtigste Aspekt der Schwangerenfürsorge in diesem Buch ist einer, der in der Hektik des Alltags oft untergeht: die Frage, wie es *dir* geht und wie du dich bei deiner Transformation zur Mutter fühlst.

Auf den folgenden Seiten lade ich dich dazu ein, dich mit dieser Frage zu befassen: Mich während der Schwangerschaft wirklich selbst zu bemuttern, wie geht das denn eigentlich? Meiner Meinung nach beginnt es, egal, in welcher Phase auf dem Weg zur Mutterschaft du dich befindest, ganz einfach: nämlich mit dem Essen auf deinem Teller, in deiner Schale oder deiner Tasse. Essen bekommt eine ganz neue Bedeutung, wenn man schwanger ist – manchmal ist es dein bester Freund, manchmal dein schlimmster Feind. Gerade noch hattest du ein irrsinniges Verlangen nach etwas Bestimmtem, und im nächsten Moment fragst du dich verzweifelt, ob du das jemals wieder hinunterbringen wirst. Daher ist es hilfreich, wenn deine Beziehung zu Essen flexibel, permissiv und mitfühlend ist (und nicht starr, kontrollierend oder bestrafend). In diesem Buch halte ich dir keine ernährungswissenschaftlichen Vorträge über Ernährung in der Schwangerschaft. Vielmehr möchte ich dazu beitragen, dass die Mahlzeiten, die du für dich und deine Familie zubereitest, dich verlässlich dabei unterstützen, auf die sich verändernden Bedürfnisse deines Körpers zu reagieren, körperlich und geistig im Gleichgewicht zu bleiben und deine Reserven aufzufüllen. Inspiriert von den vielen Mahlzeiten, die in meiner MotherBees-Küche für werdende und junge Mütter in Kalifornien gekocht wurden, habe ich Rezepte für mehr als fünfzig nahrhafte und wohltuende Speisen und Getränke zusammengestellt, die besonders einfach und schnell zuzubereiten sind – schließlich hast du ja schon mehr als genug zu tun. Außerdem verrate ich dir meine besten Tricks zur Behandlung von Schwangerschaftsbeschwerden wie Übelkeit und Sodbrennen. Du wirst merken, dass diese Speisen und Getränke mit viel Liebe kreiert wurden, um dich aus dem Alltag in eine – wie ich hoffe – sinnliche, vielleicht sogar magische Welt zu entführen. Ich glaube, dass uns Kochen und Essen eine Gelegenheit bieten, innezuhalten, im Moment zu leben und in Kontakt mit uns selbst zu kommen. Diese Rezepte sollen dir helfen, das Ritual des Essens in dieser Zeit zu genießen, in der sich so vieles verändert. Die Rezepte unterstützen auch die Menschen, die sich um dich zu kümmern. Sie sind leicht nachzukochen – bitte einfach Menschen, die dich lieben, genau das für dich zu tun. Als schwangere Frau hast du es verdient, liebevoll, regelmäßig und köstlich ernährt zu werden!

Ähnlich wie bei *Die ersten vierzig Tage* und *Awakening Fertility* liegt allen Rezepten eines zugrunde: die Idee der Fürsorge. Sie sollen dir das Gefühl geben, ein Dorf – oder zumindest einen kleinen Kreis – weiser, mitfühlender, erfahrener Frauen um dich zu haben, Menschen, die dieses Feld schon viele Male vor dir durchquert haben. Sie sind die »weisen Menschen« in unserem Buch (siehe Seite 44-45), erfahrene Geburtshelfer:innen, Heiler:innen und Eltern (und manchmal alles in einem). Sie geben an dich weiter, was sie an die Frauen weitergeben, die in ihrer Obhut sind, und auf diese Weise reichen sie die Flamme der Ermutigung und Ermächtigung rund um das Thema Schwangerschaft und Geburt von einer werdenden Mutter an die nächste weiter.

In einer Welt voller Ratschläge, was du in dieser Lebensphase tun und lassen solltest, zielen die Kapitel vor dem Rezeptteil darauf ab, dich in deinem *Sein* zu unterstützen: in einem Zustand der inneren Ruhe und Zuversicht, der dich durch die unvorhersehbaren Phasen der Schwangerschaft trägt. Hab keine Angst! Diese Kapitel werden deine To-do-Liste nicht noch länger werden lassen. Sie regen dich zum Nachdenken an, schenken dir Inspirationen und schlagen dir kleine, einfache Übungen vor, falls du die Zeit dafür hast. Sie auszuprobieren, lohnt sich. Auch wenn du wieder in einem sterilen

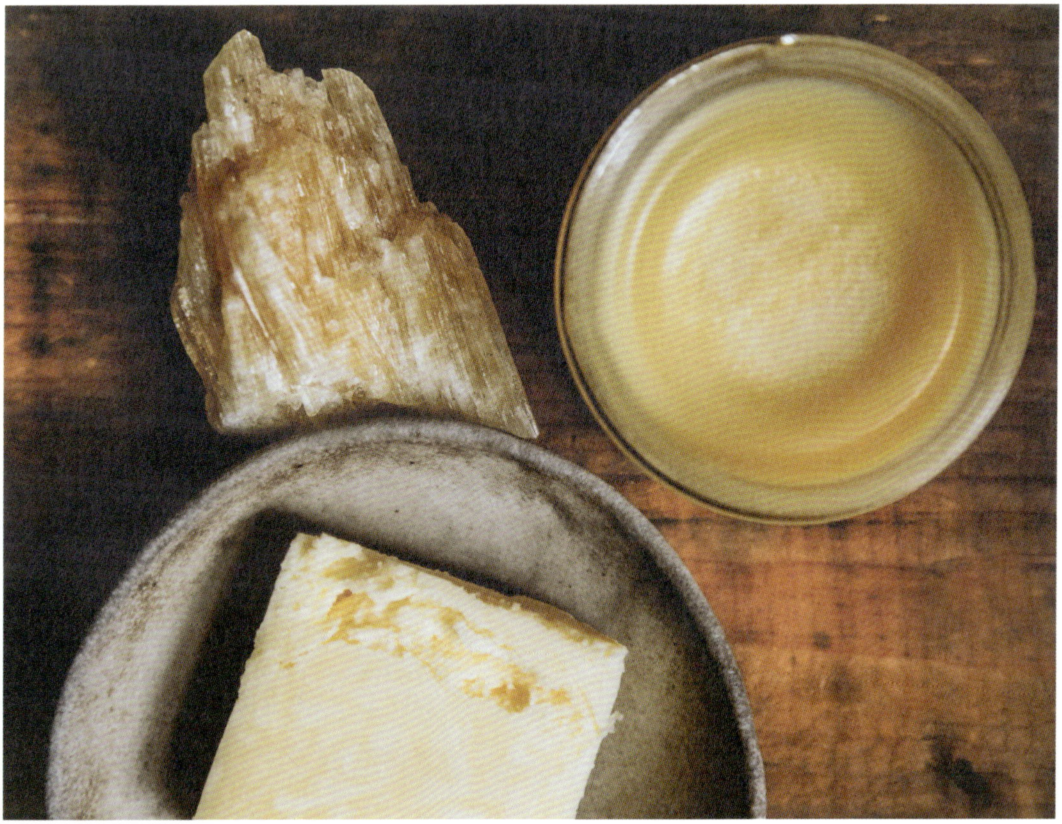

Wartezimmer sitzt oder mit heftigem Sodbrennen zu kämpfen hast, wird dich mein Buch daran erinnern, welches Wunder gerade geschieht und dass du nicht allein bist. Viele Frauen vor dir haben diese Schwelle überschritten, und ebenso viele werden es nach dir tun.

Hinweis: Uns sind die Erfahrungen aller Menschen wichtig, und echte Inklusion ist uns ein Anliegen. Im Text finden sich die Begriffe »Frau«, »sie/er«, »Mutter«, »Schwangere« sowie »Partner«. Dennoch ist uns bewusst, dass Elternschaft nicht von Geschlechternormen begrenzt ist, und wir schreiben offenen Herzens, um die Erfahrungen aller schwangeren und gebärenden Menschen und ihrer Partnerinnen und Partner in diesem Buch abzubilden.

Versteh mich nicht falsch: Mir ist klar, dass schwanger zu sein nicht immer eitel Sonnenschein bedeutet. Nicht jede Frau spaziert glücklich und strahlend durch diese (etwa) vierzig Wochen. Und selbst die strahlendsten Schwangeren haben schlechte Tage. Eine Schwangerschaft kann ein steiniger Weg voller Widersprüche und echter Herausforderungen sein. Vielleicht trittst du deine Schwangerschaft gut ausgeruht an und bist mehr als bereit dafür. Vielleicht kannst du kaum fassen, was da gerade mit dir passiert – und dass es überhaupt passiert. Während du dich heute wie eine vor Kraft strotzende Superfrau fühlst, haderst du morgen vielleicht mit deinen sich radikal verändernden Körperformen. Es können Tage, Wochen oder sogar Monate vergehen, in denen du dich sehr unwohl fühlst – aber ich versichere dir: Die weisen Menschen hinter diesem Buch helfen Schwangeren äußerst erfolgreich dabei, extreme Erschöpfung und starken Stress zu vermeiden, wenn man ihren um Balance bemühten Ratschlägen folgt. Mutter zu werden, bringt unausweichlich große Herausforderungen mit sich, und manchmal wirst du auf eine harte Probe gestellt. Es gibt Situationen, da wird deine Resilienz bis aufs Äußerste herausgefordert – etwa, wenn du dein Baby zur Welt bringst. Es gibt aber auch solche, in denen dein Selbstvertrauen und der Glaube an dich selbst sprunghaft in die Höhe schnellen – etwa, wenn du dein neugeborenes Baby im Arm hältst. Die unausgesprochene Wahrheit über Schwangerschaft und Geburt ist: Man kann noch so gut recherchiert haben, noch so gut vorbereitet und geerdet sein, und doch wird man nie vollständig kontrollieren können, wie sich die Dinge entwickeln. Das Einzige, was du tun kannst, ist, dich voll und ganz darum zu kümmern, wie du dich tief in deinem Inneren fühlst. Und genau das wird dir helfen, das Ganze gut durchzustehen.

Ich will nicht um den heißen Brei herumreden: Schwanger zu sein bedeutet, menschliche Emotionen und Erfahrungen in maximaler Intensität zu spüren; Liebe und Hoffnung, aber auch Zweifel und Angst und manchmal sogar Trauer und Verlust. Eine

Schwangerschaft birgt all das in sich, manchmal sogar alles auf einmal, und die Wucht dieser emotionalen Zustände kann alles andere als angenehm sein. Doch viele Frauen werden schwanger, ohne sich dessen bewusst zu sein, weil niemand in ihrem Umfeld es zur Sprache gebracht hat. Aber wie ich bereits in meinem Buch *Die ersten vierzig Tage* festgestellt habe: Der einzige Weg hinaus führt mitten hindurch. Und wenn du dich darin übst, angesichts all dieser Empfindungen und Gefühle im Moment zu bleiben, dafür sorgst, dass dein Körper gut genährt und im Gleichgewicht ist, du dich sicher und unterstützt fühlst und offen für die Hilfe anderer bist, wirst du das Ganze gut überstehen und merken, dass selbst die größten Schwierigkeiten deinem Leben Sinn verleihen. Wenn du dir zu all der Hektik, den Vorbereitungen und Terminen einen Ausgleich schaffst, indem du regelmäßig deinen Fokus nach innen wendest, wird deine Schwangerschaft zu einer unvergleichlichen Erfahrung.

In vielen Kulturen wird es als Ehre erachtet, sich um eine schwangere Frau zu kümmern. Jedes ihrer Worte, jede ihrer Handlungen gilt als heilig. Ich hoffe, du spürst, dass auch wir dich ehren, wenn du in dieses Buch eintauchst, in eine Schale mit roten Jujubes greifst, um einen belebenden Tee zuzubereiten, oder den Duft frisch geschnittenen Ingwers einatmest, bevor du ihn in eine heiße Pfanne gibst. Wir haben eine Vorstellung davon, wie du die Monate deiner Schwangerschaft erlebst: dass du tief in diese kostbare episodische Erfahrung eintauchst, dich bei der Geburt deines Kindes auf deine Urinstinkte verlässt und dich auf dem Höhepunkt deiner weiblichen Kräfte befindest, wenn diese außergewöhnliche Reise endet. Du hast nichts Geringeres verdient, als dein Leben als Mutter so zu beginnen. Solltest du Feuer gefangen haben, haben wir nur eine Bitte an dich: Reiche die Flamme – vielleicht in Form dieses Buchs oder eines seiner Geschwister – an andere Frauen weiter, damit auch diese sie weitergeben können.

Unser Recht, gehalten zu werden

ALS ICH VOR ETWA zwanzig Jahren zum ersten Mal schwanger wurde, wusste ich nicht, dass ich auf den Verlauf und das Erleben meiner Schwangerschaft aktiv Einfluss nehmen konnte. Ich war mit Ende zwanzig relativ jung, lebte damals vorübergehend in Großbritannien und machte es erst mal so wie alle anderen: Ich ging in die örtliche Klinik, wo das zwar bemühte, aber unter Zeitdruck stehende Fachpersonal meine Werte nahm, bestimmte, in welcher Schwangerschaftswoche ich mich befand, und mir Listen in die Hand drückte, auf denen stand, was ich tun und lassen sollte. Zwar war ich sehr dankbar, dass diese medizinische Versorgung kostenlos war, aber es fühlte sich für mich alles nicht ganz richtig an. Schließlich war ich, eine taiwanesische Einwanderin der ersten Generation in die USA, unter Heilkundigen der Traditionellen Chinesischen Medizin aufgewachsen.

Durch den Einfluss meiner Tanten und meines Onkels, Akupunkteure und Kräuterkundige, sowie meiner Großmutter mütterlicherseits, Tu-Quyen, ihrerseits Enkelin des bekannten Arztes für Traditionelle Chinesische Medizin Dr. Huang aus Vietnam, war es mir in Fleisch und Blut übergegangen, meinen Fokus nach innen zu richten. Ich hatte es mir zur Gewohnheit gemacht, in mich zu gehen, um Schwankungen meiner Körpertemperatur, Gefühlslage und meines Befindens wahrzunehmen, und dann meine Ernährung, meinen Schlaf und meinen Lebensstil entsprechend anzupassen, um wieder ins Gleichgewicht zu kommen. Obwohl sie es nie offen aussprachen – meine Tanten sind sehr pragmatisch, und meine Großmutter war sanftmütig und zurückhaltend –, hatte ich von ihnen gelernt, dass Gesundheit eine Kunst ist, die intuitiven, oft zyklischen Abläufen unterliegt. Sie sieht von Mensch zu Mensch und von Tag zu Tag ein wenig anders aus.

Nun stand ich an der Schwelle zu einem der größten Ereignisse in meiner »gesundheitlichen Biografie«, aber was ich erlebte, fühlte sich überhaupt nicht wie eine Kunst an! Im grellen Licht der Neonröhren schleuste mich das Klinikpersonal effizient weiter: erster, zweiter, dritter Termin, Tests geplant, Daten gesammelt. Die Schwangerschaftsratgeber im Wartezimmer waren prall gefüllt mit Expertenmeinungen darüber, was mich erwartete und was zu tun war. Ich war noch nie jemand, der sich in ein System oder vorgegebene Strukturen einfügt. Um ehrlich zu sein, habe ich als Einwandererkind, das ins kalte Wasser geworfen wurde und sich irgendwie in den Grundschulen des Mittleren Westens durchschlagen musste, und später, als künstlerisch veranlagter Teenager, der nicht dem durchschnittlichen Highschool-Schüler entsprach, Systeme noch nie wirklich verstanden. Ich brach in die neunmonatige Schwangerschaftslandschaft mit einer Landkarte auf, die von anderen gezeichnet worden war: *Alle machen es so, Heng, halt einfach durch und sieh zu, dass du es über die Ziellinie schaffst.* Das fühlte sich für mich seltsam beunruhigend an.

Außerdem hütete ich ein Geheimnis, das ich bei den eiligen Vorsorgeuntersuchungen einfach nicht ansprechen konnte: Ich war besessen von den Themen Schwangerschaft und Geburt! Lange bevor ich selbst schwanger wurde, blätterte ich durch Hippie-

Geburtsbücher und schwelgte in den Illustrationen von Babys im Mutterleib. Die detaillierten Beschreibungen der Veränderungen, die Mama und Baby von Woche zu Woche gemeinsam durchmachen, faszinierten mich. Ein menschliches Wesen, das sein großes Meisterwerk in wunderschönen zyklischen Phasen schafft! Das war für mich pure Magie. Doch auf dem Weg, den ich in meiner Schwangerschaft eingeschlagen hatte, schienen Magie und Meisterwerke, Intuition und Natürlichkeit keinen Platz zu haben. Das Ganze liegt zwei Jahrzehnte zurück – das Konzept »göttlicher Weiblichkeit« wäre den meisten wohl ein wenig exzentrisch erschienen –, und ich lebte damals nicht in Kalifornien, sondern in England. Hier herrschten Logik, lineares Denken und eine Grundhaltung, die dem Motto *Keep Calm and Carry On* folgte.

Es ist schon lustig, was eine Schwangerschaft bewirken kann. Sie haut dich, wenn du es zulässt, um wie keine andere Erfahrung, stellt dein Leben auf den Kopf und zeigt dir, dass du Seiten hast, die du noch nie zuvor an dir wahrgenommen hast. Vielleicht liegt es daran, dass du urplötzlich Entscheidungen für zwei, nicht mehr nur für einen Menschen triffst. In dir erwacht die Löwenmutter, und sie kämpft für diesen Menschen leidenschaftlicher, als du es je für dich selbst getan hättest. Vielleicht beginnt es aber auch schon, bevor diese neue selbstlose Seite in dir auftaucht. Es gibt wohl kaum eine Schwangere, die nicht feststellt, dass sich ihre Sinne enorm schärfen und sie zuvor wohlgelittene Gerüche, Geschmäcker oder sogar Geräusche als unangenehm empfindet. Nach meiner Theorie kann einem in der Schwangerschaft alles Mögliche, das man zuvor ausgehalten hat – beispielsweise Menschen, die einem vorschreiben, was man zu tun hat –, unerträglich werden.

Viele weise Menschen, darunter auch meine Tanten, sind der Meinung, dass eine schwangere Frau extrem durchlässig und offen ist für Einsichten und Weisheiten, für die sie vorher zu abgestumpft war. Sie sagen, dass ihre gesteigerte Sensibilität ihr intuitiver sechster Sinn ist und dass ihre spirituelle Natur erwacht, manchmal auf dramatische Weise. So wie ihr Körper sich ausdehnt, wachsen auch ihre sensorischen Fähigkeiten, manchmal auch ihr Gespür für die Energien, die von anderen Menschen ausgehen (und damit auch die Fähigkeit, mit ihrem Baby eine Verbindung aufzubauen). Ulrike Remlein, Geburtsberaterin, Doula und Mitglied des Rote-Zelte-Netzwerks steuert ihre Erkenntnisse zu unseren Büchern bei und beschreibt es so: »Mehr als alles andere lüftet die Schwangerschaft die Schleier über der unsichtbaren Welt und bringt dich dazu, dich nach innen zu wenden«. Wenn du dazu bereit bist, kann sie eine Einladung sein, in dich hineinzuhören, was du wirklich willst, und radikaler zu handeln, als du es sonst tätest.

In Gesprächen mit Frauen über ihre Schwangerschaften stellten wir fest, dass es für viele diesen *einen* Moment gab, in dem ihr Plan, wie sie mit ihrer Schwangerschaft »verfahren« wollten, auf den Kopf gestellt wurde. Vielleicht weil eine Nachbarin von ihrer überraschenden Geburtserfahrung erzählt; vielleicht weil in einem geschenkten Buch etwas über eine Doula steht; vielleicht weil in einem Instagram-Feed ein Foto einer

Orgasmic Birth auftaucht. Wahrscheinlich liegt es an der Magie von Schwangerschaft und Geburt, dass unsere ursprünglichen Pläne oft auf geniale Weise durchkreuzt werden.

Bei mir durchkreuzte eine Freundin namens Khefri Riley meine Pläne. Khefri war (und ist immer noch!) eine umwerfende Frau – eine Künstlerin und Aktivistin, die vor Shakti, der weiblichen Urkraft, nur so sprüht. Für mich, unter dem Einfluss meines etwas älteren Bruders Hsuan aufgewachsen und eher jungenhaft, war sie wie eine Art kosmische Meerjungfrau. Khefri war zwei Jahre vor mir schwanger geworden, und da sie ein Freigeist ist, traf sie ziemlich mutige Entscheidungen. Sie hatte eine Wassergeburt in einem Geburtshaus (damals noch recht ungewöhnlich) und sie praktizierte pränatales Kundalini-Yoga. Damals wusste ich nicht, dass es Khefris Vorfahrinnen waren, die ihre Leidenschaft anfachten. Sie waren sogenannte Granny Midwifes, afroamerikanische Frauen im Süden Amerikas, die sich um werdende Mütter kümmerten und dabei halfen, unzählige Babys zur Welt zu bringen, bis die Entbindung »medizinisiert« und den traditionellen Schwarzen Geburtshelferinnen aus den Händen gerissen wurde. Diese heldenhaften Schwarzen Frauen waren feste Anker in ihrem Umfeld und für die Gesundheit und Sicherheit sowohl Schwarzer als auch weißer Mütter verantwortlich. Sie wussten um die Wirkung der heimischen Heilpflanzen und kannten die intimsten Geheimnisse der Menschen in ihrem Umfeld – oder wie Khefris Vater sagen würde: »Sie waren legendär!« Khefris Urgroßmutter, ihre Großmutter und sogar ihr Vater, der (in seiner Jugend) die Öllaternen für die Hebammen bei ihren nächtlichen Einsätzen hielt, gaben ihr Wissen und ihre Weisheit an sie weiter. Eine »heilige Flamme«, die sie dann an mich weiterreichte.

Infolge einer Reihe von sehr unlogischen (aber sehr intuitiven!) Entscheidungen kehrte ich zusammen mit meinem damaligen Ehemann zurück in meine frühere Heimatstadt Los Angeles – im sechsten Monat schwanger und ohne richtige Krankenversicherung. (Das kann ich nur damit erklären, dass ich damals erst in meinen Zwanzigern und eine künstlerisch veranlagte Weltenbummlerin war.) So zielstrebig wie eine Brieftaube fand ich meinen Weg zu einer sehr erfahrenen Sikh-Hebamme namens Davi Kaur Khalsa, die in ihrer Praxis wunderbarerweise auch bei Medi-Cal (der kalifornischen Krankenversicherung für Geringverdiener) Versicherte aufnahm und einen Platz für mich hatte. Davi wurde meine heißgeliebte Schwangerenbetreuerin, atemberaubend geschickt im Umgang mit den wissenschaftlich-medizinischen Aspekten einer gesunden Schwangerschaft und sicheren Geburt.

Sie brachte allen Müttern unter ihrer Obhut bei, dass die meisten Schwangerschaften und Geburten gut verliefen, wenn sie sich auf folgende vier Säulen stützten: gesunde Ernährung, tägliche Spaziergänge (je größer der Bauch wird, desto mehr), sanftes Yoga oder Stretching, um Wirbelsäule und Becken beweglich und gerade ausgerichtet zu halten, und irgendeine Art von Ruhezeit oder Meditation, um ausgeglichen und mit sich selbst verbunden zu bleiben. Davi wurde für mich auch noch etwas anderes: meine erste Mentorin, die mich die liebevolle und bereichernde Kunst der Schwangerschaft lehrte. Damit meine ich eine Ergänzung zu den naturwissenschaftlich-biologischen Aspekten der Schwangerschaft, einen Weg, der den Fokus nach innen richtet und der von Mensch zu Mensch anders aussieht. Immer wenn ich Davis sanft beleuchtetes, wunderschön gestaltetes Hebammenzentrum betrat und von ihr zur Begrüßung herzlich umarmt wurde, während im Hintergrund leise melodische Musik spielte, bekam mein Nervensystem die Botschaft: Beruhige dich und fühl dich zu Hause; es ist Zeit, in dich hineinzuhorchen und darüber zu sprechen, was gerade in dir vorgeht. Bei jedem Besuch konnte ich voller Erleichterung aufatmen, weil sich in dieser sicheren und liebevollen Umgebung unbewusste innere Spannungen lösten, unter denen ich jahrelang gelitten hatte.

Im Rückblick war es damals ganz schön taff von mir, mich ohne die Unterstützung meiner Mutter oder anderer Mutterfiguren in meinem Leben ins Abenteuer der Schwangerschaft zu stürzen. Viele von uns starten auf diese Weise in ihre Schwangerschaft – mutig und unabhängig, aber auch eigenartig losgelöst von denen, die das Ganze vor uns durchgemacht haben. Mutter zu werden, ohne andere Mütter an der Seite zu haben, die einen bemuttern, ist etwa so, wie allein zum Mond zu fliegen, ohne die Begleitung anderer Astronauten. Ich wäre damals sicherlich nicht in der Lage gewesen, es auszusprechen – ich war verschlossen, wenn es um solche Dinge ging, auch wegen des sexuellen Missbrauchs, den ich zu Hause erlitten hatte, und der Distanz, die ich für mein Seelenheil zwischen mir und anderen aufgebaut hatte –, aber jetzt ist es mir klar. Es ist dieser unausgesprochene Aspekt der Elternschaft, dem wir in unserer Gesellschaft wenig Beachtung schenken, der es uns aber so viel leichter macht: sich mit anderen zu umgeben, die den Weg bereits erfolgreich gegangen sind und die von ganzem Herzen daran glauben, dass auch du es schaffst.

Vielleicht war es dieser unbewusste tiefsitzende und schon lange gehegte Wunsch, der in mir das Feuer entfachte: Ich sehnte mich danach, mich in einem Kreis von Frauen geborgen zu fühlen. Ich kann mich sehr glücklich schätzen, dass Davi und meine Freundin Khefri – die sich, quasi von ihren Vorfahrinnen dazu berufen, zur Doula hatte ausbilden lassen – zu meinem ersten kleinen Kreis mütterlicher Unterstützerinnen zählten. Ich habe mich auf ihre Kraft und ihren Glauben an mich gestützt, als ich meine Tochter zur Welt brachte. Unserer Freundschaft zu Ehren nannte ich sie Khefri. Auch bei der zweiten und dritten Geburt, als ich meine Kinder India und Jude zur Welt brachte, waren es diese beiden energiegeladenen Frauen, deren Glaube an mich mein Selbstvertrauen wachsen ließ. Immer wenn ich selbstbewusster wurde, mich traute, meine Stimme zu erheben, wurde der Kreis derjenigen, die mich bei der Geburt unterstützten, ein bisschen größer. Vor jeder Geburt hatte ich eine instinktive Vorstellung, wie sie für mich am besten ablaufen könnte. Diese urgewaltigen Geburtserfahrungen waren meine Meisterwerke! Und ich trug sie nah an meinem Herzen, wie einen Talisman, der mich in den harten Zeiten, die folgen sollten, an meine Fähigkeiten erinnerte. Nachdem ich jahrelang das Potenzial des menschlichen Körpers, Leben zu erschaffen und zu gebären, bewundert hatte, richtete sich diese Bewunderung nun auf mich selbst: auf die unglaubliche Art und Weise, wie mein eigener Körper funktionierte. Ich hatte den Wert meiner Weiblichkeit immer infrage gestellt und daher meinen Körper nie voll und ganz bewohnt. Aber nach der Geburt meiner Kinder lösten sich meine Zweifel in Luft auf. Themen in meinem Leben, die wie eingefroren gewesen waren – die Beziehung zu meinem Körper, meinen Gefühlen und meinen Sinnen –, begannen langsam aufzutauen.

Die Erfahrungen, die ich in meinen eigenen drei Schwangerschaften und bei den Geburten sammelte, brachten mir mehrere Erkenntnisse: die ungebrochene Hochachtung vor der Arbeit von Geburtshelfer:innen, ein klares Bewusstsein dafür, wie der Funke von einer Frau auf die nächste überspringen und sie dazu bringen kann, mehr aus ihrer Schwangerschaft zu machen, und eine tiefe Liebe für die Kultur und Gemeinschaft derjenigen, die sich um Schwangere und Gebärende kümmern. Denn was so oft verloren geht, wenn wir uns auf die äußerlichen Aspekte der Schwangerschaft konzentrieren – all die Entscheidungen, die wir treffen, die Informationen, die wir sortieren und die Formulare, die wir ausfüllen müssen –, ist die stille Wahrheit, dass Mutterschaft eine gemeinschaftliche Erfahrung ist. Zwar können Frauen auch riesige Aufgaben allein bewältigen – doch geht fast alles besser, wenn wir uns gegenseitig helfen.

Für mich fühlt sich das Vertrauen in Gefährt:innen, die an mich glauben und für mich da sind, so ähnlich an wie das Vertrauen in die Natur. Man hat das Gefühl, dass – zumindest in einem Lebensbereich – die Dinge richtig laufen. Und es ist erstaunlich, wie befreiend und stärkend dieses Gefühl sein kann. Mama Khefri (wie meine Tochter sie jetzt nennt) hat es einmal auf den Punkt gebracht, als sie, gut zwanzig Jahre nach unserer ersten Begegnung, feststellte: »Die Geburt ist die letzte Grenze, die wir überschreiten müssen, um unseren Körper zu befreien, denn es ist unser Körper, dem von Natur aus so viel Weisheit innewohnt. Er lehrt uns, dass niemand uns diese Weisheit geben muss und wir nirgendwo sonst danach suchen müssen. Wir haben sie in uns selbst.«

Inspiriert von den Heilkundigen der Traditionellen Chinesischen Medizin in meiner Familie, die mir beigebracht hatten, wie wichtig es ist, sich hingebungsvoll um eine frisch entbundene Mutter zu kümmern, begann ich ein paar Jahre nach Judes Geburt, hauptberuflich für frischgebackene Mütter in Los Angeles Mahlzeiten zu kochen. Ich adaptierte die alte Kunst des *Zuo Yuezi* (»den Monat sitzen«) für ein neues Publikum, was gut ankam. Wir veröffentlichten unser Buch *Die ersten vierzig Tage*, und plötzlich wurde mein Kreis an Unterstützerinnen immer größer. Ich befand mich in einem Kosmos von mutigen, kämpferischen, liebevollen und fähigen Menschen, die Mütter unterstützten; Hebammen, Geburtshelfer:innen, Doulas, Gynäkolog:innen, Akupunkteur:innen, Beckenbodentherapeut:innen, Expert:innen für Energiearbeit, Therapeut:innen und viele andere – sie alle begleiten Frauen durch ihre Schwangerschaft. Früher galt ich als Geburts-Nerd und kauzige Außenseiterin, die auf dem Boden eines Buchladens sitzend vor sich hin träumte – doch jetzt hatte ich endlich meine Leute gefunden.

Je genauer ich mich in diesem Universum der Mutterpflege umsah, desto mehr Hochachtung bekam ich davor, was die Schwangerschaft alles bedeuten kann. Sie ist nicht nur eine Übergangsphase in deinem Leben (zwischen dem Zustand, kein Kind zu haben, und dem, eines zu haben), sondern steht auch für Herausforderungen und tiefgreifende Transformationen.

> Die Kraft und Stärke, die eine Frau ausstrahlt, die sich ganz ihrer persönlichen Weiterentwicklung widmet, ist etwas Schönes. Den Schritt vom Mädchen zur Mutter während der Wehen zu gehen, ist eine große Herausforderung. Der Prozess muss schon vor der Geburt beginnen.
>
> HAIZE HAWKE, *zertifizierte Doula und Hebammenschülerin im Hauptstudium*

Mutter zu werden, bringt fast immer eine unentdeckte Seite von uns zum Vorschein. Mütter, denen ich meine MotherBees-Mahlzeiten brachte, haben mir schon oft davon berichtet. Eine Frau, die sich vor der Geburt ihres Kindes als sehr praktisch und nüchtern eingeschätzt hatte, ließ alles stehen und liegen, um im Oxytocin-Rausch ausgiebig zu kuscheln. Eine andere, zuvor eher lasch und unmotiviert, legte sich plötzlich mächtig ins Zeug, als sie gezwungen war, ihr Leben mit Säugling zu organisieren. Eine egozentrische Diva – ja, die eine oder andere wird zugeben, eine zu sein – entdeckte eine selbstlose, hingebungsvolle Seite an sich. Ganz gleich, wie du dein Kind auf die Welt bringst – mit oder ohne Unterstützung, vaginal oder per Kaiserschnitt –, du wirst dich im Lauf dieses Prozesses von deinem alten Selbst verabschieden müssen, um eine andere Version deiner selbst zu erschaffen. Mythologisch betrachtet handelt es sich um den Übergang von der naiven Jungfrau – mädchenhaft und voller Staunen, sich ihrer inbrünstigen Leidenschaft noch nicht bewusst – zur Vollblut-Mutter, die nur so brennt vor Potenzial und Tatkraft.

Manche Psychologen bezeichnen die Schwangerschaft als »Krise«. Sie meinen damit, dass sie eine einzigartige Entwicklungsphase im Leben einer Frau ist, in der sie sich mit dem Unbekannten konfrontiert, wobei ihre Stärke und ihr Vertrauen auf die Probe gestellt werden. Auf dem Höhepunkt dieser Entwicklung lotet sie die Tiefen ihrer Seele aus, um diese Erfahrung anschließend (in der postpartalen Phase) zu verarbeiten und sich allmählich in ihre neue Rolle als Mutter (oder mehrfache Mutter) hineinzufinden. So intensiv wie es klingt – und das ist es auch –, diese Krise ist naturgemäß ein positiver Umbruch, ein Wendepunkt, der die Chance zur Selbsterkenntnis birgt. Zumindest kann sie das sein, wenn man die Bedeutung dieses Entwicklungsprozesses anerkennt und ihm genügend Raum, Zeit und Unterstützung gibt.

Umso enttäuschender ist es, dass viele Frauen genau das nicht einmal im Entferntesten erhalten. Fragt man frischgebackene Mütter, ob sie sich während der Schwangerschaft wirklich gesehen, gehalten und gehört gefühlt haben und ob sie für das Ausmaß und die Komplexität ihrer Leistung Anerkennung erfahren haben, wird man sehr unterschiedliche Antworten bekommen. Eine beträchtliche Zahl von Frauen wird sagen, dass die Aufmerksamkeit und Fürsorge, die sie in der Schwangerschaft erhalten haben – in erster Linie in Form von Vorsorgeuntersuchungen und der medizinischen Betreuung während der Geburt –, ausreichend oder befriedigend waren, wenn auch ein bisschen unpersönlich. Viele andere berichten, durch ein für sie undurchsichtiges System geschleust worden zu sein, das ihnen nicht hinreichend erklärt wurde. Ein gewisser Prozentsatz von Frauen aus diesen beiden Gruppen – und es sind mehr, als wir uns eingestehen wollen – fühlten sich ausgegrenzt und mundtot gemacht; sie kämpfen mit Erlebnissen, in denen sie verletzt oder sogar traumatisiert wurden. Natürlich gibt es auch solche, die Schöneres zu berichten haben – die liebevoll umsorgt und unterstützt wurden und sich als Mensch wahrgenommen fühlten. Ein Bruchteil der Schwangeren nimmt die Dinge beherzt selbst in die Hand, bricht radikal mit den Konventionen, entwickelt eigene Fürsorgepläne oder entscheidet sich für eine Geburt im Alleingang. Hier zeigt sich, dass unser Umgang mit Schwangerschaft von Polarität geprägt ist: Die Schwangerschafts- und Geburtsindustrie treibt in vielen Ländern die Zahl der medizinischen Eingriffe immer weiter in die Höhe, wobei die Behandlungsdauer pro Patientin immer kürzer ausfällt. Doch gewinnt auch das sanftere Modell der Schwangerenvorsorge durch Frauenärzt:innen und Hebammen im Wechsel mit seinem ganzheitlicheren und individuelleren Ansatz für das Wohlbefinden von Mutter und Kind an Einfluss. In dieser Phase des »Sowohl-als-auch« gilt es, sich erst einmal zurechtzufinden, und wir ermutigen alle Menschen dazu, für sich selbst zu ergründen, was sie wollen, und auch, wofür sie bereit sind zu kämpfen.

Wenn Schwangerschaft öffentlich diskutiert wird, wird auch diese Polarität zum Thema. Lange Zeit unangefochtene Thesen und scheinbar unumstößliche Systeme werden allmählich infrage gestellt, insbesondere die Rolle, die sozioökonomische Faktoren für unsere Gesundheits- und Versicherungssysteme spielen und, sehr wichtig, die impliziten und expliziten Vorurteile gegenüber Schwarzen Müttern in der Schwangerenvorsorge und Geburtshilfe. Langsam dringt die Tatsache, dass das Risiko Schwarzer Frauen in den USA, während oder nach der Geburt ihres Kindes zu sterben, im Vergleich zu weißen Frauen um ein Vielfaches erhöht ist – genauso wie die Tatsache, dass Schwarze Frauen wesentlich häufiger körperliche Komplikationen oder negative Auswirkungen auf ihre psychische Gesundheit erleiden. Es formiert sich eine dringend nötige Bewegung, die sich dafür einsetzt, dass diese Dinge sich ändern.

Worüber in diesem Zusammenhang nur selten gesprochen wird, sind die Verfügbarkeit und der Zugang zu sinnvoller Unterstützung für Frauen in ihrem privaten

Umfeld. Noch haben wir kein Gefühl dafür, ob eine werdende Mutter die Zeit, den Raum und die Anerkennung erhält, die sie zu Hause, am Arbeitsplatz, in ihrer Umgebung und in ihrem Leben insgesamt wirklich braucht. Dieser Mangel betrifft erstaunlicherweise alle Bereiche, egal, ob es in der vorgeburtlichen Gesundheitsfürsorge an Respekt oder an Geld mangelt. Wie meine Freundin, die Doula Lori Bregman, sagte: »Gebärende bekommen nicht die nötige Unterstützung, und sie brauchen nicht nur Informationen. Sie brauchen Unterstützung, um ihre eigenen richtigen Entscheidungen treffen zu können.«

Wenn eine schwangere Frau nicht ausreichend unterstützt wird – wenn es eine Lücke gibt zwischen dem, was sie braucht, und dem, was sie bekommt –, können kleine Risse zu klaffenden Löchern werden. Wenn nicht erkannt wird, dass eine Schwangere Erholung, Möglichkeiten zur Stressbewältigung und eine auf ihre körperlichen Bedürfnisse abgestimmte ausgewogene Ernährung braucht, können bei ihr gesundheitliche Probleme auftreten, die es sonst vielleicht nicht gegeben hätte.

Was weniger offensichtlich, aber ebenso wichtig ist: Wenn die Gesellschaft von einer werdenden Mutter erwartet, dass sie alles schafft, was sie vorher geschafft hat (und höchstwahrscheinlich noch einiges mehr) und ihr im Gegenzug kaum Zugeständnisse in Form von Rückzugsmöglichkeiten und Zeit macht, nimmt sie ihr die Möglichkeit, sich körperlich und geistig auf die Geburt vorzubereiten. Das ist nicht gut. Wenn eine Frau sich gehetzt, gestresst oder verängstigt fühlt, kann es während der Geburt zu Komplikationen kommen, die ansonsten nicht passieren würden.

Die Lücke in der modernen Schwangerenvorsorge

Mangelnde Unterstützung während der Schwangerschaft birgt handfeste Risiken. Wenn es an umfassender Betreuung fehlt, bei der die werdende Mutter im Zentrum steht, führt dies zu einer Reihe unnötiger Probleme. Heute erleben wir eine steigende Zahl weitgehend vermeidbarer Schwangerschaftskomplikationen wie Schwangerschaftsdiabetes und Präeklampsie, einen sprunghaften Anstieg medizinischer Interventionen während der Wehen und der Geburt, die zwar, wenn angezeigt, lebensrettend sind, aber traumatisierend sein können, wenn dies nicht der Fall ist, sowie hohe Raten von postpartalen Problemen wie Angstzuständen und Depressionen. Ganz zu schweigen von Erschöpfung und Schlafstörungen, mit denen junge Mütter zu kämpfen haben, sowie durch die Schwangerschaft ausgelöste Autoimmunkrankheiten. All dies trägt zu dem enormen Anstieg mütterlicher und familiärer Überanstrengung bei, über die nicht ausreichend gesprochen wird, die aber weit verbreitet ist. Mütter ohne ausreichende Unterstützung fühlen sich zerrissen, weil ihre endlichen Energiereserven nicht mehr ausreichen, um allen Bedürfnissen gerecht zu werden. Auch die jeweiligen Partner bekommen dies zu spüren und merken, dass die frischgebackene Mutter nicht mehr voll und ganz für sie da sein kann. Statt dass man den ohnehin unter Druck stehenden Frauen mehr Verständnis und praktische Hilfe zukommen ließe, werden sie wahrscheinlich eher mit Ratschlägen und Informationen bombardiert, wie sie es besser machen sollten. Kein Wunder, dass moderne Mutterschaft sich nicht annähernd so weich und kuschelig anfühlt, wie uns Grußkarten und Windelwerbung suggerieren! In die pastellrosafarbene überschwängliche Freude mischen sich nicht selten Wut und Trauer über unerwartete Stolpersteine und die Enttäuschung über verpasste Erlebnisse. Aus meinen Gesprächen mit Gynäkolog:innen und Geburtshelfer:innen weiß ich, dass es vielen von ihnen ähnlich geht – der systembedingte Druck und medizinische Haftungsfragen verhindern, dass sie ihren Instinkten folgen können. Wir sitzen in der Klemme! Aber welche Veränderungen braucht es, um die Erfahrungen von werdenden Müttern insgesamt zu verbessern? Wie können wir die Entstehung dieser Lücke von Anfang an verhindern und dafür sorgen, dass Schwangerschaften besser unterstützt werden und weniger anfällig für Risse und Fehler sind?

Wenn der Mangel an Unterstützung nicht ausgeglichen wird, kann es zu winzigen Haarrissen kommen, die irgendwann Beziehungen in die Brüche gehen lassen oder zum psychischen Zusammenbruch der Mutter führen. Die meisten Mütter freuen sich, wenn das wachsende Baby in ihrem Bauch aufmerksam umsorgt wird. Doch oft sind sie sich nicht darüber bewusst, dass ihr eigenes inneres Wachstum – weniger sichtbar und messbar als das des Babys – sehr speziell und spektakulär ist und ebenso Aufmerksamkeit verdient. In der Zeit, in der der Fötus eine erstaunliche Entwicklung hinlegt, organisiert sich auch die Mutter um, durchläuft die Veränderung vom Mädchen zur Mutter (oder zur mehrfachen Mutter) und gewinnt an Selbstbewusstsein und Entschlossenheit – das ist in psychischer Hinsicht nicht gerade ein Klacks! Doch wenn die Gesellschaft sich völlig unbeeindruckt gibt – und der werdenden Mutter höchstens einen genervten Blick zuwirft, wenn sie um eine Pause bittet –, kann dies im besten Fall zu einer seltsamen Diskrepanz zwischen der Realität, wie sie die werdende Mutter empfindet, und der, wie sie sich ihr zeigt, führen, im schlechtesten Fall zu einer schlimmen Krise.

Unsere Fotografin Jenny McNulty, im neunten Monat schwanger mit ihrem ersten Baby und Mutter von zwei kleinen Stiefkindern, beschrieb es so: »Ich habe ein schlechtes Gewissen, wenn ich sage: ›Ich brauche Ruhe und Frieden zu Hause; und ich brauche jetzt auch die Unterstützung und Gesellschaft meiner Freundinnen.‹« Sie schilderte ein ausgeprägtes Bewusstsein für ihre Verletzlichkeit, die sich (wenig überraschend) bemerkbar machte, als ihr Körper umfangreicher, langsamer und weniger beweglich wurde, und dass die Erkenntnis, was da auf sie

> In der heutigen Zeit gibt es in der Schwangerschaft viel Panikmache. Alles dreht sich um Verbote und Verzicht, wo es doch eigentlich um Geben und Auffüllen gehen sollte.
>
> SABINE WILMS, *Medizinhistorikerin mit Schwerpunkt TCM*

zukommen würde, ein instinktives Bedürfnis nach Nähe (manchmal bis zur Anhänglichkeit gesteigert) zu ihrem Partner und ihren Lieben auslöste. »Ich habe nicht das Gefühl, dass ich vor dem Geburtstermin, bevor dann auch alle das Baby sehen können, jemanden um Hilfe bitten kann.«

Es ist nicht verwunderlich, dass Mütter, die in vertrauter Umgebung von ihren Schwangerschaften erzählen, oft einen Kloß im Hals haben oder in Tränen ausbrechen, selbst dann, wenn ihre Erfahrungen schon Jahre zurückliegen. Auf jede Frau, die eine schöne, inspirierende und ermutigende Schwangerschaft und Geburt erlebt hat, kommen einige mehr, die sich alleingelassen, verängstigt oder überfordert fühlten.

Ein wertvolles Erbe

Ich beobachte mit Erstaunen, wie im Lauf der letzten Jahre immer mehr Frauen rund um den Globus nach der Geburt ihres Babys bewusst eine Zeit der Ruhe und Erholung für sich beanspruchen. Sie bitten Partner und Freunde, ihnen die Verantwortung abzunehmen und definieren die Anforderungen an frischgebackene Mütter völlig neu. Es ist unbeschreiblich schön, die Kraft dieser Frauen zu spüren, die ihre eigenen Bedürfnisse nach vorne stellen.

Als ich das Angebot von MotherBees erweiterte und Mahlzeiten speziell für Schwangere anbot, mit denen sich werdende Mütter möglichst vital, umsorgt und unterstützt fühlen sollten, geschah zunächst etwas Interessantes. Nämlich nichts. Die Frauen gingen nicht auf mein Angebot ein! »Natürlich«, schienen sie zu sagen, »ich nehme die Unterstützung und Pflege in Anspruch, sobald ich das Kind zur Welt gebracht habe, aber solange noch alles unter Dach und Fach ist, verdiene ich diese Hilfe nicht«. Das ging mir nicht in den Kopf! Eine Schwangere baut, beherbergt und ernährt einen anderen Menschen aus ihren eigenen Zellen und ihrem eigenen Gewebe. Sie entwickelt mithilfe ihrer Nährstoffe das Gehirn des Babys und unterstützt die Bildung seiner Hormone und seines Immunsystems, und das Monat für Monat, während sie gleichzeitig eine ganze Reihe von seltsamen Körperempfindungen, Momente echten Unbehagens und oft auch Schlafmangel erlebt und daneben noch all ihren Pflichten zu Hause oder am Arbeitsplatz nachkommt. Außerdem bereitet sie ihr Zuhause auf das Kommende vor (oder baut es komplett um) und kümmert sich noch intensiver als sonst um andere (andere Kinder, Haustiere, und ja, auch (Ehe)Partner!), weil sie weiß, dass diese bald von einem Baby in den Schatten gestellt werden. Welche zusätzliche Hilfe könnte sie wohl brauchen?

Als ich am Ende meiner ersten Schwangerschaft von den weisen Frauen in meiner Familie in die Traditionen der Mutterpflege eingeweiht wurde, war das ein Aha-Erlebnis, das mir die weitreichenden Auswirkungen des Gebärens vor Augen führte. Nach den alten Bräuchen, die meine Verwandten kannten, sind die Schwangerschaft und die Entbindung eines Babys eines der drei Stadien im Leben einer Frau. Diese Stadien bergen jeweils die Chance, ihre Vitalität, Widerstandskraft und Schönheit entweder zu festigen und zu stärken oder sie zu schwächen und zu vermindern. (Die Schwangerschaft ist das zweite dieser Stadien, das erste ist das Einsetzen der Fruchtbarkeit in der Pubertät und das dritte der Beginn der Wechseljahre.) Die Schwangerschaft und die Zeit nach der Geburt sind so wichtig, dass in der 2500 Jahre alten Tradition des *Yangsheng* – Chinas hochangesehener Wissenschaft von der »Pflege des Lebens« (ein sachlicherer Begriff dafür wäre wohl Gesundheitsvorsorge) – die Qualität der Pflege, die eine Frau in dieser Zeit erfährt, als ebenso entscheidend für ihr weiteres Leben erachtet wird wie die allgemein bekannten Säulen der Gesundheit (ausgewogene Ernährung, guter Schlaf und regelmäßige Bewegung). Tatsächlich beeinflussen ihr Lebensstil, ihre Ernährung und ihr mentales und emotionales Gleichgewicht während der Schwangerschaft maßgeblich jede weitere Lebensphase und zeichnen vor, wie unbeschwert sie durch den Rest ihres Lebens kommt. Es herrscht Einigkeit darüber, dass der weibliche Körper auf seinem Weg durch diese drei Phasen massiven Umbrüchen unterworfen ist – sich verändert, entwickelt, neue Zyklen aufbaut oder alte loslässt. Sie halten für eine Frau große Chancen bereit, machen sie aber auch besonders verletzlich. Von allen drei Stadien hat die Schwangerschaft die stärkste Auswirkung auf das Wohlbefinden einer Frau: Nach der traditionellen Lehre sind Risse im Fundament in dieser Zeit und besonders in der Erholungsphase nach der Entbindung sehr ernst zu nehmen. Schlechte Ernährung, Überanstrengung, mangelnde Ruhephasen, Schockzustände oder Traumata während der Schwangerschaft können eine Welle von Störungen oder sogar Krankheiten auslösen, die nur durch gezielte und umsichtige Pflege kuriert werden können. Aus diesem Grund ist die persönliche Betreuung in allen Phasen der Schwangerschaft, während und nach der Geburt so wichtig, dass sie in vielen Familien in China als unverzichtbar gilt. (Laut einer Statistik entfallen 30 Prozent der fast 100 Milliarden Dollar schweren Branche häuslicher Pflege in China auf die Mutter-Kind-Betreuung!) Es besteht ein ausgeprägtes Bewusstsein dafür, dass Kinderkriegen für den Körper einer Frau sehr anstrengend ist, und die Gesellschaft ist sich darüber im Klaren, dass die Nichtinanspruchnahme von Hilfe anderen weder Zeit noch Ärger erspart. Stattdessen kommt es zu Versäumnissen, die, wenn sie nicht ausgebügelt

> Eine friedvolle und gesunde Schwangerschaft kann einer Frau dabei helfen, sich von einer langwierigen Erkrankung zu erholen, während eine von Stress, emotionalen Verletzungen und schlechter Ernährung geprägte Schwangerschaft sich jahrelang negativ auf ihre Gesundheit auswirken kann.
>
> PETER DEADMAN, *Live Well Live Long: Teachings from the Chinese Nourishment of Life Tradition*

werden, zu Erschöpfung, Depression oder einer Abspaltung von sich selbst, dem Baby oder dem Partner führen können.

Als ich begann, die diversen Traditionen der Mutterpflege zu erforschen und herauszufinden, wie Frauen in der Vergangenheit ganzheitlich – und mit geeigneten Nahrungsmitteln – versorgt wurden, war ich zutiefst erstaunt, wie lange es dieses Wissen schon gibt. Bereits im 4. Jahrhundert vor unserer Zeitrechnung räumten die klassischen Texte der chinesischen Medizin der reproduktiven Gesundheit der Frau einen hohen Stellenwert ein. Sabine Wilms, Medizinhistorikerin mit Schwerpunkt TCM, erzählte mir, dass der Arzt und Religionswissenschaftler Sun Simiao in seinen Schriften zur Gesundheit aus dem 7. Jahrhundert mit dem wunderbaren Titel *Unentbehrliche Rezepte für jeden Notfall, die tausend Goldstücke wert sind*, die Gynäkologie vor allen anderen Themen positioniert. Sabine sagt: »Die Frau wird als das Fundament der Volksgesundheit gesehen. Betrachtet man die praktizierenden Ärzte des 10., 11. und 12. Jahrhunderts, zeigt sich ein unglaublich hoch entwickeltes Verständnis für die Gesundheit der Frau, das in meinen Augen dem jedes westlichen Biomediziners heute weit überlegen ist. Die alten Texte enthalten jede Menge Informationen zur Vorbereitung auf eine Schwangerschaft und die Abstimmung des Menstruationszyklus auf die Mondzyklen sowie die kosmischen Zyklen.«

Nicole Richardson, die zu verwandten Themenbereichen forscht, beschrieb mir, dass in den alten Traditionen Chinas der Mutter eine kosmologische Bedeutung beigemessen wurde. »Die gesamte Schöpfung hängt von ihr ab, und sie hat eine machtvolle Rolle – sie zieht die nächste Generation auf.« In dieser Weltanschauung herrschte keine Trennung zwischen Mensch und Natur, und es hatte sich ein bemerkenswert ganzheitlicher Ansatz im Bezug auf Mutter und Fötus etabliert. Schon Jahrtausende vor der westlichen Wissenschaft befasste sich die chinesische Medizin eingehend damit, wie die Gesundheit, das Wohlbefinden und der emotionale Zustand der Mutter (die wiederum von äußeren Einflüssen geprägt sind) die Entwicklung des Babys im Mutterleib beeinflussen. Es wurden sogar genaue Regeln zu Ernährung, Aktivitäten, Verhalten und Gemütszustand aufgestellt, um Schwangerschaftskomplikationen zu vermeiden und die innere und äußere Harmonie der Mutter zu wahren. Diese *taijiao*, was übersetzt etwa »fötale Erziehung« bzw. genauer »fötale Kultivierung« bedeutet, beinhaltete Richtlinien und Tabus, die dazu beitragen sollten, körperlich und moralisch wohlgeratenen Nachwuchs hervorzubringen. Die Schwangere wurde dazu ermutigt – oder sogar dazu angehalten –, harmonische Musik zu hören, Mahlzeiten mit bestimmten Geschmacksrichtungen zu sich zu nehmen, anzügliche oder beunruhigende Bilder zu meiden und sich um ihren Seelenfrieden zu bemühen, wobei es in jedem Trimester der Schwangerschaft Änderungen gab, die die sich verändernden Bedürfnisse der Mutter widerspiegelten. Im ersten Trimester geht es um den Fokus nach innen und Abschottung, um die Gefahren eines gestörten Qi zu vermeiden, im zweiten Trimester stehen Stärkung und Sättigung im Zentrum (hier »ist es für sie angemessen, das Fleisch von Raubvögeln und wilden Tieren zu essen«, so Sun Simiao). Die Anweisungen gipfeln im dritten Trimester, das den Zustand der Reife feiert, eine Zeit, in der nach Sabines Worten »die werdende Mutter ihren Gürtel lockert, ihre Haare offen trägt, verwöhnt wird, süßen Wein zu trinken bekommt und sich alles ums Loslassen dreht!«.

Als ich das hörte, musste ich an meinen Ururgroßvater Dr. Huang denken, wie er vor langer Zeit zwischen mit Kräutern gefüllten Gläsern in seiner Praxis saß. Ich fragte mich (als geborener Nerd und begnadete Tagträumerin), ob er Schwangeren wohl den Rat gab, Raubtierfleisch zu essen oder in aller Ruhe Lotusblüten zu betrachten. Aus heutiger Sicht haben die Anweisungen, dem Bauch Gedichte vorzulesen oder sich gerade zu halten – weil dies laut Simiao ein wohlgeratenes Kind hervorbringt –, natürlich einen durchaus merkwürdigen Beigeschmack. (Obwohl es sicher eine faszinierende Idee ist, »sich mit Gegenständen aus weißer Jade zu beschäftigen und Pfauen zu beobachten«, um ein schönes Baby zu bekommen!) Wir können die Frauen von damals nicht fragen, wie sie sich dabei fühlten, und es sind keine persönlichen Erfahrungsberichte von Müttern überliefert. Doch auch wenn manches aus heutiger Sicht fragwürdig erscheinen mag, bin ich voller Bewunderung für diese frühe Erkenntnis, wie komplex Körper und Seele einer schwangeren Frau mit ihrer Umwelt verbunden sind. Die Beobachtung, dass ihre sinnlichen Wahrnehmungen der äußeren Welt nach innen in den Mutterleib vordringen und dass ihre Bedürfnisse zyklisch verlaufenden Veränderungen unterworfen sind, ist – ganz im Gegensatz zu den heutigen Erfahrungsberichten von Schwangeren – weit davon entfernt, die Gefühls- und Gedankenwelt einer werdenden Mutter zu unterschätzen (oder schlichtweg zu ignorieren). Es mag eine romantische Vorstellung sein, aber mir scheint es so, als wiesen die alten Lehren der Mutter eine erhöhte Stellung zu, als schwebte sie auf einer weichen, strahlenden Wolke. Es berührt mich, dass die werdende Mutter vor Jahrhunderten einen so geschätzten Status innehatte, dass sie im Mittelpunkt stand und wohlgenährt, ausgeruht und friedlich existieren durfte, vor Vitalität strahlend wie die Sonne.

Jede Schwangere hat Anspruch auf umfassende Fürsorge

Was mich an den Lehren meiner Vorfahren über das Kinderkriegen am meisten inspiriert – der Teil, den ich für uns heute am relevantesten finde –, ist die Betonung, wie sehr eine schwangere Frau Unterstützung und Fürsorge verdient. Allerdings tut sie das meiner Meinung nach nicht, weil es ihr hilft, großartige und wohlgeratene Nachkommen zu gebären, die der Familie zur Ehre gereichen. (Obwohl das sicherlich ein schöner Nebeneffekt ist!) Für mich – und für viele der Geburtshelfer:innen und Schwangerschaftsexpert:innen, die ich getroffen habe – sind diese Dinge wichtig, weil sie einer werdenden Mutter die Möglichkeit geben, sich ganz auf ihre Schwangerschaft einzulassen. Dies fördert ihr geistiges und emotionales Wohlbefinden, gibt ihr ein Gefühl der Sicherheit und vermittelt ihr Freude und Selbstwertgefühl. Auf diese Weise kann sie ihren Weg durch die Schwangerschaft bedachtsamer und bewusster gehen. Wenn sie das Getöse um sie herum ausblenden darf, kann sie besser in sich hineinspüren, welche Bedürfnisse, Träume und Wünsche sie hat. Dadurch hat sie mehr Ressourcen und mehr Kraft, diese Wünsche auch zu äußern. Das alles garantiert zwar keine perfekte, schmerzfreie Geburt, aber es sorgt aus ganzheitlicher Sicht fast immer dafür, dass der Übergang zum Mutterdasein (oder zum Dasein als mehrfache Mutter) reibungsloser verläuft. Die verbreitete Ansicht, dass eine Frau in den Wehen am besten zurechtkommt, wenn sie sich ganz darauf einlassen kann, mit sich selbst verbunden ist und nicht durch unnötige Einmischung oder Unterbrechung gestört wird, lässt sich auf die gesamte Schwangerschaft übertragen.

Aber diesem Sich-darauf-Einlassen Raum zu geben, scheint heute eine vergessene Kunst zu sein! Anstatt Frauen vor, während und nach ihrer Schwangerschaft durch aufmerksame Fürsorge vor Erschöpfung zu schützen und mögliche Risse zu kitten, drängen wir sie, immer weiter an ihre Belastungsgrenzen zu gehen. Anstatt ihnen die Möglichkeit zu geben, sich mit dem Neuland vertraut zu machen, erkennen wir kaum an, dass sie solches überhaupt betreten. Wir lassen eine Schwangere nicht langsam und bewusst die Schwelle der Geburt überschreiten, indem wir ihre Reserven auffüllen, uns um ihre Psyche kümmern und sie bestärken, sondern scheuchen sie hinüber und erwarten, dass sie gut drüben ankommt, während sie mit einem fototauglichen Lächeln geschickt ihr Neugeborenes im Arm hält.

Frustrierenderweise haben wir als Gesellschaft uns darauf geeinigt, zu erwarten, dass eine schwangere Frau überhaupt nichts Besonderes braucht.

Seit meiner allerersten Begegnung mit meiner Hebamme Davi Khalsa in ihren gemütlichen mutterbauchähnlichen Behandlungsräumen habe ich die Vision eines weichen und kuscheligen Rückzugsorts für jede Schwangere. Als kleines Mädchen war ich fasziniert von werdenden Mamas mit ihren runden Bäuchen und stellte mir vor, zu ihren Füßen einen roten Teppich auszurollen, um ihren außergewöhnlichen Zustand zu ehren. Als ich dann selbst schwanger wurde, wurde dieser rote Teppich in meiner Vorstellung eher zu einem rosa gestrichenen, nach Lavendel duftenden Raum mit Kissen und Decken, einem sehr sinnlichen und nährenden »Zimmer für sich allein«, in dem sie sich ausruhen, ausbreiten, nach und nach öffnen kann und, strahlend wie eine Blume, ihr goldenes Leuchten verströmt. Als ich dann in der Küche von MotherBees stand und für Frauen kochte, die die Erfahrung, ein Kind zu bekommen, noch vor sich hatten, sie gerade durchliefen oder schon gemacht hatten, fragte ich mich: Wie würde es sich angesichts der Anforderungen, des Zeitdrucks und der Belastungen, mit denen heute so viele Frauen konfrontiert sind, anfühlen, einen solchen Raum für sich zu haben?

Die Fülle an Informationen, die uns heute zur Verfügung stehen, ist überwältigend. Manchmal führt sie dazu, dass eine Frau den Kontakt zu sich selbst verliert. Lasst sie sich wieder auf die grundlegenden Dinge besinnen und zu ihren Wurzeln zurückkehren.

DAVI KAUR KHALSA, *Hebamme*

Wäre es möglich, etwas von der kunstvollen Mutterpflege aus der Vergangenheit in die heutige Zeit zu transferieren und Frauen dabei zu helfen, sich auf ihre Schwangerschaft mit einem Seufzer der Zufriedenheit und Erleichterung einzulassen?

Ich wusste genau, welches Gefühl ich den Frauen vermitteln wollte: wirklich gehalten, gesehen und ganz und gar wertgeschätzt zu werden. Aber ich wusste nicht, wie ich das erreichen konnte. Also begann ich, andere um Rat zu fragen.

Amely, Marisa und ich fingen an, uns in unseren Geburtskosmos einzuklinken: in den weiten, weltumspannenden Kreis von weisen Menschen, die engagiert zu unseren Büchern beitragen. Es sind Expert:innen, die die Kunst der Fürsorge für Frauen zutiefst verinnerlicht haben, nachdem sie unzählige Frauen beim Durchqueren der verschiedenen Stadien begleitet und dabei gehalten, gewiegt, bestärkt und beschützt haben.

Offen gestanden betrachten wir diese tief verbundenen Menschen als unsere persönlichen »Crones«, als weise Frauen (und Männer), die das Wissen über den Lebensweg der Frau in Händen halten. Wir waren gespannt, ob sie irgendein sagenumwobenes, aus vergangenen Zeiten stammendes Handbuch für uns hätten, das uns als verlässlicher Leitfaden für eine kunstvolle ganzheitliche Schwangerschaftsbetreuung dienen könnte. Aber so wie auch die Schwangerschaft von Natur aus unvorhersehbar ist und die besten Absichten oft nicht zum gewünschten Ziel führen: So ein Buch gab es nicht! Stattdessen boten uns unsere Weisen die verschiedensten Erkenntnisstränge, die wir zu einem großen Ganzen verwoben. Als sie in stundenlangen Gesprächen in Indien, Deutschland, Indonesien und Kalifornien ihr Wissen an uns weitergaben, stellten wir fest, dass sich aus ihren Ratschlägen wiederkehrende Themen herauskristallisierten. Wir erkannten vier allgemeingültige Einsichten, die wunderschön und ergreifend einfach sind.

1

Geh behutsam mit dir selbst um

Die Lehren der Traditionellen Chinesischen Medizin sehen die Schwangere fest in ein soziales Netz aus Familienmitgliedern eingebunden, die sich intensiv um sie kümmern. Ähnlich verhält es sich in der jahrtausendealten indischen Wissenschaft vom Leben, dem Ayurveda. Dr. Padma Raju, eine *vaidya* (Ärztin) aus einer berühmten Ärztefamilie, erzählte, wie in ihrer Tradition die werdende Mutter von den älteren Frauen in ihrer Familie und ihrem Umfeld vom Tag der Empfängnis bis Wochen nach der Geburt umsorgt wird. Alle tragen dazu bei, dass sie sich gut ernährt, um ihre Reserven aufzufüllen. Außerdem sorgen sie für eine ruhige Umgebung, um Ängste und Stress der Schwangeren in Schach zu halten. Wie alle anderen unserer weisen Menschen auch, besteht Padma darauf, dass eine werdende Mutter niemals auf sich allein gestellt sein sollte.

Eine unserer Heldinnen ist die in Indonesien praktizierende Hebamme Ibu Robin Lim, selbst Enkelin einer Hebamme und Heilerin. Sie ist Gründerin des auf Bali ansässigen kommunalen Gesundheits-, Bildungs- und Geburtszentrums Bumi Sehat Foundation und setzt sich leidenschaftlich für ein »Kontinuum der Betreuung von Frau zu Frau« während der Schwangerschaft ein, das der Mutter Sicherheit und spirituelle Unterstützung bietet. »Einen sanften Start und eine erste Umarmung, das ist es, was Frauen füreinander tun.« Robin ist die Autorin eines meiner Lieblingsbücher über die Schwangerschaft: *The Ecology of Gentle Birth*. In ihrer Welt ist es kaum nötig, dass eine werdende Mutter ihre Bedürfnisse äußert, weil die Menschen um sie herum ihr so zugewandt sind, dass sie schon im Vorfeld ahnen, was sie braucht, und ihr so erlauben, einfach nur zu sein. Wie sehr unterscheidet sich das von unserer modernen westlichen Durchhaltementalität, in der Kompetenz und Beharrlichkeit geschätzt werden, während Verletzlichkeit eindeutig außen vor bleibt oder sogar verpönt ist! Frauen wollen lieber Superheldinnen sein. Sie quetschen ihre Schwangerschaft in ihren ohnehin übervollen Alltag, um nicht zu riskieren, schwach oder bedürftig zu wirken. Nach den alten Gesundheitslehren mag die Einstellung »Was dich nicht umbringt, macht dich stärker« in manchen Lebenssituationen zwar durchaus wertvoll sein, aber nicht geeignet für die Schwangerschaft – eine Zeit, in der eine Frau die volle Erlaubnis haben sollte, um Hilfe zu bitten. Und es wirkt sich äußerst positiv aus, wenn man es tut. Dr. Padma berichtet: »Wenn eine Frau in der Schwangerschaft richtig versorgt und genährt wird, wird das Kind sehr wach sein, sehr intelligent, sehr spirituell – ich habe das immer wieder erlebt!«

2

Federe deine Sorgen ab

Nach den überlieferten Gesundheitslehren ist das seelische Gleichgewicht in der Schwangerschaft wegen der vielen körperlichen Veränderungen störungsanfälliger. Die Heilkunde des Ayurveda führt dies darauf zurück, dass es zu einem Anstieg von *vata* kommt, wenn ein neuer Mensch heranwächst. *Vata*, die biologische Kraft (oder *dosha*) der Bewegung und des Schöpferischen, wird mit Bewegung und Luft assoziiert. Wenn es erhöht ist, kann dies zu Angst, Ruhelosigkeit und Gefühlen von Einsamkeit oder Niedergeschlagenheit führen. Ähnlich dazu wird auch in der alten Lehre des Taijiao die Bewahrung eines friedlichen Herzens und Geistes als vorrangig betrachtet. Sich darauf einzustellen, dass unangenehme Gefühle ein ganz normales Phänomen sind, hilft einer werdenden Mutter, sich gegen Ängste, Einsamkeit und negative Gedanken zu wappnen und »Puffer« einzubauen, ehe sie davon überwältigt wird. Dr. Padma erklärt, dass es dafür Möglichkeiten gibt: Bewegung, Atemübungen zur Beruhigung des Nervensystems, die Lektüre oder das Hören aufbauender Geschichten über Schwangerschaft, Mutterschaft und Geburt, bis hin zum Naheliegendsten: die Nähe von Menschen, die dich mit positiver Energie versorgen. Auch in dieser Tradition ist das Bitten um Hilfe ein zentraler Punkt. Dr. Padma erklärt: »Die Menschen, die einer Schwangeren nahestehen, sind dafür zuständig sicherzustellen, dass sie sich nicht einsam fühlt.« Dazu braucht es keine großen Gesten. Es sind eher die kleinen: ihr regelmäßig Gesellschaft zu leisten, beiläufige und hoffnungsfrohe Gespräche über all das Schöne, was auf sie zukommt, zu führen, sie zu beruhigen und ihr damit mehr Geborgenheit und Trost zu schenken, als man ahnt.

3

Bringe Süße in dein Leben

Ich werde im Kapitel **Ernähre dich gut** noch einmal darauf zurückkommen, es geht mir hier nicht um den übermäßigen Konsum von Zucker. Vielmehr füttern wir unsere Sinne und unser Herz ebenso bewusst mit Schönheit und Liebe, wie wir unsere Zellen mit guter Nahrung versorgen. Natürlich kannst du, wie meine Vorfahren, Pfauen und Gegenstände aus weißer Jade bestaunen – oder üppige Pflanzen oder herrliche Blüten –, aber die Süße steckt auch in ganz einfachen Gesten. Ibu Robin Lim zelebriert »die täglichen Kleinigkeiten, die Frauen rituell füreinander tun, wie zum Beispiel Gebete beim Essen zu sprechen oder auch nur besonders darauf zu achten, dass das, was die Mutter zu essen bekommt, hübsch aussieht und nahrhaft ist«.

Dr. Padma erzählt, wie »sanfte, perlende« Musik die Umgebung mit Klarheit und Positivität erfüllt, und wie spezielle Kräuterbäder die Stimmung der Schwangeren heben und ihre Lebensgeister wecken. Gemäß alten chinesischen Bräuchen trägt es zu einer guten körperlichen Entwicklung des Ungeborenen bei, wenn die werdende Mutter im ersten Trimester mit der Schönheit von Kunst, Musik und Literatur in Berührung kommt; uns allerdings scheint die Annahme, dass sich all diese Empfehlungen auf das Wohlbefinden der Mutter auswirken, einleuchtender. Herz und Kopf kommen in Einklang, wenn du die Farben und Texturen der Kleidung auf deiner Haut genießt, wenn du innehältst, um eine Liedstrophe oder eine Textpassage in einem geliebten Buch auf dich wirken zu lassen oder dich an der Schönheit der Speisen auf deinem Teller zu erfreuen. Dieser innere Einklang kann auch auf die innige Zweisamkeit zwischen Mutter und Kind überspringen. Was wir nicht vergessen dürfen: Wieviel Wertschätzung wir durch Berührung ausdrücken. Meine Freundin Cecilia Garcia, eine inzwischen verstorbene Medizinfrau vom Stamm der Chumash, empfahl, dass diejenigen, die der Mutter am nächsten stehen, sie berühren und ihr zärtlich übers Haar streichen, um ihr auf diese Weise buchstäblich mit den Händen Liebe einzuflößen. Dr. Padma sieht es so: »Liebe gibt der Frau mehr Kraft, selbst wenn sie nur von einer Person kommt. Wenn diese ihr genug Liebe und Fürsorge schenkt, ist das mehr als genug, damit die Frau mehr Selbstvertrauen und Stärke gewinnt. Sie wird durch diese Liebe mehr von beidem entwickeln.«

> Die Einsicht, dass in meiner Außenwelt Chaos herrschen kann, doch in meinem Inneren trotzdem Frieden und Gelassenheit, tut nicht nur der Mutter gut, sondern ist ein lebenslanger Segen für das Baby.
>
> DAVI KAUR KHALSA

4

Beanspruche deinen Thron

Die ayurvedischen Texte lehren, dass »die Aura einer schwangeren Frau zu denen zählt, die am leichtesten zu sehen sind, weil sie besonders strahlend und voller Gold ist«. Kein Wunder, dass in anderen, feinsinnigeren Kulturen die werdende Mutter für das, was sie erschafft und damit zum großen Ganzen beiträgt, verehrt wird! Über diesem Unterfangen liegt ein Glanz, und dass die Mutter die angemessene Anerkennung dafür bekommt, sollte nicht warten, bis das Kleine da ist: Die spirituelle Bedeutung des Mutterwerdens ist eine eigene Würdigung wert. Nach Erreichen bestimmter wichtiger Meilensteine in der Schwangerschaft wird die Schwangere im Ayurveda fast wie eine Göttin gefeiert, deren Werk, eine neue Seele in die Welt zu bringen, mit Schmuck, Seide und Geschenken belohnt wird (und kleinen nach Kardamom schmeckenden Süßigkeiten). Für Robin Lim ist die Anerkennung der spirituellen Bedeutung der Schwangerschaft ebenso wichtig für die Mutterpflege wie der Respekt vor Wissenschaft und Natur. »Auf Bali bedeutet *adot* ›Geist‹; das, was dir in spiritueller Hinsicht Sicherheit verleiht«, erklärt Robin. »Das ist für uns das Wichtigste. Wenn eine Frau sich sowohl spirituell als auch was ihre Ernährung anbelangt gut unterstützt fühlt, wird sie eine leichte Schwangerschaft und Geburt haben.« Das schlägt den Bogen zu dem, was Robin als den höheren Sinn von Schwangerschaft, Geburt und Mutterschaft ansieht: »Dein inneres Wissen zu erwecken«. Für Robin ist die Schwangerschaft eine großartige Gelegenheit, sich zu entfalten und sich selbst besser kennenzulernen.

Unsere weisen Menschen (darunter auch ein Mann, der verehrte Damian Hagglund) baten uns, angesichts der Einfachheit ihrer Ratschläge nicht enttäuscht zu sein. Es handle sich um tiefe Einsichten, keine schnell hingeworfenen Tipps. Sie sind etwas Stabiles, etwas, an dem du dich festhalten kannst. Wenn eine Frau, die ein Kind erwartet, genau dies tut, wird sie aufblühen. Sie kann sich besser mit der Erfahrung identifizieren, ist weniger schnell überfordert und verliert sich trotz all der Veränderungen nicht selbst. Sie wird nicht so leicht Gefahr laufen, mehr zu geben, als sie imstande ist. Die einfachste, aber vielleicht weitreichendste Folge ist, dass die Schwangere auf ihre eigenen Fähigkeiten vertraut, auch wenn sie keine perfekten Bedingungen vorfindet (wenn sie etwa kein optimales Betreuungsteam hat oder wenn nicht alles genau nach Plan geht).

Sich als Mutter zu entfalten, wird dir dabei helfen, mit deinem erwachenden wunderbaren inneren Wissen in Kontakt zu treten.

IBU ROBIN LIM, *Hebamme*

Diese vier Erkenntnisse bieten in ihrer Gesamtheit Anregungen, sich in der Kunst der Schwangerschaft zu üben; sie stellen eine private, persönliche und aufs Innere gerichtete Ergänzung zur linearen Wissenschaft dar.

Doch wie wird diese Kunst der Schwangerschaft betrieben? Das ist die Frage, mit der meine Co-Autorinnen und ich uns als Nächstes beschäftigten. Wie können Menschen, die schwanger werden wollen, Schwangere und Menschen, die diese unterstützen, dazu beitragen, dass eine Schwangerschaft als bereichernd, wohlversorgt und sinnstiftend erfahren wird?

In die Tat umsetzen

Ziemlich wahrscheinlich gibt es in deinem Leben keine Großmutter, die dir während deiner Schwangerschaft warme Suppe in die Schüssel schöpft oder Tanten, die dich mit Seide und Gold herausputzen. Deine Freunde sind vielleicht ganz wild darauf, eine Babyparty für dich zu schmeißen – das ist schließlich der Teil, der Spaß macht –, aber eigentlich sind sie in den nächsten Monaten schon völlig ausgebucht. Eventuell geht es dir so wie vielen anderen Frauen, die, ohne dass es ihre Schuld wäre, große Schwierigkeiten haben, sich eine Grundversorgung zu organisieren. Für die meisten Schwangeren ist es schlicht unrealistisch, sich ein soziales Netzwerk aufzubauen, das sich nach ihren Bedürfnissen richtet und sich intensiv und hingebungsvoll um sie kümmert.

Aber es ist möglich, sich ein kleines Hilfsnetzwerk zu knüpfen – ein Netz der Fürsorge, das so persönlich ist, dass vielleicht nur du davon weißt; ein zartes, aber stabiles Netz, das dir ein wenig Halt gibt und es dir erleichtert, dich auf die Erfahrung einzulassen, ein Kind auszutragen und zu gebären. Als wir begannen, all die Einsichten, Rituale und Praktiken unserer Weisen zusammenzutragen, ließen wir auch die ehrlichen Berichte frischgebackener Mütter sowie unsere eigenen sehr intimen Erinnerungen einfließen. Wir fingen die Stimmen, Gedanken, Visionen und Hoffnungen derer ein, die diesen Weg schon oft gegangen sind, sich noch auf ihm befanden oder ihn kürzlich verlassen hatten. Als wir sie zu einem Ganzen zusammenfügten, erkannten wir, dass wir für eine schwangere Frau einen Gabenkorb bereitet hatten, den sie durchstöbern und sich nach Belieben etwas herauspicken kann – kleine Geschenke, die ihr dabei helfen, ihren ganz persönlichen Weg zu finden, sich etwa vierzig Wochen lang in der sehr persönlichen Kunst der Schwangerschaft zu üben.

In der Mitte des Korbes befindet sich natürlich das Essen. Für mich ist die Zubereitung von nahrhaftem und optisch ansprechendem Essen der greifbarste Weg, für sich selbst zu sorgen und auf die wechselnden Bedürfnisse von Körper und Seele einzugehen. Wir essen täglich, und auch wenn eine Schwangerschaft besondere Herausforderungen mit sich bringt, wie zum Beispiel die Lust auf Essen für Tage (oder Wochen) komplett zu verlieren oder einst geliebte Leckereien vorübergehend abstoßend (oder völlig unverdaulich) zu finden, bleibt das Kochen und Zubereiten von Essen für mich das Epizentrum der Selbstliebe. Wenn man gutes Essen zubereitet oder andere bittet, es für einen zuzubereiten, steigert dies sofort das Selbstwertgefühl, und dieser Zustand, sich selbst mehr zu schätzen, ist meiner Meinung nach der Kern einer glücklichen Schwangerschaft. (Und überhaupt eines glücklichen Lebens!) Daher findest du in diesem Buch 47 Rezepte für Gerichte und Getränke sowie Ideen für Snacks, die einfach und kein bisschen kompliziert oder anspruchsvoll sind. Es sind kleine liebevolle Juwelen, die dich aufheitern werden! Ich habe sie nicht nur kreiert, um deinen Körper gut zu nähren, sondern auch, um dich zu ermuntern, dir ein paar Minuten Zeit zu nehmen, um das zu tun, deine Sinne zu erfreuen oder dich zu erden und Ruhe zu finden, auch wenn dein Alltag hektisch ist.

Neben unsere farbenfrohen Rezepte haben wir eine Auswahl ebenso wertvoller Übungen, Rituale und Denkanstöße in unseren Geschenkkorb gepackt, die es dir erleichtern sollen, deinen Fokus mehr nach innen zu richten – es ist der Bereich deiner Schwangerschaft, den niemand beurteilen, gutheißen oder quantifizieren kann. Es gibt kein Richtig oder Falsch dabei, wie du diese Geschenke für dich nutzt. Nimm dir Zeit, betrachte sie, schau, wie sie sich anfühlen und horche in dich hinein, ob sie dich ansprechen. Probiere einige der Übungen aus und denke über die Worte nach, die du mit der gleichen Zärtlichkeit, mit der du sie an dich wandtest, bald an dein Kind richten wirst. Bewege dich flexibel durch die Kapitel und folge ihrem Flow.

Denn jedes hat seine eigene Energie. Nachdem wir drei – Marisa, Amely und ich – all die Kostbarkeiten bei unseren weisen Frauen zusammengesammelt hatten, begannen sie, sich selbst in fünf glitzernde Themenbereiche zu sortieren, die fünf Schätze:

Stille ◆ Wertschätzung ◆ Selbstvertrauen ◆ Nähe ◆ Kraft

Ich verspreche dir, dass die folgenden Kapitel frei von Vorschriften und Bevormundung sein werden. Niemand wird dir sagen, was du zu tun hast oder welche Entscheidungen hinsichtlich deiner Schwangerschaft und Geburt die richtigen sind. Eher das Gegenteil ist der Fall. Die fünf Schätze sind dazu da, dich auf deinem persönlichen Weg zu begleiten, dich anzustupsen, so wie es sehr liebe Freunde machen würden, damit du auf das leise Flüstern deiner inneren Stimme hörst – um dann laut auszusprechen, was sie dir gesagt hat. Auf den kommenden Seiten wird dir nichts abverlangt. Lass sie einfach auf dich wirken und dich von ihnen tragen, um deinen Blick nach innen zu wenden, dich mit dir selbst zu verbinden und dich dann zu entfalten, deine Arme für andere zu öffnen und dich in deiner Haut voll und ganz wohlzufühlen.

All diese Schätze stehen dir vom ersten bis zum letzten Tag der Schwangerschaft zur Verfügung. Je früher du sie erkundest, desto besser, denn die vierzig Wochen (manchmal sind es mehr, manchmal weniger) vergehen wie im Flug, und ehe du dich´s versiehst, stehst du mit dickem Bauch an der Schwelle zum nächsten Lebensabschnitt. Die kleinen klugen Dinge, die du auf dem Weg dorthin für dein Seelenleben getan hast, werden auf die Art und Weise, wie du dein Dasein als Mutter beginnst, großen Einfluss haben.

Denn das ist es, was diese Schätze in Wahrheit bieten: Übung. Wie mir meine eigenen Verwandten vor vielen Jahren beigebracht haben, übt man sich in der Kunst, sich um das eigene Wohlbefinden zu kümmern, durch alltägliche Gesten und mit schlichten Ritualen. Die Entscheidung, das öde Essen beiseitezuschieben und eine bessere Wahl zu treffen; der Ruhe den Vorrang zu geben, wenn du dazu verleitet bist, mehr zu machen; dir in einer stressigen Situation einen Moment zu nehmen und bewusst zu atmen, um dich wieder zu zentrieren. Es geht nicht darum, das alles perfekt zu machen. Es ist ein Schritt vor, ein Schritt zurück; sich daran erinnern, darauf vergessen, sich dann wieder erinnern.

Um dir in dieser ohnehin schon stressigen Zeit des Mutterwerdens ein bisschen Erleichterung zu verschaffen, sind diese Geschenke kostenlos. Du hast sie zufälligerweise nämlich schon in dir. Du musst nicht noch mehr Zeug kaufen oder in Aktionismus zu verfallen! Wir laden dich lediglich dazu ein, ein wenig tiefer zu schürfen, deinen Blick auf Dinge zu richten, die du vor lauter Geschäftigkeit bisher übersehen hast, die aber nur darauf warten, von dir entdeckt zu werden – wie etwa dir Ruhe zu gönnen oder einem anderen Menschen tiefes Vertrauen zu schenken. Sobald du anfängst, etwas in die Tat umzusetzen, und sei es auch nur gelegentlich, bist du dabei. Du übst, mit dir selbst in Kontakt zu bleiben, auf deine Bedürfnisse und Wünsche zu hören, deinen eigenen Fähigkeiten zu vertrauen und eine Kraft zu entwickeln, die du nie für möglich gehalten hättest. Diese Übungen sind äußerst wertvoll für dich, da dir deine neuen Fähigkeiten in den verschiedensten Situationen Halt geben werden, auch nach der der Schwangerschaft, wenn du schon voll und ganz in deinem Mutterdasein verwurzelt bist. Du wirst immer auf sie zurückgreifen können. Sie werden dir helfen, schwere Entscheidungen zu treffen, drastische Maßnahmen zu ergreifen und deine Reserven aufzufüllen. Deswegen laden wir dich ein, dich dieser fünf Schätze schon während der Schwangerschaft immer wieder zu bedienen, damit du sie dann auch als Mutter stets griffbereit hast, wenn du das Gefühl hast, den Halt zu verlieren. Du hast jetzt 40 Wochen, vielleicht auch 36 oder 42, um die Art von Selbstfürsorge zu üben, die dir in deiner Zeit als Mutter erhalten bleiben wird und dich lehrt, dich niemals zu vernachlässigen, während du für ein anderes Wesen sorgst – das ist deine Chance! Wenn du es dir jetzt schon zur Gewohnheit machst, unsere Schätze in die Tat umzusetzen, und sei es auch nur im Kleinen, wirst du reich beschenkt. Sie werden dich unterstützen und dir für die nächsten 36, 42 und mehr Jahre als Mutter Kraft geben.

> Wenn wir mehr zusammenhielten und das Band unserer Schwesternschaft stärker würde, finge uns auch dann ein weiches Sicherheitsnetz auf, das uns Unterstützung und Heilung schenken würde, wenn die Dinge nicht so laufen wie erhofft.
>
> KHEFRI RILEY, *Doula und Frauenmentorin*

Süße Medizin

Als wir die Rezepte und Texte für dieses Buch zusammenstellten, Gerichte testeten, zusammen Tee tranken und uns Geschichten aus unserem Leben, dem Leben unserer Mütter und Großmütter erzählten, wuchs mir die Idee, dass Kinderkriegen etwas Gemeinschaftliches ist, noch mehr ans Herz. Wenn Frauen in einem sicheren, geschützten Raum zusammenkommen und ihre Schwangerschafts- und Geburtserfahrungen austauschen, dann entsteht das, was meine Freundin Khefri »süße Medizin« nennt – ein Tonikum, das jede auf ihrem eigenen Weg tröstet und stärkt, und das sogar vergangene Schmerzen und Sorgen heilen kann. Die süße Medizin ist so wirksam, dass sie sogar Balsam für die Frauen sein kann, die vor uns kamen, aber nie die benötigte Hilfe in Anspruch nehmen konnten und ihre Geschichten übers Kinderkriegen nie erzählt haben, entweder aus Scham oder weil sie zum Schweigen gebracht wurden. Ich bin mir sicher, dass unsere Kinder und Kindeskinder durch diese neue Offenheit bessere Schwangerschafts- und Geburtserfahrungen haben werden.

Meine Co-Autorinnen, unsere Weisen und ich glauben, dass es nie wichtiger war als heute, diese süße Medizin zuzubereiten. Wir befinden uns an einem Scheideweg. Wenn immer mehr Menschen sich von der Begeisterung anstecken lassen, die ich einst verspürte, als ich für mich eine unterstützte und bereichernde Schwangerschaft einforderte, können wir buchstäblich vor unseren Augen eine neue Geburtskultur entstehen lassen.

Es gibt noch so viel zu tun, um unsere kollektiven Geburts- und Mutterschaftserfahrungen zu verbessern. Aber vielleicht trägst du schon einen kleinen Teil dazu bei, indem du dieses Buch liest. Wenn sich jede Schwangere ein persönliches Netzwerk aus Helfer:innen aufbaut, wenn sie die Kunst der Schwangerschaftsfürsorge auf die Weise praktiziert, die für sie am besten funktioniert und dann bereitwillig und offen darüber spricht, macht sie ein Angebot, das andere aufbaut. Sie lebt vor, dass es einen anderen Weg gibt und hilft anderen, auf ihre innere Stimme zu hören. Sie bringt uns alle näher zu dem Ort, an dem, wie Ibu Robin Lim lehrt, Friede wirklich mit der Geburt beginnt.

Die Zeit rast. Es gibt jeden Tag mehr zu tun. Was wir tun, ist nie genug! Wir hören diese Sprüche so oft, bis sie sich wie unumstößliche Wahrheiten anfühlen. Doch was wäre, wenn wir uns nicht auf diese Sichtweise einließen

> Als meine Frau schwanger wurde, dachte ich, alle Register meines Wissens als Heiler ziehen zu können. Es machte mich demütig, zu erkennen, dass man manchmal alles, was man zu wissen glaubt, vergessen muss. Wir übersehen das Wesentliche – das besänftigende Essen, die werdende Mama in den Arm zu nehmen oder nach einem Streit wieder Händchen zu halten – und verlieren uns in Detailfragen!
>
> DAMIAN HAGGLUND,
> *Marma-Therapeut*

und diese neuneinhalb Monate als wertvolle Chance begriffen, anders durchs Leben zu gehen? Wir könnten aus der Schwangerschaft mehr machen als nur ein Rennen bis zur Ziellinie und sicherlich viel mehr als das Durchstehen eines körperlichen Ausnahmezustandes. Wir könnten die richtige Ordnung der Dinge wiederherstellen, in der der Zustand der Mutter geschützt wird und sie bei allem, was sie tut, unterstützt wird. Wir könnten sie dazu befähigen, mehr Raum einzunehmen und, wenn nötig, einen Aufstand anzuzetteln. Wir könnten dann gemeinsam feiern, was aus ihr geworden ist, und sie daran erinnern, so wie wir dich daran erinnern, diese Flamme der Begeisterung an die Frau, die nach dir kommt, weiterzureichen.

DIE WEISEN MENSCHEN HINTER DIESEM BUCH

Das Wissen in diesem Buch haben wir aus unzähligen Unterhaltungen mit diesen Expert:innen gewonnen. Ohne ihre Erkenntnisse und Einsichten hätten wir unser Buch nicht schreiben können. Für die Zeit und die Energie, die sie so großzügig in dieses Projekt gesteckt haben, sind wir ihnen zutiefst dankbar.

LORI BREGMAN
Doula, Lebensberaterin, Autorin und Gründerin von Seedlyfe Superfoods
Los Angeles, Kalifornien
www.loribregman.com
www.seedlyfe.com
@lbreggy

LAUREN CURTAIN
Akupunkteurin für Frauengesundheit, Heilkundige der Chinesischen Medizin
Victoria, Australien
www.laurencurtain.com
@laurencurtain

SIDDHI ELLINGHOVEN
Spirituelle Beraterin für Schwangerschaft, Geburt und Elternschaft
Santa Barbara,Kalifornien
www.siddhisyoga.com
www.thencomesbaby.org
@siddhisyoga

MONICA FORD
Spezialistin für Fermentation und Gründerin von Real Food Devotee
Los Angeles, Kalifornien
www.realfooddevotee.com
@realfooddevotee

CYNTHIA GRAHAM
Gesundheitsberaterin und spirituelle Lehrerin
Los Angeles, Kalifornien

DAMIAN HAGGLUND
Marma-Therapeut und Gründer von Marma Mats
New York, New York
www.marmamats.com

HAIZE HAWKE
Zertifizierte Doula, Hebammenschülerin im Hauptstudium, Vorstandsmitglied von Temple of the Goddess
Los Angeles, Kalifornien
www.haizehawke.com
@iamhaizehawkerosen

LACEY HAYNES
Co-Moderatorin des Podcast *Lacey & Flynn Have Sex*, Gründerin der School of Whole and Pussy Gazing
London, Großbritannien
www.laceyandflynn.com
@laceyandflynn
@verylacey

DR. DANMEI HU, LAC
Zertifizierte Akupunkteurin und Gründerin von Healing Needle Acupuncture
Los Angeles, Kalifornien

DAVI KAUR KHALSA, M.SC.
Ausgebildete Krankenschwester und zertifizierte Hebamme, Gründerin des TLC Woman's Center
Los Angeles, Kalifornien
www.tlcwomanscenter.com

IBU ROBIN LIM
Zertifizierte Hebamme und Gründerin der Yayasan Bumi Sehat Health Clinics
Bali, Indonesien
www.iburobin.com
www.bumisehat.org
@iburobin

YASHODA DEVI MA
Lehrmeisterin für vedische Meditation, Himalaya-Yoga und vedantische Techniken für Körper und Seele, Gründerin von YDM Meditation
Boulder, Colorado
www.ydmmeditation.com
@ydmmeditation

KAREN PAUL
Expertin für ganzheitliche Naturheilkunde, Gründerin von The Source Natural Foods
Kailua, Hawaii
www.thesourcenatural.com

VAIDYA DR. PADMA NAYANI RAJU
Dr. Raju's Institute of Ayurveda
Hyderabad, Indien
www.drraju.com

ULRIKE REMLEIN
Geburtsberaterin, Doula und Mitglied des Rote-Zelte-Netzwerks
Regensburg, Deutschland
www.wombofjoy.com

NICOLE RICHARDSON
Professorin für die Geschichte Asiens, University of South Carolina Upstate
Spartanburg, South Carolina
www.nicolerichardson.academia.edu

KHEFRI RILEY, CLEC, CPYT, HCHD
Doula, zertifizierte Stillberaterin, Ausbilderin, Spezialistin für Pränatal-Yoga, Women's Mysteries Mentor, Inhaberin der Los Angeles Birth Partners, Leitungsmitglied von Frontline Doulas – Centering the Community Program
Los Angeles, Kalifornien
www.khefri.com
www.losangelesbirthpartners.com
@soulmommagoddess
@frontlinedoulas

ROCHELLE SCHIECK
Autorin, Doula, Gründerin von Qoya Inspired Movement
Rhinebeck, New York
www.qoya.love
@qoya.love

SABINE WILMS
Medizinhistorikerin mit Schwerpunkt TCM und Spezialistin für Gynäkologie in der Chinesischen Medizin des Mittelalters
Port Townsend, Washington
www.happygoatproductions.com
www.imperialtutor.com

UND MEINE VERWANDTEN
Dr Ching Chun Ou, Ärztin für TCM, Akupunktur, Expertin für alle Themen rund um den Kinderwunsch (alias Tante Ou)
Dr. Ju Chun Ou, Ärztin für TCM und Akupressur
Dr. Li Chun Ou, Arzt für TCM und Kräuterexperte
Oakland, Kalifornien

Schatz
EINS

DAS GESCHENK DER

STILLE

ES WAR VIELLEICHT ein Kraftakt für dich, schwanger zu werden, vielleicht ging es aber auch ganz einfach oder kam unerwartet. Wie auch immer es passiert ist – es ist wunderbar, dass du es nun bist. Vielleicht hast du die Neuigkeit für dich behalten, ein Geheimnis, das nur für dich (und deinen Partner) bestimmt ist, vielleicht hast du dich schon vor Wochen auf diese neue Realität eingelassen und teilst deine Freude offen mit Familie und Freunden. So oder so durchlebst du wahrscheinlich gerade ein großes Spektrum menschlicher Emotionen, von Euphorie über Nervosität bis zu Unsicherheit und dem Gefühl der Überforderung. In einer anderen Welt oder Zeit hättest du vielleicht den Raum bekommen, diese Gefühle zu erkunden, nachzuspüren, wie sie dein Herz erfüllen, und wahrzunehmen, wie sie dein Denken beeinflussen, während du dich mental und emotional auf das neue Kapitel in deinem Leben vorbereitest. Doch heute ist dafür oft weder Raum noch Zeit.

»Schwanger zu sein und neues Leben auf die Welt zu bringen, ist die größte Aufgabe, die es überhaupt gibt. Trotzdem habe ich das Gefühl, dass viele Frauen sich nicht gestatten, sich diese Realität bewusst zu machen«, sagt Lauren Curtain, Akupunkteurin für Frauengesundheit aus Victoria, Australien, die Frauen in allen Phasen ihrer reproduktiven Biografie begleitet. »Manchmal wird es so behandelt wie etwas, das man einfach abhakt, bevor man zum Nächsten übergeht. Am liebsten würde ich dann sagen: ›Lass das Ganze mal für eine Sekunde auf dich wirken und sag dir: Wow. Ich bin schwanger. Unglaublich. In mir wächst ein neuer Mensch heran. Das wird mein Leben für immer verändern‹.«

Lauren gehört zu einer wachsenden Gruppe von Geburtsbegleiter:innen, die Schwangeren zeigen, dass die Schwangerschaft eine facettenreiche Erfahrung ist. Wenn eine Frau angesichts ihrer Schwangerschaft ein Gefühl von Ehrfurcht, Erstaunen und sogar Neugier zulässt, wandelt sich diese vom bloßen Reproduktionsprozess zu einem Akt der Transformation.

niemals wieder werde ich diese version von mir sein. lass es mich langsamer angehen und mich ihr widmen.

RUPI KAUR, aus ihrem Buch *home body. zu hause in mir*

Der Weg zu einer erfüllteren Schwangerschaft beginnt mit einem Innehalten oder einem kurzen Moment der Stille. Trau dich, kräftig auf die Bremse zu treten oder zumindest das Tempo zu drosseln. Du wirst feststellen, dass du dich besser auf das einlassen kannst, was gerade vor sich geht, und deine Schwangerschaftserfahrung in vollen Zügen auskostest. Vielleicht merkst du ja sogar, dass dies gegen die Seuche des Getriebenseins wirkt, unter der viele von uns leiden. Schwangerschaft bietet die Chance, im Moment zu leben und zumindest für einen Augenblick frei von Kummer und Sorgen zu sein – vorausgesetzt, du lässt dich darauf ein.

Denn genau da liegt das Problem: Vielen schwangeren Frauen fällt es überraschend schwer, einen Moment lang wirklich nichts zu tun. Die Schwangerschaft kann eine Zeit des Höher, Schneller, Weiter sein – voller Termine, die eingehalten, und Anschaffungen, die getätigt werden müssen – zusätzlich zu den ganzen Dingen, die wir ohnehin schon zu erledigen haben. Wenn dich niemand dazu ermuntert, es langsam angehen zu lassen oder weniger zu tun, bist du womöglich sogar stolz darauf, was du alles gleichzeitig wuppst. Du rennst durch die Schwangerschaft und verpasst die unglaublichen Chancen, die diese Zeit für dich birgt. »Frauen haken einen Punkt nach dem anderen ab und denken: ›Ich werde es ruhiger angehen lassen und mich entspannen, wenn das nächste Ziel erreicht ist‹«, stellt Lauren fest. »Dann wird daraus: ›Ich trete kürzer, wenn das Baby da ist‹. Am Ende ist nie Zeit für Entspannung. Manche Frauen marschieren immer weiter. Es bricht einem das Herz.«

Diese ständige Betriebsamkeit ist nicht nur kräftezehrend, sie hat auch ihren Preis. Wenn du ständig im Hamsterrad läufst, immer das nächste Ziel oder die nächste Aufgabe vor Augen, dich immer mit anderen vergleichst und dich abmühst, noch besser zu werden, führt das zu Anspannung und Verkrampfung – einem Zustand, der einer leichten Geburt und deinem Seelenfrieden nicht zuträglich ist. In diesem Zustand scheint es noch weniger möglich zu sein, Stille zu finden. Das gilt so lange, bis man eine Umwertung vornimmt. »In unserer Gesellschaft geht es nicht um Stille«, erklärt Doula Khefri Riley. »Es geht um Lob und Anerkennung von anderen. Deshalb bitte ich meine Klientinnen, sich der Herausforderung zu stellen, in der Schwangerschaft Stille einkehren zu lassen, damit sie sich bei der Geburt zentrieren und dann mit einem Gefühl von Ruhe und Klarheit ihre Rolle als Mutter übernehmen können. Die Stille zu suchen, kann in einer Zeit, in der das Tun mehr wert ist als das Sein, geradezu *revolutionär* erscheinen.«

Stille zuzulassen oder zumindest die Idee davon in dein Bewusstsein zu rücken, schließt Aktivität, Ehrgeiz oder das Erreichen von Zielen nicht aus. Es geht vielmehr darum, deinem vielschichtigen Leben eine weitere Schicht hinzuzufügen. »Nur wenige Frauen brauchen Hilfe, geradliniger oder produktiver zu *handeln*, aber viele von uns brauchen Unterstützung, um sich zu erlauben, mehr sie selbst zu *sein*«, sagt Rochelle Schieck, Gründerin von Qoya, einer auf Frauen abgestimmten Methode, die Tausenden von Frauen durch Bewegung zu Selbstermächtigung verholfen hat. »Ich sage nicht, dass das eine besser ist als das andere, sondern nur, dass beides seine Daseinsberechtigung hat.« Wenn es sich wie ein Kraftakt anfühlt, in einen Zustand der reinen Stille zu kommen, schraube deine Erwartungen herunter: Versuche einfach, dir in dieser lebensverändernden Phase ein paar Atempausen zu verschaffen. Stelle dir vor, wie sich zwischen all den Aktivitäten in deinem Außen- und deinem Innenleben eine kleine Lücke auftut. In eben dieser Lücke liegt deine Chance auf eine ruhigere, vitalere und selbstbestimmtere Schwangerschaft.

Der Weg zur Stille beginnt damit, dass du dein Bedürfnis danach erkennst. Ein Kind auszutragen, kostet unglaublich viel Energie. Regelmäßige Pausen einzuplanen, in denen du dich ausruhst und deine Kraftreserven auffüllst, stellen einen wichtigen Ausgleich dazu dar. Von außen betrachtet scheint es keinen Anlass dafür zu geben, besonders nicht in den ersten Wochen, aber die Schwangerschaft ist ein sehr komplexer Prozess, in dem sich viel Geheimnisvolles (fast Magisches!) hinter den Kulissen abspielt. Daher ist die extreme Müdigkeit im ersten Trimester völlig normal. »Viele

Frauen haben das Gefühl, faul zu sein, weil sie müde sind«, stellt Lauren fest. »Aber möglicherweise sind viele von uns darauf konditioniert worden, Kraftanstrengungen, die sich im Inneren abspielen, nicht als solche anzuerkennen. Ich sage dann immer: ›Du bist gerade dabei, Knochen und Organe wachsen zu lassen, da drinnen passiert so viel – auch wenn es nicht so scheint, ist das, was du da gerade tust, enorm!‹«

Es ist nichts mehr so wie früher

In den ersten Tagen der Schwangerschaft magst du nach außen hin unverändert wirken, aber es ist nicht alles so wie immer. Zwar kannst du dein gewohntes Leben weiterführen, doch erfordert das erste Trimester eine deutliche Entschleunigung. Sabine Wilms, Medizinhistorikerin mit dem Schwerpunkt TCM, weist darauf hin, dass es gemäß der überlieferten Quellen in den ersten drei Monaten der Schwangerschaft um die »Stärkung des Fötus« geht. Dies erfordert »Ruhe, Stille und Zurückgezogenheit – und die Vermeidung von Angst und Schrecken, da sie die Lebenskraft, bekannt als Qi, stören.« Darüber hinaus bereitet sich dein Körper auf das Wachstum des Babys vor. Während dein Immunsystem vorübergehend heruntergefahren wird, kann sich das deines Kindes entwickeln. Deshalb wird in vielen alten Texten dazu geraten, extreme Kälte, Hitze sowie Wind zu meiden, da eine schwangere Frau in der ersten Zeit anfälliger für Infekte sei. Manch eine Großmutter oder Tante wird eine Schwangere unentwegt dazu ermahnen, ihre Körpermitte und besonders ihre Füße warm zu halten, da von ihnen wichtige Meridiane bzw. Energiekanäle ausgehen. Suche dir also den angenehmsten Platz im Haus, setze dich nie auf einen kalten Boden, und vor allem: Halte deine Füße schön warm!

Wenn du regelmäßig Momente der Stille genießt, wirst du allmählich feststellen, dass die Schwangerschaft sich aus vielen Schichten zusammensetzt, jede einzelne davon stellt ein ganz eigenes Universum dar. Wenn du Mutter (oder mehrfache Mutter) wirst, wirst du Teile deiner Persönlichkeit abstreifen, während sich völlig neue Aspekte ihren Weg an die Oberfläche bahnen. In deiner Beziehung wird sich eine völlig neue Dynamik entwickeln, und eine ungeahnte Woge der Liebe zu diesem kleinen Wesen wird dich erfassen. Wenn du dir Ruhe gönnst, ist es dir möglich, all diese Veränderungen zu verarbeiten, genauso wie die Unzahl von Empfindungen, die deinen Körper überschwemmen. Vielleicht kannst du sie sogar benennen: ein Gefühl der Enge, ein Kribbeln oder Krämpfe. Stille wird dir dabei helfen, wahrzunehmen, was in deinem Körper vor sich geht – genauso wie in deinem Kopf und in deiner Seele. Diese Selbstwahrnehmung wird dir Kraft geben, wenn du von der, die du einst warst, Abschied nimmst und dich für die Person öffnest, die du sein wirst – jemand, der sich wie eine Fremde anfühlen mag, bis du sie dann besser kennengelernt hast. Betrachte die Stille als Vitamin S, eine Ergänzung zu deinen Schwangerschaftsvitaminen – regelmäßig eingenommen, wird sie dir einen Rückzugsort in dir selbst bieten, den du aufsuchen kannst, wenn du während der Schwangerschaft, Geburt oder Mutterschaft mit Überforderung oder Unsicherheit zu kämpfen hast.

Es gibt keine Vorschriften, wie du dir Momente der Stille nimmst. Weder musst du im Lotussitz dasitzen noch ein Rosenblütenbad nehmen (obwohl du das natürlich tun kannst – siehe **Bäder für eine Königin**, Seite 248). Es geht darum, auf etwas zurückzugreifen, das schon da ist. Versuche es jetzt. Lege dir dieses Buch in den Schoß, schließe deine Augen und fühle sein Gewicht auf deinen Oberschenkeln. Fühle, welche Temperatur im Raum herrscht. Spüre die Kleider auf deiner Haut. Atme normal weiter und nimm wahr, wie die kühle Luft in deine Nasenlöcher hineinströmt und wie die warme Luft wieder herausströmt. Und schon hast du für einen Moment lang dein Tun eingestellt und dir ein kleines bisschen Stille gegönnt. *Und jetzt begib dich tiefer hinein.* Stille kann der Weg zu Achtsamkeit und innerer Einkehr sein, zu Bewusstseinszuständen, die dir Halt geben, wenn du im Hinblick auf die Geburt oder deine Rolle als Mutter Ängste hast. Stille kann dir auch das Loslassen erleichtern – ein Zustand der Hingabe und der Akzeptanz, der dir sehr zugutekommen wird, wenn die Wehen einsetzen, die Geburt losgeht und es kein Zurück gibt. »Du hast neun Monate lang Zeit, dich auf die Geburt vorzubereiten. Sie ist neben dem Tod die machtvollste Erfahrung des Loslassens«, stellt Siddhi Ellinghoven fest. »Wenn du dich *jetzt* im Loslassen übst, wirst du dieses bewusste Loslassen verinnerlicht haben, wenn die Wehen einsetzen.« Falls du schon dabei bist, dich mit dem Thema Geburt auseinanderzusetzen und dich über die Vor- und Nachteile von Hypnobirthing, der Bradley-Methode oder einer Wassergeburt zu informieren, wirkt es vielleicht etwas einschüchternd, dich mit einer weiteren Sache beschäftigen zu müssen. »Doch das muss nicht sein«, beruhigt Khefri. »Die Frage ist einfach: Kannst du es langsamer angehen lassen und einen Weg einschlagen, auf dem du dir selbst guttust? Alles, was du dafür tun musst, ist zu atmen. Es braucht nicht mehr als einen Moment der Stille und die bewusste Entscheidung, es für dich selbst zu tun.«

> Bist du wirklich hier oder wartest du nur auf das, was kommt? Es ist interessant zu sehen, wie unser Verhältnis zur Zeit ist; ob wir uns immer zwischen dem, was gerade war, und dem, was kommen wird, befinden oder ob wir im Hier und Jetzt sein können.
>
> RAM DASS, *spiritueller Lehrer und Autor von* Be Here Now

Achtsame Übergänge

Wenn du Momente der Stille und Ruhe in deine Schwangerschaft zu integrieren versuchst, brauchst du keine bestimmte Umgebung, um ein bisschen Frieden zu finden. Vielleicht kommst du in unerwarteten Situationen zur Ruhe, zum Beispiel, wenn du in deinem in der Einfahrt geparkten Auto sitzt. Dann könntest du es dir zur Gewohnheit machen, ein paar Augenblicke innezuhalten, bevor du die Autotür öffnest. Das schafft einen Puffer zwischen dem, wo du warst, und dem, wo du sein wirst, und ermöglicht es dir, für diejenigen präsenter zu sein, die dich gleich begrüßen werden. Innezuhalten und eine kleine Pause einzuschieben, verlangsamt die Dinge ein wenig, damit dein Körper die Möglichkeit bekommt, mit deinen Gedanken mitzuhalten. Es hilft dir, im Moment zu sein, bevor du auf das nächste Ziel zustürmst. Solche Pausen kannst du zu jedem Zeitpunkt des Tages einlegen. Versuche es, bevor du die Dusche abdrehst und nach einem Handtuch greifst, bevor du das Essen auf den Tisch stellst oder bevor du nach einem Spaziergang mit dem Hund die Haustür öffnest.

Wenn du merkst, dass sich etwas in dir dagegen sträubt, es langsamer angehen zu lassen, schau einfach auf deinen Bauch, um dich zusätzlich zu motivieren. Irgendwann wirst du dein Baby im Arm halten. Es wird ein eigenständiges Wesen sein, das du lieben und für das du sorgen wirst, aber noch seid ihr eins. Ihr befindet euch bereits in einem Zustand, in dem eure Rhythmen und Energien harmonieren. Dein Baby reagiert also auf den Zustand deines Nervensystems, vielleicht entspricht der Zustand seines Nervensystems sogar deinem. Forscher haben herausgefunden, dass Babys im Bauch von Müttern, die regelmäßig Transzendentale Meditation praktizierten (eine Technik, die der Vedischen Meditation ähnelt, die einige unserer Weisen lehren), doppelt so viel ruhige Wachsamkeit an den Tag legten wie Babys, deren Mütter nicht meditierten. Ihr Nervensystem wird in gewissem Sinne auf diesen Normalzustand von wenig Stress und Erregung programmiert. Wenn das kein Ansporn ist, Stressbewältigung in deinen Alltag zu integrieren! Siddhi Ellinghoven, die in ihren Pränatal-Yoga-Kursen Tausende von Frauen durch die Schwangerschaft begleitet hat, bemerkt: »Wenn eine Frau, die ein Kind erwartet, sich fortwährend höhere Ziele setzt und immer noch mehr macht, habe ich den Eindruck, dass das Baby dies auch fühlt. Es ist dann, als fragte es: *Wenn du nicht einmal Zeit für dich selbst hast, wirst du dann je Zeit für mich haben?*« Yashoda Devi Ma, Lehrmeisterin für alte vedische Techniken zur Harmonisierung von Körper und Seele geht noch einen Schritt weiter. »Dieses Kind hat dich dazu berufen, seine Geschichte in die Welt zu tragen, und *deine* Art, die Dinge zu tun,

> Schon zehn Minuten der Stille reichen aus, um einer Frau Stabilität zu geben – während der Geburt und darüber hinaus.
>
> SIDDHI ELLINGHOVEN

kann dadurch infrage gestellt werden«, erklärt sie. Wenn du dich entscheiden musst, ob du eine Einladung zum Abendessen oder die zusätzliche Aufgabe im Job annehmen willst oder ob du lieber nach Hause gehen solltest, um dich auszuruhen und neue Energie zu tanken, empfiehlt Yashoda, dich anders als früher zu verhalten und dich für Letzteres zu entscheiden. »Auf deine alten Verhaltensweisen zu verzichten, kann enorme Auswirkungen haben. Verzicht ist die Voraussetzung für die stärkste aller Emotionen: Hingabe. Das ist es, was das Wesen der Mutterschaft ausmacht. Du liebst hingebungsvoll ein anderes Wesen und widmest dich voll und ganz dem Ziel seiner Entfaltung.«

Sich der Herausforderung stellen

Oft befürchten wir, dass sich stressige Erlebnisse während der Schwangerschaft negativ auf unseren Nachwuchs auswirken. Davi Khalsa eröffnet eine neue Sichtweise auf dieses sehr häufige Dilemma.

»Wenn eine Frau während der Schwangerschaft eine besonders schwierige Zeit durchmacht, sage ich zu ihr: ›Das ist eine große Chance. Möglicherweise ist dein Baby nur deswegen zu dir gekommen, weil es erfahren möchte, wie du mit dieser Herausforderung umgehst, damit es später, wenn es selbst vor einer schwierigen Situation im Leben steht, weiß, wie es selbst damit fertig wird. Lass uns also schauen, wie du damit zurechtkommst, damit du es deinem Baby beibringen kannst!‹ Das Leben steckt nun einmal voller Herausforderungen, ob wir es mögen oder nicht. Das Beste, was eine Mutter tun kann, ist, auf Nachahmung zu setzen. Wenn sie Techniken wie Meditation und bewusstes Atmen nutzt, um mit ihrer eigenen Seele verbunden zu bleiben, sind diese Schwingungen in ihrem Inneren spürbar, und das Baby bekommt sie automatisch mit. Ich glaube fest daran, dass ihm später klar sein wird, dass es mit allem, was von außen auf es zukommt, umgehen kann, weil das nicht das ist, was es wirklich ausmacht. Es wird wissen: *Ich bin in mir selbst.*«

Eines der schönen Paradoxe der Schwangerschaft liegt darin, dass sie eine Zeit ist, die nach einem besonders behutsamen Umgang mit dir selbst und zugleich nach großem Mut verlangt. Loslassen kann beängstigend sein. Ein vollgepackter Terminkalender und ein ständig klingelndes Handy sind da raffinierte Vermeidungsstrategien. Wenn dein Gehirn mit Blick auf deine endlosen To-do-Listen förmlich knistert und dir jedes Pingen deines Handys einen Dopaminschub verpasst, wird es dir leichtfallen, deinen Gefühlen auszuweichen. Aber in einem freien Moment, mit etwas Raum zum Atmen, wirst du vielleicht merken, dass sich der Nebel lichtet und am Horizont einige sehr echte Gefühle sichtbar werden. Wenn du Schwierigkeiten hattest, schwanger zu werden oder schon einmal eine Fehlgeburt erlitten hast, kann sich die Schwangerschaft besonders

> Ich habe einfach die Verantwortung empfunden, dieses kleine Wesen zu beschützen. Es geht jetzt nicht nur um mich, sondern um diesen anderen Menschen, und es geht darum, mehr Zeit zu haben, die mir guttut und während der ich in unterschiedlichster Weise eins mit mir selbst bin – und mit dieser neuen Erfahrung.
>
> AMANDA CARNEY, *junge Mutter*

zerbrechlich anfühlen. Aber selbst, wenn es ein Kinderspiel war, schwanger zu werden, wirst du etwa neun Monate lang zwischen zwei Welten schweben – der Zeit vor dem Baby und dem Leben, das danach kommt. Negative Gefühle sind ein Zeichen dafür, dass es noch einiges zu tun gibt, bevor du dich auf Schwangerschaft und Mutterschaft einlassen kannst. Fang jetzt damit an, aber vergiss nicht, nachsichtig mit dir zu sein. Begegne dir mit Freundlichkeit und etwa so, als würdest du dich um einen verloren gegangenen Welpen oder ein verängstigtes kleines Kind kümmern. Es wird dir dabei helfen, allmählich in eine ruhigere Welt einzutauchen und dich an diese neue Art des Daseins zu gewöhnen. (In **Schatz VIER** wirst du erfahren, was du tun kannst, wenn du unter Beklemmungen und Ängsten leidest, die besondere Unterstützung erfordern.)

Drei Wege zur Stille

Es gibt viele Möglichkeiten, in der Schwangerschaft das Tempo herauszunehmen und zur Ruhe zu finden, doch wenn du auf Hochtouren läufst, kann es schwer sein, den einen Weg zu finden, der dir hilft, runterzukommen. Zum Glück gibt es einige einfache Methoden, zu denen auch die Typ-A-Persönlichkeiten unter uns leicht Zugang finden.

1

Sage Nein

Stille kann nur in einem leeren Raum entstehen, und um diesen Raum zu schaffen, ist es wichtig, »Nein« zu sagen. Dein Nein kann sich auf zusätzliche Aufgaben im Job, soziale Verpflichtungen, Hausarbeit oder andere Verantwortlichkeiten beziehen. Vielleicht braucht es ein paar Schritte, um wirklich Nein zu sagen – indem du zum Beispiel Kolleg:innen, Freund:innen, deinen Partner bittest, für dich einzuspringen. Wie wir in *Die ersten vierzig Tage* festgestellt haben, wirst du auf der Suche nach einem Team, das dich unterstützt, wahrscheinlich überrascht sein, wie groß die Hilfsbereitschaft ist. Wer mit anpackt, hat die Chance, etwas von echtem Wert zu bieten, an einer gemeinsamen Sache zu arbeiten und seine altruistische Seite zu leben.

SITALI PRANAYAMA

Atemübung zur Stressbewältigung und gegen Angst

Siddhi Ellinghoven empfiehlt gestressten werdenden Müttern diese Atemübung. »Mit Schwangerschaft und Geburt tritt oft ein Gefühl an die Oberfläche, nämlich Angst«, stellt sie fest. »Wenn wir Mütter werden, fangen wir an, uns so viele Sorgen zu machen wie nie zuvor. Aber mithilfe unseres Atems können wir unsere eigene Energie regulieren, sodass wir nicht etwas auf unsere Kinder übertragen, das gar nichts mit ihnen zu tun hat.«

Diese Übung wird von der Apan Vayu Mudra begleitet (Mudras sind symbolische Handgesten, bei denen die Finger eine bestimmte Position einnehmen). Diese Mudra wird in der Tradition des Mudra Vigyan, des indischen »Fingeryoga«, als »Lebensretterin« bezeichnet und soll gegen kreisende Gedanken helfen, die Stress, Sorgen und Ängste verursachen. Vielleicht ist dir anfangs die Haltung, die deine Hände und deine Zunge einnehmen, ein wenig unangenehm. Sie muss auch nicht hübsch aussehen – übe nicht vor einem Spiegel!

- Nimm eine bequeme Haltung im Schneidersitz ein.
- Lege deine Hände für die Mudra sanft auf deine Knie. Krümme den Zeigefinger, kreuze den Daumen über den Zeigefinger und berühre die Fingerspitzen von Mittel- und Ringfinger mit der Spitze deines Daumens. Strecke deinen kleinen Finger aus (der Dünndarm-Meridian beginnt am kleinen Finger und der Herz-Meridian endet dort).
- Rolle deine ausgestreckte Zunge der Länge nach ein, atme tief ein, indem du die Luft durch deine gerollte Zunge saugst. Falls du deine Zunge nicht einrollen kannst, kein Problem: Spitze deine Lippen und spüre, wie die Luft beim Einatmen über deine Zunge strömt.
- Drücke deine Zunge gegen deinen Gaumen und platziere deine Zunge hinter den Schneidezähnen. Schließe deinen Mund und atme sanft durch die Nase aus.

Übe mindestens drei Minuten oder (idealerweise) bis zu elf Minuten lang. Schaue dir diese und andere Übungen für Schwangere auf dieser Seite an: www.siddhisyoga.com/videos

»Was mir in der Schwangerschaft am meisten Kraft gegeben hat, war, Nein zu sagen und ein gutes Gefühl dabei zu haben, meine Zeit zu schützen«, sagt Rose Goldthwait, frischgebackene Mutter aus San Francisco. »Ich konnte mich von dem Druck befreien, rund um die Uhr erreichbar zu sein, und einige berufliche Pflichten abgeben. Es war ungewohnt für mich, mich selbst an die erste Stelle zu setzen, aber ich wollte diese Stresshormone nicht mehr ständig in meinem Körper haben. Ich merkte, wie viel mehr Ressourcen ich hatte und wie gut ich mich fühlte, wenn ich nicht mehr gab, als ich hatte. Es war einer der wichtigsten Akte der Selbstfürsorge, den ich mir jemals zugestanden habe.«

2

Ruhe dich gut aus

In den ersten Monaten der Schwangerschaft kann es zu einer Entschleunigung bis hin zum völligen Stillstand kommen, ohne dass du dies bewusst initiiert hättest. Jetzt hat dein Körper das Sagen, denn er bereitet sich auf ein Jahr harter Arbeit vor. Deine Hormone schießen in die Höhe, und in deinem Körper ist mehr Flüssigkeit vorhanden, was manchmal dazu führt, dass du es kaum erwarten kannst, die Augen zu schließen oder die Füße hochzulegen. »In der ersten Zeit geht es darum, den Körper warm zu halten und sich nicht zu überanstrengen«, sagt Lauren. »Trinke warme Getränke und nimm dir Zeit zum Ausruhen.« Lauren erklärt, dass in der TCM die Schwangerschaft als ein Zustand gilt, der ein Gleichgewicht zwischen Yin (Geheimnis, Stille und Empfänglichkeit) und Yang (Erzeugung, Aktion und Leistung) schafft. »Die Schwangerschaft ist die ultimative Zeit im Leben einer Frau, in der sie sehr viel Yin hat, und viele Frauen kennen diese Seite von sich gar nicht«, sagt sie. »Es ist ein Schock, wenn sie feststellen, dass sie nicht mehr so viel tun können wie früher und sich erst an einen neuen Rhythmus gewöhnen müssen. Vor allem in den ersten Wochen kommen manche Frauen schon bei kleineren Steigungen außer Atem und stellen fest, dass sie es ruhiger angehen lassen müssen, weil ihr Körper sich so rasch verändert.«

> Wenn eine schwangere Frau erst einmal zur Ruhe gefunden hat, bewusst atmet, ihren Bauch wahrnimmt, beobachtet, wie sich ihr Brustkorb mit jedem Atemzug hebt und senkt, werden ihr ihre eigene Stimme und Weisheit bewusst. Wir halten den Schlüssel in der Hand, diese Kraft freizusetzen.
>
> KHEFRI RILEY

Eine Schwangerschaft mit genügend Ruhepausen beginnt damit, seinem Nachtschlaf einen hohen Stellenwert beizumessen. Wenn nötig, kannst du auch tagsüber kleinere Verschnaufpausen einlegen, aber acht (manchmal auch bis zu zehn) Stunden Schlaf unterstützen dich dabei, die ganzen Veränderungen zu durchlaufen, und machen dich fit für die Geburt. Gemäß den traditionellen

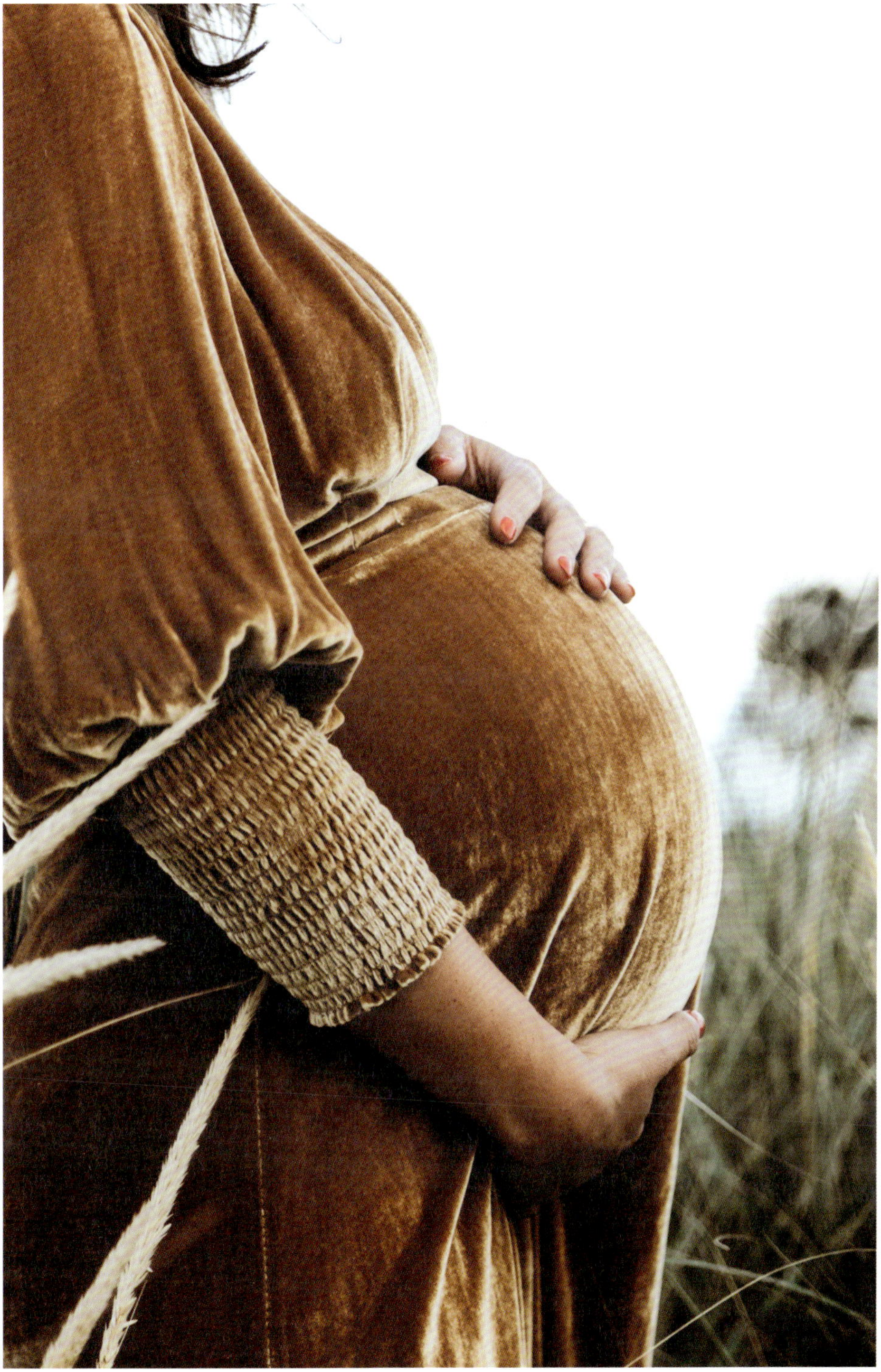

Vorgaben des Ayurveda sollte eine Schwangere in den ersten beiden und den letzten beiden Monaten der Schwangerschaft besonderen Wert auf ihren Schlaf legen und versuchen, abends vor 22 Uhr ins Bett zu gehen.

3

Verbinde dich mit deinem Baby

Dein wachsender Bauch bietet dir eine weitere Möglichkeit, Stille zuzulassen. Wahrscheinlich streichst du im Lauf des Tages ganz selbstverständlich über deinen Babybauch, vor allem wenn er größer wird. Zur Ruhe finden kannst du, wenn du dies bewusst und aufmerksam machst. Wenn du jeden Tag ein paar Minuten dafür einplanst, hilft es dir dabei, deine Reserven wieder aufzufüllen und zugleich eine Bindung zwischen dir und deinem Baby aufzubauen.

Jetzt ist die Zeit, in der du die Verbindung zwischen dir und deinem Kind intensivieren kannst. Kannst du seine subtilen Botschaften erahnen? Manchen Frauen fällt es leicht, zu verstehen, was ihr Baby »sagt«, während andere sich dem Wesen, das in ihnen heranwächst, noch nicht nah fühlen. »Ich schlage den Frauen ein bestimmtes Ritual vor, um eine Verbindung mit ihrem Baby einzugehen, und die Rückmeldungen, die ich bekomme, sind sehr bewegend. Selbst Frauen, die Schwierigkeiten damit hatten, waren überwältigt, als sie spürten, wie ihr Baby auf ihre bewusste Kontaktaufnahme reagierte«, berichtet Geburtsberaterin und Doula Ulrike Remlein. »Lege dich einfach auf den Rücken, schließe deine Augen, atme tief in den Bauch und platziere deine Hände dort, wo du den Kopf deines Babys vermutest. Die meisten Frauen erwidern dann, nicht zu wissen, wo genau der Kopf ist, und ich sage ihnen dann, dass sie einfach so tun sollen, als wüssten sie es! Ich bitte sie, bewusst Kontakt mit dem Baby aufzunehmen, im Stillen oder flüsternd Zwiesprache zu halten, indem sie sagen: ›Geliebtes Baby, ich bin hier. Ich höre dir zu, ich liebe dich und ich zeige dir den weiten Raum in meinem Bauch, der in den nächsten Monaten dein Zuhause sein wird.‹ Wichtig dabei ist, keine Erwartungen zu haben. Es geht nicht darum, dass irgendetwas Besonderes passiert. Es geht darum, bewusst eine Beziehung zu seinem Kind aufzubauen. Die Mutter kann auch ihren Partner einladen, auf diese Weise in Beziehung mit dem Baby zu treten. Dies ist eine sehr wirksame Übung, mit

> Ich stelle fest, dass schwangere Frauen Zeit benötigen, um allmählich in die Mutterschaft *hineinzuwachsen.* Doch oft nehmen sie sich diese Zeit nicht. Ich habe die Sorge, dass Frauen, wenn sie bis zur letzten Minute Gas geben, ihr Baby hastig in die Welt setzen und dann Mutter sind, den so besonderen Teil dieser Erfahrung verpassen.
>
> SIDDHI ELLINGHOVEN

der beide Elternteile einen innigen Kontakt zu ihrem Baby herstellen können und die sie in einen Zustand der Offenheit und tiefen Entspannung versetzt.«

Zeit fürs Nichtstun einzuplanen, mag der Idee des intuitiven Handelns zwar widersprechen, aber du wirst sehen, dass regelmäßige Momente der Stille und des Schweigens zu einem wertvollen Bestandteil deiner Schwangerschaft werden. Wenn du dir Zeit nimmst, in dich hineinzuhorchen und dich mit deinem Baby zu verbinden, wirst du feststellen, dass du ruhiger wirst, Sorgen in den Hintergrund treten und du dich in diesem Prozess, in dem neues Leben in dir entsteht, wohler fühlst. Schon fünf Minuten bewusstes Atmen oder Meditieren können sich sehr positiv auf deine Ängste und dein Stressniveau auswirken. Stille in deinen Alltag einzubauen, dient auch als Brücke, um stärker in Kontakt mit deinem Körper zu kommen – und mit der Magie, die er gerade heraufbeschwört.

Schatz
ZWEI

DAS GESCHENK DER

WERT-SCHÄTZUNG

DAS GESCHENK DER STILLE hilft dir, zur Ruhe zu kommen, um zu erkennen, was wirklich passiert. Du hast, aus diesem gelasseneren Blickwinkel betrachtet, vielleicht bemerkt, dass sich in der Schwangerschaft alles um das Thema Veränderung dreht. Von einem Trimester zum nächsten, oder sogar von einer Woche zur nächsten, machst du seelisch und körperlich ungeheuer viele verschiedene Erfahrungen. Egal, ob du im ersten Trimester oder hochschwanger bist, dein Körper vollbringt zweifellos Dinge, die er noch nie zuvor vollbracht hat. Sollte das deine erste Schwangerschaft sein, durchläufst du gerade die erste große körperliche Veränderung seit der Pubertät! Dein Körper verwandelt sich auf so dramatische Weise, dass es sich für dich komisch anfühlen kann, in der eigenen Haut zu stecken. Du wirst immer ein wenig Zeit brauchen, um dich an jede neue Veränderung zu gewöhnen – und gerade, wenn du dich eingefunden hast, kommt schon die nächste Phase, und dein Körper verändert sich erneut. Das kann schwindelerregend und beunruhigend sein.

Zunächst einmal hat deine Menstruation ein Sabbatjahr eingelegt, und wann sie wieder einsetzt, ist noch nicht bekannt. Deine Brüste sind fremdartige Geschöpfe, empfindlich und üppiger als zuvor. Dein Taillenumfang nimmt rapide zu, deine Fußknöchel sind vielleicht geschwollen, und hinter den Kulissen feiern deine Hormone eine rauschende Party und reißen deine Stimmung einfach mit. Wenn du dich in den ersten Wochen deiner Schwangerschaft befindest, fühlst du dich vielleicht extrem erschöpft und schleppst dich durch den Tag. Zum Glück bessert sich die Lage ab dem vierten Monat. Das zweite Trimester kann eine Zeit sein, in der du aufblühst, aber gerade, wenn du so richtig in Schwung kommst, ist das dritte Trimester schon da, und du humpelst etwas schwerfällig durch den Tag, während du nachts nach einer bequemen Schlafposition suchst.

Auch wenn die Veränderungen, die du während der Schwangerschaft erlebst, extrem erscheinen mögen, hat sich dein Körper in Wirklichkeit schon immer verändert. Jede Phase deines Menstruationszyklus wurde von einer ganzen Reihe emotionaler und körperlicher Empfindungen begleitet, die wie eine Welle über dich hereinbrachen, um dann wieder abzuebben. Vielleicht hast du Monat für Monat unter PMS, Krämpfen, Blähungen, Müdigkeit und empfindlichen Brüsten gelitten, wurdest von Kopfschmerzen und Heißhungerattacken heimgesucht. Diese Empfindungen hatten dich dann fest im Griff, um dich schließlich wieder loszulassen. Dein Körper wird diesem Muster des Festhaltens und Loslassens ein Leben lang folgen – für den Rest der Schwangerschaft, während der Geburt, in der Zeit nach der Geburt, in der Menopause und generell in deiner Rolle als Mutter. In Wirklichkeit veränderst du dich ständig. Dieses beständige Fließen ist Ausdruck zyklischer weiblicher Kraft. Wir sind so konzipiert, dass wir uns ständig verändern und anpassen, anflutend und abebbend sind, niemals statisch oder linear. Was nicht bedeutet, dass es einfach ist, jetzt Halt zu finden. Die Veränderungen, die in dieser Phase stattfinden, können überwältigend wirken, besonders, wenn du nicht mehr in deine Lieblingsjeans passt oder nur noch auf Brote mit Nuss-Nougat-Creme und saure Gurken Lust hast.

Wenn du vor der Schwangerschaft eine schwierige Beziehung zu deinem Körper hattest und dir oft gewünscht hast, er sähe anders aus oder würde anders funktionieren, dann können diese neun goldenen Monate deine Sicht schärfen. Die Schwangerschaft ist eine der schönsten Zeiten in deinem Leben, aber sie kann auch ausgesprochen unangenehm sein, wenn du das Gefühl hast, dass dein Körper ein unkontrollierbares Eigenleben führt. Du hast jetzt einen hilfsbedürftigen Untermieter, und es wird Tage geben, an denen du dich fragst, ob dein Körper überhaupt noch deiner ist, zum Beispiel, wenn du versuchst, deinen Busen in einem deiner alten BHs unterzubringen oder dir beim Anblick deines Lieblingsessens speiübel wird. Das ist ganz normal! Vielleicht fühlst du dich von deinem Körper im Stich gelassen, weil du schon außer Atem kommst, wenn du einen kleinen Hügel hinaufläufst, oder bei der Arbeit ein Nickerchen unter dem Schreibtisch machen musst. Im Gegensatz zur medialen Darstellung der Schwangerschaft fühlen sich viele Frauen in dieser Zeit unwohl oder einfach nur seltsam. Das Schlimmste daran ist vielleicht, dass du es nicht kontrollieren kannst, wie du dich von einem Tag auf den anderen fühlst – diese Ungewissheit kann dir einen dicken Strich durch deine Pläne machen. Egal, ob du Frühaufsteherin, Workaholic, Perfektionistin oder jeden Morgen beim Joggen warst, deine Schwangerschaft zwingt dich jetzt vielleicht dazu, alles über den Haufen zu werfen.

Die gute Nachricht: Es liegt in deiner Hand, wie du auf diese körperlichen Erfahrungen reagierst. Du kannst dich gegen die Veränderungen wehren und dich darüber aufregen, wie du aussiehst oder dich fühlst. Du kannst aber auch loslassen und deinem Körper erlauben, dir die Richtung zu zeigen. Eine Schwangerschaft ist die Gelegenheit, um zu üben, auf seinen Körper zu hören und mit dem Flow zu gehen. »Das Wichtigste in der Schwangerschaft ist, dass die Frauen ihrem Körper vertrauen und im Einklang mit ihm sind«, betont Ulrike Remlein. »Lerne, den Signalen deines Körpers zu vertrauen und ihn nicht als Feind, sondern als Wegweiser zu sehen. Wenn wirklich etwas nicht in Ordnung ist, wird dein Körper es dich wissen lassen.«

Wenn du dich darin übst, ein entspanntes Verhältnis zu deinem Körper zu entwickeln, statt gegen ihn anzukämpfen, wirst du allmählich weniger verkopft, wie es die meisten von uns sind. Unser pausenloser hypervernetzter Lebensstil macht uns kopflastig, was zu Stress und Angstgefühlen führt. Wenn du deinen Körper täglich mit ein paar kleinen Gesten wertschätzt, entkommst du dem Gedankenkarussell aus Plänen, Sorgen und Ängsten viel leichter. Wenn du bisher durchs Leben gegangen bist, ohne dir die Kraft und Schönheit deines Körpers bewusst zu machen, oder wenn du ständig mit deinem Aussehen, deinen Fähigkeiten und deiner Energie gehadert hast, ist die Schwangerschaft der ideale Zeitpunkt, um das Gegenteil zu erleben. »In der Schwangerschaft bist du mehr als jemals zuvor *in* deinem Körper«, sagt die frischgebackene Mutter Jenny McNulty. Während dieser 40 Wochen nimmt eine Urkraft von deinem Körper Besitz, die dir Zugang zu Kraftreserven und Glücksquellen bietet. Diese

Veränderungsphase in all ihren Facetten zu akzeptieren und wertzuschätzen, kann dir zu mehr Leichtigkeit und Wohlbefinden verhelfen, und vielleicht wirst du zum ersten Mal in deinem Leben deine Körperlichkeit akzeptieren, schätzen und vielleicht sogar feiern.

Sich mit dem eigenen Körper anfreunden

Es kann ein bisschen Willensstärke erfordern, die positiven Aspekte der Schwangerschaft zu sehen, wenn deine Gefühle gerade Achterbahn fahren. Während du dich heute wie eine strahlende Fruchtbarkeitsgöttin fühlst, können dich morgen Rückenschmerzen und Übelkeit plagen. Um diese Hochs und Tiefs ein wenig auszugleichen, ist es hilfreich, die Voraussetzungen für eine gute Beziehung zwischen dir und deinem Körper zu schaffen. Durch regelmäßige Bewegung und Berührungsübungen während der Schwangerschaft lernst du, auf deinen Körper zu hören, und dies wird es dir erleichtern, während der intensiven Erfahrung der Geburt für dich selbst einzutreten. Du wirst in der Lage sein, zu sagen: »Das fühlt sich gut an« oder »Bitte fass mich nicht so an«. Natürlich beeinflusst jedes Quäntchen Liebe, das du deinem Körper gibst, auch, wie sich dein Baby fühlt. Stell dir einfach vor, dass, so wie es nach traditionellen Vorstellungen überliefert ist, alles, was du schmeckst, siehst, berührst oder fühlst, die Erfahrungswelt deines Babys beeinflusst. Würdest du dir da nicht gerne die Zeit nehmen, dich um dich selbst zu kümmern, um den Respekt und die Bewunderung zu verspüren, die sich einstellen, wenn du deinen Körper wertschätzt? Das, was du investierst, bekommst du gleich doppelt zurück, nämlich positive Gefühle für dich und genauso für dein Baby.

Während der Schwangerschaft bist du mit den Vorstellungen und Meinungen so vieler Menschen konfrontiert – von Pflegekräften, Freunden und Freundinnen, Familienmitgliedern und denen deines Partners. Du wälzt Bücher, besuchst Webseiten und schaust YouTube-Videos, um dich über eine gesunde Schwangerschaft und eine leichte Geburt zu informieren. Vielleicht wirst du ständig untersucht, beurteilt und angestarrt. Aber genauso, wie du bewusst Momente der Stille suchen kannst, während die Welt um dich herum tobt, kannst du dich dafür entscheiden, deinem Körper durch Bewegung und Berührung Wertschätzung zu zeigen. Es wird dir helfen, daran zu denken, dass es sich hier um *deinen* Körper und *deine* Erfahrungen handelt, egal, was andere, ob mit oder ohne Diplom an der Wand, sagen. Durch den bewussten und freundlichen Umgang mit deinem Körper kannst du leichter wieder mit etwas Wichtigem in Kontakt kommen, dem du nicht immer Gehör schenkst: deinem Instinkt. Wenn wir mit diesem Wissen jenseits unseres Intellekts in Kontakt sind, fühlen wir uns meist wohler in unserer Haut und sind uns in unseren Entscheidungen sicherer. »Es ist immer toll, sich mit seinem Körper zu verbinden, um auf seine Intuition zu hören. Doch in der Schwangerschaft ist es wirklich unerlässlich, den Fokus nach innen zu richten und zuzuhören«, meint Rochelle Schieck. »Es gibt eine Million verschiedener Möglichkeiten und Meinungen, die es abzuwägen gilt; wenn man diesen Prozess durchläuft, ohne ein gutes Gespür für sich selbst zu haben, wird es mehr als schwierig.« Haize Hawke, die schon viele Geburten begleitet hat, ermuntert Schwangere, eine tiefe Verbindung mit ihrem eigenen Körper einzugehen, um auf die letzte Phase gut vorbereitet zu sein. »Eine der vielen Herausforderungen während der Wehen und der Geburt ist die Fähigkeit, außerhalb des *denkenden* Körpers und innerhalb des *fühlenden* zu bleiben. Wer durch das Labyrinth der Geburt finden will, muss auf seinen Körper hören, seine Intuition ernst nehmen und darauf vertrauen, dass alles seinen Weg geht. Ich sage immer: »Du kommst da nicht *denkend* durch, sondernd *fühlend*«. Hawke und andere unserer Weisen beschreiben, wie Mütter, die schon in der Frühschwangerschaft dieses Gespür für ihren Körper entwickeln, gestärkt in die Phase der Geburt eintreten, weil sie fest an sich selbst glauben: ich bin mit allem ausgestattet, um das durchzuziehen, ich habe alles, was ich brauche, um es zu schaffen.

> In meinen Augen war es eine vertane Chance, den Körper nicht für all das zu feiern, wozu er in der Schwangerschaft imstande ist. Ich wollte eine neue Diskussion anregen, in der Schwangerschaft nicht als medizinische Prognose oder eine behandlungsbedürftige Krankheit, sondern als ein Übergangsritus begriffen wird, als die Fortführung der Menschheit oder als spiritueller Zustand.
>
> ROCHELLE SCHIECK, *Gründerin von Qoya*

»Wie aber geht das, auf meinen Körper zu *hören*, sodass seine Stimme ein bisschen lauter ist als die meines Verstands?«, fragst du dich jetzt vielleicht. Füge deinem Tag, wann immer es möglich ist, kleine Dosen dieser drei einfachen Zutaten bei: Bewegung, Berührung und Schönheit.

Bewegung

Du bist in einem Alter, in dem du wahrscheinlich schon selbst festgestellt hast, wie positiv sich Bewegung auf Körper und Seele auswirkt. In der Schwangerschaft ist das nicht anders. Bewegung stärkt nicht nur deine Muskeln und dein Herz-Kreislauf-System, sondern sorgt auch für die Ausschüttung von Botenstoffen, die bewirken, dass du dich glücklicher, hoffnungsvoller und sogar stärker verbunden mit deinen Mitmenschen fühlst. Ein etwas subtilerer Effekt ist, dass du besser auf die Signale deines Körpers achtest, dich ihm wirklich widmen und eine Beziehung zu ihm herstellen kannst. »Viele von uns ignorieren die Botschaften ihres Körpers und gehen einfach ihren Gewohnheiten nach, indem sie beispielsweise Kaffee trinken, wenn sie müde sind, anstatt sich auszu-

> Ohne Bewegung würdest du die Chance verpassen, eine tiefe Verbindung zu dir selbst aufzubauen. Dank regelmäßiger Bewegung lernst du dich selbst besser verstehen. Dadurch hast du das Rüstzeug, mit all den Entscheidungsmöglichkeiten und Meinungen, die auf dich einprasseln, besser umzugehen.
>
> ROCHELLE SCHIECK

ruhen oder mehr Wasser zu trinken«, stellt Rochelle Schieck fest, die ein Bewegungskonzept für Frauen entwickelt hat – es nennt sich Qoya und ist eine Mischung aus Yoga, kreativem Ausdruckstanz und Ritualen. Es soll Frauen daran erinnern, dass sie in ihrem tiefsten Inneren wild, weise und frei sind und auf ihren Körper vertrauen können. Rochelle findet, dass Frauen, die sich bewegen und dabei ganz fallen lassen, sinnlich Dinge erspüren, die sie rational nicht fassen konnten, etwa, was sie brauchen, um sich besser zu fühlen, was sie loslassen müssen oder wonach sie sich sehnen, um sich genährt und gehalten zu fühlen. Dieses Wissen kann dir während der Geburt, wenn du die verschiedenen Wehenphasen durchläufst, als innerer Kompass dienen. Du wirst besser um die Hilfe bitten können, die du gerade brauchst.

Die meisten Traditionen der Schwangerenfürsorge raten im ersten Trimester zu behutsamer Bewegung. Auch wenn es dir ein bisschen überholt vorkommt, in den ersten Wochen der Schwangerschaft Vorsicht walten zu lassen: Könntest du, anstatt dich eingeengt oder eingeschränkt zu fühlen, die Frühschwangerschaft als sensible Phase betrachten, die Achtsamkeit und Feingefühl verdient? »CrossFit-Workouts und andere anstrengende Übungen können den Beckenboden stark belasten, deshalb sollte man in den ersten Wochen darauf verzichten«, mahnt Lauren Curtain. »Auch Marathonläuferinnen sollten es langsamer angehen lassen. Ich empfehle erholsame Bewegungsarten wie Gehen, sanftes Yoga und sanftes Pilates, und sich generell nicht zu sehr zu verausgaben.« Höchstwahrscheinlich wirst du dich in einer späteren Phase der Schwangerschaft unbesiegbar fühlen. Mit der richtigen Anleitung von Menschen, die sich mit der Physiologie Schwangerer gut auskennen, wirst du in einem fortgeschrittenen Stadium sogar Gewichte heben können. Aber erlaube dir, zunächst mit sanfteren Bewegungsformen zu experimentieren. Vielleicht kannst du dich von dem Drang befreien, mit deinem alten Ich Schritt zu halten, statt zu bedauern, dein gewohntes Training zu verpassen.

Gehen

Manchmal sind die einfachsten Bewegungsarten die effektivsten. Egal, ob du vor der Schwangerschaft Triathletin warst oder nur selten deine Sportschuhe geschnürt hast, Gehen ist die Bewegungsart, die von Hebammen am häufigsten empfohlen wird. »Wir sprechen uns in unserer Praxis stark für das Gehen aus«, betont Davi Khalsa. »Früher habe ich den Frauen empfohlen, etwa acht Kilometer am Tag zu gehen. Heute sage ich ihnen, dass es fantastisch ist, so viel zu machen, wie sie eben schaffen.« Regelmäßiges Gehen während der Schwangerschaft senkt das Risiko für Schwangerschaftsdiabetes, verlangsamt die Gewichtszunahme (was Frühgeburten vorbeugt), lindert Rückenschmerzen und Verstopfung und wirkt schlaffördernd. Natürlich kannst du schlicht einen Fuß vor den anderen setzen, um von den gewaltigen Vorteilen dieser Bewegungsart zu profitieren, doch wenn du achtsam wahrnimmst, wie sich dein Körper durch den Raum bewegt, ist es noch einmal eine ganz andere Erfahrung.

Schicke deine Aufmerksamkeit beim Gehen in deine Füße. Kannst du die drei Außenpunkte deines Fußes – die Fußballen unter deinen großen und kleinen Zehen sowie die Ferse – spüren? Nimm wahr, wie sich deine Beinmuskulatur bei jedem Schritt anspannt. Was passiert, wenn du bergauf oder bergab läufst? Beim Gehen strömt eine Vielzahl von Empfindungen durch deinen Körper. Einige sind positiv, wärmend und energetisierend, während andere, wie Verspannungen, Engegefühle oder Schmerzen, unangenehm sind. Sie alle sind Teil der Erfahrung! Egal, ob du durch den Wald wanderst oder durch die Nachbarschaft bummelst, sieh jeden Spaziergang als Gelegenheit, die Vitalität und Kraft deines Körpers wertzuschätzen – in dir wächst ein Mensch heran, und du bewegst dich durch den Raum. Du bist ein sich bewegendes Wunder, könnte man sagen!

Yoga

Es wird wohl keine Schwangerschaftsbetreuer:innen geben, die nicht von den Vorteilen von Yoga während der Schwangerschaft angetan sind. Egal, ob du schon vor der Schwangerschaft Yoga für Fortgeschrittene praktiziert und in Ashtanga-Kursen geschwitzt hast oder die uralten Übungen jetzt neu kennenlernst, die sanften und kräftigenden Haltungen des Pränatal-Yoga (eine auf die speziellen Bedürfnisse von Schwangeren abgestimmte Yoga-Form) halten dich während der 40 Wochen der Schwangerschaft stark und fit und bereiten dich auf die speziellen Anforderungen der Geburt vor. Yoga ist kein herkömmliches Fitnesstraining. Die dehnenden und kräftigenden Übungen werden mit bewusstem Atmen kombiniert, wodurch mit kleinen Mitteln eine große Wirkung erzeugt wird: körperliches Wohlbefinden, innere Ruhe und Gelassenheit. Du bist fit und im Lot. In ayurvedischen Texten wird auf den nährenden Charakter des Hatha-Yoga hingewiesen. Bei dieser Yoga-Praxis wird der Atem genutzt, um den Wechsel aus Anspannung und Entspannung zu meistern. Beim Yoga kannst du dich in tiefe Dehnungen sinken lassen oder deine Muskeln in energetisierenden Haltungen aktivieren. Auf diese Weise wirst du sehr vertraut mit deiner Kraft und der Fähigkeit loszulassen, und du lernst, deinem Körper mit Leidenschaft und Respekt zu begegnen.

Yoga ist ein alternativer Weg, dich um deinen Körper zu kümmern. Wie sehr du dich auf deiner Matte auch anstrengst, Yoga wird nie so strapaziös sein wie Indoorcycling

> Ich sage den Frauen immer, wenn sie ihre Asanas einnehmen, nehmen ihre Babys die ihren ein! Babys üben all diese Haltungen, ihre Asanas, ihre Mudras, ich glaube, sie machen das alles mit! Ich denke, Babys sind so im Einklang mit der Unendlichkeit; sie sind die Unendlichkeit.
>
> DAVI KHALSA

oder eine Joggingrunde von acht Kilometern. Es kann schon sein, dass dir bei einigen Asanas (Haltungen) der Schweiß ausbricht, doch wirst du dich nie so sehr verausgaben, dass du dich unwohl fühlst (zumindest solltest du das nicht). Deine Muskulatur wird gekräftigt und gestrafft – zudem bietet Yoga während der Schwangerschaft neben dem körperlichen Training den Vorteil, dass es ausgleichend und beruhigend wirkt. »In meinen Yoga- und Schwangerschaftskursen liegt der Fokus auf der Regulierung des Nervensystems«, erklärt Siddhi Ellinghoven. »Wir beruhigen das Nervensystem der Mutter und beruhigen das des Babys. Ich übe mit ihnen Ausdehnung und Kontraktion, bis dies zu einem Muster wird. Die Bewegungen werden zu einer Metapher für die Wehen. Wenn sie einsetzen, wissen die Frauen, wie sie ihren Atem regulieren und nutzen können, um die Empfindungen anzunehmen, statt mit ihnen zu kämpfen.« Wenn du in der Schwangerschaft regelmäßig deine Matte ausrollst, wirst du stark und gelassen in die Geburt gleiten und auf alles vorbereitet sein, was kommt.

Bleibe offen mit Katze-Kuh

Wenn du in der Schwangerschaft nur eine einzige Yoga-Übung machst, dann entscheide dich für Katze-Kuh. Diese einfache Asana trägt in vielerlei Hinsicht zu deinem Wohlbefinden bei und fühlt sich in jedem Stadium der Schwangerschaft gut an. Wenn du jeden Tag zwischen einer halben und ganzen Minute lang Katze-Kuh übst, lindert dies deine Rückenschmerzen, weil deine Wirbelsäule gestreckt und mobilisiert wird.

Geh in den Vierfüßlerstand, platziere deine Hände unter deinen Schultern und deine Knie etwa hüftbreit. Atme ein, mache ein Hohlkreuz und hebe Herz und Kopf. Wenn du ein Spannungsgefühl im Bauch bemerken solltest, lasse deinen Blick auf den Boden gerichtet.

Atme aus, mache dabei einen Katzenbuckel, führe dein Kinn zur Brust und fühle, wie deine Handflächen fest mit dem Boden verwurzelt sind. Jetzt solltest du eine sanfte Dehnung deiner Wirbelsäule verspüren. Wiederhole die Übung vier bis sechs Mal und atme dabei langsam und tief ein und aus.

Trickse die Schwerkraft aus. Geh Schwimmen.

Dein Körper verändert sich und macht Platz für dein wachsendes Baby. Schon von einem Stuhl hochzukommen oder einen Hügel hinaufzugehen, kann jetzt überraschenderweise zur athletischen Höchstleistung werden. Dein Körper erscheint dir jetzt wahrscheinlich schwerer als je zuvor, und vielleicht zählst du die Minuten, bis du deine geschwollenen Füße hochlegen kannst. Wenn sich alles so anfühlt, als würde es dich nach unten ziehen, solltest du auf Bewegungseinheiten am Boden verzichten und stattdessen etwas herrlich Schwereloses ausprobieren. Schwimmen ist eine wunderbare Möglichkeit, sich während der Schwangerschaft zu bewegen, ohne sich mit der Schwerkraft herumplagen zu müssen. Sobald du dich ins Wasser begibst, bist du plötzlich nicht mehr so schwer, außerdem ahmt das Schweben im Wasser das Erleben deines Babys im Mutterleib nach und macht es zu einer intimen gemeinsamen Erfahrung. Du kannst sanft Bahnen schwimmen oder ein Schwimmbrett bzw. den Beckenrand (wenn du in einem Pool bist) nutzen, um mit den Beinen zu strampeln. Salziges Meerwasser wirkt besonders heilsam, aber das Schwimmbad um die Ecke tut es auch.

Tanzen

Es gibt wohl keinen besseren Zeitpunkt als die Schwangerschaft, um so zu tanzen, als ob niemand zuschaut. Richtig wild zu tanzen, ist eine vergnügliche Möglichkeit, Energien zu mobilisieren, Kalorien zu verbrennen und aus deinem Kopf in deinen Körper zu kommen. Jeder Mensch kann tanzen – auch wenn man zwei linke Füße hat! Wenn Rochelle Schieck Frauen an Qoya heranführt, ermutigt sie sie, sich auf das zu konzentrieren, was sich gut anfühlt. Das Rezept dafür? Lass komplizierte Choreografien sein, dreh die Lautstärke auf und beweg dich einfach. Man muss kein versierter DJ sein, um für die richtigen Beats zu sorgen. Rochelle nutzt den Überraschungseffekt der Zufallswiedergabe, um zu entscheiden, wie sie sich bewegen wird. Sie nennt dies das »Shuffle-Orakel«. Spiele einfach eine Playlist ab, stelle »Shuffle« ein und überlasse die Auswahl einer höheren Macht. Welcher Song auch kommt, tanze dazu und nimm wahr, wie du dich dabei fühlst. Mach das drei bis fünf Minuten lang, wann immer du das Bedürfnis hast, dich zu bewegen. »Man kann dabei nichts falsch machen«, sagt Rochelle. »Frag dich: ›Wie muss ich mich bewegen, damit ich mich am meisten wie ich selbst fühle?‹ Und dann vertraue diesem körperlichen Gefühl der Wahrheit. Es ist eine Übereinstimmung, die man spüren kann. Es ist der Wechsel vom Verstand zum Körper – statt zu denken, fühlst du. In dieses Spüren zu kommen, ist ein wesentlicher Bestandteil der Geburtsvorbereitung.«

Beim Tanzen geht es nicht darum, einen perfekten Tango aufs Parkett zu legen oder Beyoncé nachzueifern. Das Ziel ist einfach, Energien freizusetzen und deine Herzfrequenz ein wenig zu erhöhen, immer im Bewusstsein, dass es sich dein Baby in den kommenden Monaten in deinem Bauch gemütlich macht. Tanzen ist außerdem ein wirksamer Weg, Glücksgefühle zu wecken und Melancholie oder Lethargie zu vertreiben. Schenke beim Tanzen deinen Hüften besondere Aufmerksamkeit, lass sie kreisen und nach vorne und hinten wippen. Diese Bewegungen öffnen das Becken und bereiten es auf die Geburt vor. Wenn du dir Gedanken machst, dass der Aufprall beim Tanzen zu heftig sein könnte, bleibe mit deinen Füßen am Boden. Du musst nicht herumspringen, um etwas vom Tanzen zu haben. Wiege deine Hüften, strecke deinen Po raus, zucke mit den Schultern und schüttle Arme, Handgelenke und Hände. Achte sehr aufmerksam darauf, welche Bewegungen dir guttun (und mache sie öfter), und welche sich nicht so gut anfühlen. Tanzen sollte etwas Spielerisches haben und Ausdruck von Freude sein. Wenn etwas wehtut, hör damit auf und versuch etwas anderes. Während all dieser kleinen Anpassungen beim Tanzen übst du, in dich hineinzuhören und zu reagieren – es gibt nichts Besseres, um dein Selbstvertrauen zu stärken.

Nimm dir vor, ein paar Mal pro Woche eine kleine Tanzparty zu veranstalten. Lege deine Lieblingssongs auf und tanze mit deinem Kind, deinem Partner, deinem Haustier oder alleine. Du kannst auch ein paar Bauchtanzvideos auf YouTube ausprobieren oder deine Tanzbewegungen ganz frei gestalten – versuch einfach, von Anfang bis zum Ende eines Liedes in Bewegung zu bleiben. Tanz, spring und zapple herum, und wenn das Lied zu Ende ist, bleib ganz still stehen und spüre, wie du dich fühlst.

In schwierigen Zeiten Frieden finden

Eine Schwangerschaft kann Beschwerden mit sich bringen, die du mit Rücksicht auf die Gesundheit deines Babys möglicherweise nicht mit einer Tablette bekämpfen kannst. Bei Kopf- oder Rückenschmerzen, einer Erkältung, Ischiasschmerzen, Verdauungsstörungen oder anderen gesundheitlichen Problemen, die schon vor deiner Schwangerschaft bestanden, werden dir unweigerlich harte Tage bevorstehen. Jetzt wird deine Akzeptanz auf die Probe gestellt. Ähnlich wie die Empfindungen, die du während der Wehen erleben wirst, verlangen auch Schmerzen und Unbehagen während der Schwangerschaft von dir, dich auf diese Gefühle einzulassen und zu entspannen, weich zu werden und loszulassen, statt dich durch den Schmerz zu verkrampfen. »Ich habe einen eingeklemmten Nerv im Rücken, und normalerweise würde ich ein Schmerzmittel nehmen. Aber ich wollte nichts tun, was möglicherweise dem Baby schaden könnte«, erzählt die frischgebackene Mutter Rose Goldthwait. »Es ging mehr darum zu sagen: Es tut weh, und es ist gerade scheiße. So ist es eben jetzt. Es geht darum, sich daran zu erinnern, dass es nur eine Phase ist – es geht vorbei.«

Berührung

»In welcher Form auch immer – Kuscheln, Küssen, Streicheln, Liebkosen –, Berührung ist wichtig für das Wohlbefinden der werdenden Mutter«, sagt Marma- und Ayurveda-Therapeut Damian Hagglund. »Berührung ist genauso wichtig wie Nahrung und Flüssigkeitszufuhr.« Wenn du in einer Partnerschaft lebst, ist die Schwangerschaft die ideale Zeit, um körperliche Nähe zu suchen. Es handelt sich um so einfache Gesten wie Rückenstreicheln, eine sanfte Kopf- oder eine wohltuende Fußmassage. Letztere eignet sich besonders gut zum Lösen von Ängsten, die aus dem in der Schwangerschaft natürlich erhöhten *Vata-Dosha* resultieren. (Dabei nur darauf achten, dass kein Druck auf die Knöchel ausgeübt wird, da dort Akupressurpunkte liegen, die Kontraktionen auslösen können.) Bevorzuge eher leichte Streicheleinheiten als kräftige schwedische Massagen (ebenfalls, um nicht etwa diejenigen Akupressurpunkte zu stimulieren, die Wehen auslösen können). Ganzkörpermassagen sollten besser Expert:innen für pränatale Massage überlassen werden.

Dein Schatz muss kein Profi sein, um dich auf diese Weise zu unterstützen. Es ist schon ein Akt der Liebe, dich ganz bewusst mit Streicheleinheiten zu verwöhnen. Dein Job besteht lediglich darin – und das ist manchmal schwerer, als es klingt –, dich von dem inneren Zwang zu befreien, produktiv, fleißig oder nützlich sein zu müssen, und diese fürsorglichen Gesten wirklich anzunehmen.

> Es gibt so viele Möglichkeiten, sich von innen heraus zu fühlen. Für manche ist es Meditation, für andere sind es Bewegung und Tanz. Sie alle sind Wege, zurück zu dir selbst zu finden.
>
> SIDDHI ELLINGHOVEN

Ich mag es so

Rochelle Schieck schlägt vor, Berührung nicht nur zur körperlichen Entspannung zu nutzen, sondern auch, um die eigene Stimme zu stärken. »Ich empfehle ein einfaches Massageritual, bei dem der Partner die Schwangere massiert und sie dabei übt, genau zu artikulieren, wie sie sich in diesem Moment fühlt, indem sie direkt bittet: ›Kannst du ein bisschen fester aufdrücken?‹ oder ›Kannst du sanfter massieren?‹ Die Person, die die Schwangere massiert, kommt ihren Bitten einfach nach, ohne es persönlich zu nehmen. Es handelt sich um eine Übung, die der schwangeren Frau hilft, ihre Bedürfnisse zu äußern, während sie in der Vergangenheit vielleicht gesagt hätte: ›Oh, das ist schon in Ordnung‹, obwohl sie sich eigentlich nach etwas anderem sehnte. Es ist eine großartige Übung zur Geburtsvorbereitung, da es wichtig sein wird, dem Partner deine sich verändernden Wünsche nach speziellen Berührungen oder anderen Arten der Unterstützung mitzuteilen, und er es schafft, neutral darauf zu reagieren.«

BESCHENKE DICH SELBST MIT ABHYANGA

Selbstmassage ist eine wunderbare Möglichkeit, deinem sich während der Schwangerschaft verändernden Körper mit Wertschätzung zu begegnen. Abhyanga (Sanskrit für »Ölmassage«) ist eine einfache, zeitlose Ayurveda-Praxis, bei der der Körper von Kopf bis Fuß mit warmem Öl massiert wird. Ölmassagen sind beruhigend, erdend und entspannend – ein unmittelbarer Stresskiller. Mit diesem Ritual kannst du dir selbst und deinem Baby Liebe schenken, außerdem hilft es, Dehnungsstreifen zu verringern, die Elastizität deiner Haut zu erhalten und Juckreiz zu lindern, der auftreten kann, wenn sich dein Bauch ausdehnt, um Platz für dein Baby zu schaffen. Und es geht ganz einfach! Erwärme ein Glas unraffiniertes Bio-Sesamöl oder ein anderes Trägeröl deiner Wahl (siehe die Vorschläge auf Seite 250) im Wasserbad. Gib das Öl auf deine Handflächen und trage es mit lang gezogenen Streichbewegungen auf die Gliedmaßen und mit kreisenden Bewegungen auf die Gelenke auf. Massiere den ganzen Körper und streiche dir das Öl sanft auf deinen Bauch. Achte darauf, in welchen Körperbereichen du mehr Spannung verspürst. Ist die Haut rund um deinen Nabel besonders gespannt? Sind deine Brüste berührungsempfindlich? Beende die Massage mit einem warmen Bad oder einer Dusche, um die Durchblutung zu fördern. Du kannst deinem Körper für all das, was er tut, noch mehr Wertschätzung zukommen lassen, indem du dich leise bedankst, während du über jedes Körperteil streichst. Danke, Füße, dass ihr mich durch jeden Tag tragt. Danke, Hände, für das, was ihr entstehen lasst und bewerkstelligt. Danke, Bauch, dass in dir mein Baby wachsen darf. Es mag sich zunächst albern anhören, aber dieses klare Zeichen der Dankbarkeit ist wie eine Einzahlung auf dein Selbstliebe-Bankkonto. Wenn du dieses Ritual oft genug wiederholst, wird dein Konto überquellen: Du wirst tief und fest an die Fähigkeit deines Körpers glauben, dass er dieses Kind mit Leichtigkeit und Anmut austragen, gebären und aufziehen kann.

Berührt zu werden, kann sich wirklich gut anfühlen, aber um in den Genuss dieser Wohltat zu kommen, bist du nicht auf jemand anderen angewiesen. Du kannst dich selbst mit verwöhnenden Berührungen beschenken und dich bewusst und hingebungsvoll mit deinem Körper verbinden, indem du dir idealerweise täglich ein paar Minuten Zeit dafür nimmst. Gönne dir eine Massage mit einem Bio-Massageöl, das du mit ein paar Tropfen ätherischem Öl mischst. Halte dich an die Anleitung zum Mischen von Massageöl auf Seite 250 und experimentiere mit verschiedenen Düften. Wenn du dich selbst bewusst berührst, sorgt das für eine Atmosphäre der Selbstliebe und Wertschätzung für die sich verändernde Landschaft deines Körpers. »Die Schwangerschaft ist der ultimative Ausdruck der weiblichen Form. Mit großen, üppigen Brüsten und einem wachsenden Bauch dreht sich alles um Weiblichkeit«, beobachtet Lauren Curtain. »Wenn eine Frau von Natur aus zierlich ist, kann diese Veränderung für sie eine Herausforderung darstellen. Manche freuen sich, dass ihr Busen nun größer als je zuvor ist, während andere sich damit unwohl fühlen, mehr Raum zu beanspruchen. Ich erinnere Frauen daran, dass sie sich jetzt ausdehnen – dies ist eine Zeit der Expansion und des Wachstums! –, aber dies nicht ewig so weitergehen wird. Mir gefällt es, wenn Frauen ihre körperlichen Veränderungen begeistert annehmen.« Ob du dir nun eine Ganzkörper-Abhyanga-Massage gönnst (siehe Seite gegenüber), einfach nur deine Hände und Füße durchknetest (wenn du sie noch erreichst!) oder deine Brust mit Öl massierst (siehe Seite 250) – wenn du dir die Zeit nimmst, dich zu pflegen und wertzuschätzen, versetzt du dich und dein Baby in einen Zustand der Glückseligkeit.

Wenn Massagen nicht dein Ding sind, kannst du mit Kuscheln deinen Oxytocinspiegel erhöhen. Versuche mit deinem Partner die Löffelchenstellung (wahrscheinlich wirst du mit deinem wachsenden Bauch der kleine Löffel sein), mummle dich unter ein paar warmen Decken ein (wenn du ängstlich oder besorgt bist, nimm eine schwere Decke, da der Druck dein Nervensystem beruhigt) oder schmuse mit deinem Haustier. Dir die Zeit zu nehmen, dich aus der Außenwelt in einen warmen, wohltuenden Raum zurückzuziehen, signalisiert deinem Körper, dass du das, was er tut, wertschätzt und ihn mit der dringend benötigten Ruhepause belohnen möchtest.

Was trägst du auf deiner Haut?

Du hast während deiner Schwangerschaft immer die Möglichkeit, deinem Körper optimale sinnliche Erfahrungen zu verschaffen. Sehr wahrscheinlich hast du deine persönliche Pflegeroutine schon angepasst und verwendest nur noch Produkte mit natürlichen, pflanzenbasierten Inhaltsstoffen. Wenn du erst jetzt in die rasant wachsende Clean-Beauty-Welt einsteigst, benutze Apps wie Codecheck oder ToxFox, um mehr über Schadstoffe in unseren Alltagsprodukten, von Deodorant über Shampoo bis zu Make-up, zu erfahren. Zum Glück sind heute viele wirksame schadstofffreie Körperpflegeprodukte auf dem Markt. Und da alles, was du auf deine Haut aufträgst, in deinen Blutkreislauf übergeht, ist die Schwangerschaft der ideale Zeitpunkt, eine Bestandsaufnahme der Produkte in deinem Badezimmer zu machen und gegebenenfalls auszumisten.

Sich in der Schwangerschaft gut um seinen Körper zu kümmern, schließt auch die Kleidung mit ein. Was fühlt sich gut auf deiner Haut an? Gibt es bestimmte Texturen und Farben, die dir helfen, dich entspannt und frei zu fühlen? Solltest du im Sommer schwanger sein oder in einer warmen Klimazone leben, achte darauf, dass sich deine Kleidung leicht und luftig anfühlt. Solltest du früher eher figurbetonte Kleidung bevorzugt haben, ist jetzt ein guter Zeitpunkt, um mal etwas anderes auszuprobieren. Wenn es kühl ist, trage kuschelige Sachen, die dich gut wärmen: einen bunten Schal oder deine Lieblingsstrickmütze. Naturfasern (Baumwolle, Seide, Leinen, Wolle usw.) sind eine gute Wahl, denn synthetische Stoffe lassen die Haut nicht atmen und können empfindliche Haut reizen.

Schönheit

Selbstwertschätzung während der Schwangerschaft hat immer auch mit Schönheit zu tun. Bist du in der Lage, die kleinen Momente der Schönheit, die dir jeden Tag begegnen, wahrzunehmen und in dich aufzunehmen? Das Ganze wird dir leichter fallen, wenn du die Unannehmlichkeiten und Unsicherheiten des ersten Trimesters hinter dir gelassen hast. Die ersten Monate der Schwangerschaft sind oft geprägt von Übelkeit, Müdigkeit und Ängsten, aber im zweiten Trimester beginnen viele Frauen, sich so reizvoll und lebendig zu fühlen wie ein reifer Pfirsich.

Dann ist der Zeitpunkt gekommen, um die Selbstliebe, die du mit Tanzen, Yoga oder Massage angefacht hast, weiter zu schüren und dir bewusst zu machen, wie wundervoll du bist. Beauftrage einen professionellen Fotografen, um dein Aussehen in dieser Zeit festzuhalten, oder mach ein paar schöne Selfies! Selbst wenn du noch viele weitere Babys bekommst, wirst du nie wieder genauso aussehen wie jetzt. »Ich würde jeder schwangeren Frau raten, jemanden zu engagieren, der wirklich schöne Porträts macht«, sagt unsere Fotografin Jenny McNulty. »Du kannst dann später zurückblicken und sagen: ›Das war ich, das war mein Körper.‹ Es ist gut angelegtes Geld, auch wenn du dich gerade nicht selbstsicher und schön fühlst. Mach es trotzdem, damit du siehst, wie andere dich sehen. Es ist wirklich wichtig, das zu dokumentieren.«

Sorge jeden Tag für Schönheit in deinem Leben

Um mehr Schönheit in dein Leben zu bringen, stell dir einfach die Frage: »Habe ich heute irgendetwas Schönes um mich?« Nicht sicher? Schau zunächst nach oben. Welche Farbe hat der Himmel? Kannst du die warmen Sonnenstrahlen auf deinem Kopf und deinen Wangen spüren? Wachsen Bäume oder Blumen in der Nähe? Sorge jeden Tag für Schönheit in deinem Leben, indem du einen Spaziergang in der Natur unternimmst oder es dir mit einer Tasse Tee an einem kuscheligen Ort gemütlich machst, um eine hübsche Zimmerpflanze oder dein Lieblingsbild an der Wand zu betrachten. Wenn du keine gemütliche Ecke hast, in die du dich zurückziehen kannst, ist es jetzt an der Zeit, dir eine zu schaffen. Bau dir ein heimeliges Nest, das während deiner Schwangerschaft und in den ersten vierzig Tagen, wenn du damit beschäftigt bist, dein Baby zu stillen und zu beruhigen, eine kleine Oase der Schönheit sein wird. Statte sie mit inspirierender Kunst und ansprechenden Gegenständen, Kissen und Decken sowie Pflanzen aus. Streiche vielleicht sogar eine Wand in deiner Lieblingsfarbe. (Verwende nach Möglichkeit eine Bio-Wandfarbe.) Du brauchst dafür nicht viel Platz. Eine Ecke deines Schlafzimmers oder Wohnzimmers reicht aus. Dies wird dein Ort, an dem du Kraft tanken, dich zurückziehen und dein Herz mit Schönheit erfüllen kannst.

Ibu Robin Lim ermutigt alle Mütter, die in ihrem Zentrum Bumi Sehat auf Bali betreut werden, ihre einzigartige Schönheit zu erkennen, eine Schönheit, die von der natürlichen Umgebung, in der sie leben, widergespiegelt wird (*Bumi* bedeutet »Erdmutter« und *sehat* »gesund«). »Es trägt zum Glück von uns Frauen bedeutend bei, wenn wir uns selbst lieben und unsere eigene Schönheit zu schätzen wissen«, stellt Robin fest. Auch sie selbst praktiziert Selbstliebe. »Ich beginne und beende meinen Tag gerne mit einem kleinen Dankbarkeitsgebet für all das, womit ich im Leben gesegnet bin: meiner Familie, meinem Zuhause, meinem Dorf, der Sonne, dem Regen, der dafür sorgt, dass wir zu essen haben, der Luft, die wir atmen, meinem Garten und meinem gesunden, schönen Körper.« Auch der Umgang der Hebammen im Bumi Sehat mit den gebärenden Müttern ist von ihrem Sinn für Schönheit geprägt. Eine der Hebammen im Team praktiziert seit 42 Jahren und gibt sich für die Mütter besonders viel Mühe. »Sie schminkt sich jeden Tag vor der Arbeit – ich selbst mache das nie!«, lacht Robin. »Als ich sie einmal darauf ansprach, antwortete sie mir: ›Ich trageLippenstift auf, weil ich möchte, dass Frauen, die in den Wehen liegen oder zu einer Untersuchung da sind, in meinem Gesicht die Botschaft »Ich liebe dich« lesen. Ich mache es für die Frauen, damit sie meine Liebe spüren.‹«

Wie schön wäre es doch, wenn du bei jedem Schritt, den du in deiner Schwangerschaft machst, über Rosenblüten liefest? Wenn die Luft, die du atmest, nach Jasmin und Glyzinien duftete und sich vor deinen Augen sanfte grüne Hügel und der strahlend

WENN SCHÖNHEIT SCHWER ZU FINDEN IST

Es ist leicht, über Magie und Schönheit zu schreiben, doch ist uns voll und ganz bewusst, dass es in der Schwangerschaft Momente gibt, in denen nicht alles eitel Sonnenschein ist. Du bist ein menschliches Wesen, das eine sehr menschliche Erfahrung macht. Ob schwanger oder nicht, es wird Zeiten voller Optimismus und Hoffnung geben, aber auch solche, in denen du dich schwer, betrübt oder unsicher fühlst. Auch wenn es einfacher ist, sich glücklich zu fühlen, erleben wir von Natur aus die ganze Palette an Gefühlen, auch die negativen. Die Herausforderung besteht darin, das gesamte Spektrum an Emotionen zuzulassen, ohne sie abzulehnen, sich von ihnen abzulenken oder sie zu bewerten. Wenn du ein Gefühl zulässt, ohne eine große Geschichte daraus zu machen, wird dieses Gefühl durch dich hindurchgehen, und ein anderes wird gleich darauf folgen – so wie die Wolken am Himmel dahinziehen. Du bist nicht deine Angst oder deine Melancholie; du bist so viel größer als jedes einzelne deiner Gefühle. Du bist der Himmel.

> Eine deiner Hauptaufgaben als werdende Mutter ist es, darauf zu achten, was dir zuträglich ist – und was dir schadet.
>
> SIDDHI ELLINGHOVEN

blaue Himmel erstreckten? Gemäß traditionellen Vorstellungen sollten die Sinne einer schwangeren Frau mit möglichst viel Schönem erfüllt werden, aber man muss für seine tägliche Dosis Schönheit nicht in einer zauberhaften Märchenwelt leben. Selbst wenn du die ganze Zeit am Computer sitzt, auch in der Schwangerschaft sehr viel arbeitest, täglich den immer gleichen Weg durch den Großstadtdschungel zurücklegst oder mit allen möglichen familiären Verpflichtungen jonglieren musst, kannst du auch dem alltäglichsten aller Tage bewusst eine Prise Schönheit beifügen. Der schnellste und billigste Weg zu mehr Schönheit liegt darin, die Pracht der natürlichen Welt bewusst wahrzunehmen. Egal, ob du in der Stadt, in einem Vorort oder auf dem platten Land lebst, die Natur ist immer für dich da. Wende die Praktiken an, die du in **Schatz EINS** gelernt hast, nimm dir etwas Zeit, um zur Ruhe zu kommen und wahrzunehmen, was dich umgibt. Schau dir die Bäume, die Blumen, den Sonnenuntergang an. Es kostet nichts, sich an der opulenten Pracht von Mutter Natur zu erfreuen. Lass dir diese einfache Möglichkeit, mehr Schönheit in dein Leben zu bringen, nicht entgehen.

Deinen Körper wertzuschätzen für seine Weisheit, Großartigkeit und seine unglaubliche Fähigkeit, ein Baby wachsen zu lassen und zur Welt zu bringen, ist ein wichtiger Schritt auf dem Weg zu mehr Selbstvertrauen. Und es muss gar nicht schwer sein! Einfache Übungen und Rituale, mit denen du Bewegung, Berührung und Schönheit in dein Leben integrierst, unterstützen dich dabei herauszufinden, was für dich funktioniert – und was nicht. Dieses zutiefst persönliche Wissen wird dir in deinem Leben als Mutter helfen.

Versuch immer, wenn du dein eigenes Spiegelbild erblickst, diesen einfachen Satz zu dir selbst zu sagen: »Du bist wunderschön, ich liebe dich«.

ROBIN LIM

Schatz
DREI

DAS GESCHENK DES
SELBST-VERTRAUENS

NACHDEM DU DIR Zeit genommen hast, um dich mit **Schatz ZWEI** vertraut zu machen, bist du sicherlich zu der Erkenntnis gelangt, dass es sich lohnt, deinen Körper kennenzulernen und wertzuschätzen. Mit jedem herabschauenden Hund beim Yoga, mit jeder Tanzeinlage in deiner Küche, jeder Öl- oder Fußmassage, bist du dem Ziel, dich in deiner Haut wohlzufühlen, ein Stückchen nähergekommen. Vielleicht spürst du jetzt, da du regelmäßig die Hektik deiner Gedankenwelt hinter dir lässt, wie sich ein Gefühl der Sicherheit, Entspannung, vielleicht sogar der Selbstermächtigung in dir ausbreitet.

Wenn du dich erst einmal an deinen neuen Körper gewöhnt hast, wird es dir leichter fallen, die vielen Entscheidungen rund um die Schwangerschaft, Geburt und deine erste Zeit als Mutter zu fällen, die mit dem Näherrücken des großen Tags immer dringlicher und bedeutsamer werden. Nun gilt es, verschiedene Optionen abzuwägen, wie etwa das Für und Wider einer Hausgeburt. Vielleicht suchst du auch noch nach einer Doula, die wirklich zu dir passt.

Ob du nun in einen empfohlenen medizinischen Eingriff einwilligst oder eine Einladung ablehnst, die dir mehr Kraft raubt, als sie dir schenkt – welche Entscheidung du auch triffst, sie ist die richtige! Du hast hier das Sagen – es ist dein Körper und dein Baby, und du bestimmst, was sich für dich richtig anfühlt. Aber um diese Sicherheit zu bekommen, musst du Selbstvertrauen entwickeln und wissen, was dir guttut und was nicht. Vielleicht musstest du dir vor der Schwangerschaft keine Gedanken über dein Selbstvertrauen machen. Vielleicht hast du bei einer schwierigen Entscheidung Für und Wider gegeneinander abgewogen und bist weitermarschiert, ohne dich intensiv zu fragen: Vertraue ich mir so weit, dass ich sicher weiß, was das Beste für mich ist? Vielleicht hast du auch woanders nach Antworten gesucht und von anderen erwartet, dass sie dir sagen, was zu tun ist. Da wärst du nicht die Einzige. »Viele Frauen erleben Schwangerschaft und Geburt in der unbewussten Gewissheit, dass sie ihrem Körper nicht vertrauen können«, stellt Rochelle Schieck fest. »Doch die Schwangerschaft bietet die unglaubliche Gelegenheit, sich zu fragen: ›Wie schaffe ich es, durch diese Erfahrung mehr Vertrauen in mich und zu meinem Körper zu entwickeln?‹«

Du kannst es in der Schwangerschaft so halten, wie du es immer gemacht hast, indem du jede Entscheidung rein rational durchdenkst oder sie gleich jemand anderem überlässt – dem medizinischen Personal, deinem Partner, einem Elternteil oder einer Freundin. Du kannst diesen entscheidenden Moment im Leben an der Schwelle zum Leben als Mutter (oder mehrfacher Mutter) aber auch nutzen, um die volle Verantwortung für jede deiner Entscheidungen zu übernehmen und dich dabei nicht nur von deinem Verstand oder einer anderen Person leiten zu lassen, sondern von einer tief in dir verborgenen Quelle: deinem Selbstvertrauen. Was wir als Mütter selbst erlebt haben – und was auch die weisen Menschen hinter diesem Buch zu sagen pflegen: Eine Frau erlebt ihre Schwangerschaft am intensivsten, wenn sie das Steuer selbst in die Hand nimmt und jeden ihrer Schritte auf diesem Weg selbst bestimmt. Es kann etwas Übung erfordern, Zugang zu dieser Quelle des Vertrauens zu finden, doch ähnlich wie bei den ersten beiden Schätzen ist das Wohlergehen des Babys in deinem Bauch deine größte Motivation, mit dieser neuen Herangehensweise zu experimentieren.

Der Anblick eines Paars winziger Babyschühchen kann eine Schwangere leicht in Verzückung geraten und davon träumen lassen, bald ihr Kleines im Arm zu halten. Natürlich ist die Schwangerschaft eine zauberhafte Zeit voller Vorfreude, und du hast es verdient, sie in vollen Zügen zu genießen. Aber es lässt sich nicht leugnen, dass viel auf dem Spiel steht. Du hast die Hauptrolle in einem der bedeutendsten Momente deines Lebens: Du lässt ein menschliches Wesen in deinem Körper heranwachsen, bringst es auf die Welt und kümmerst dich dann achtzehn Jahre, wenn nicht sogar ein Leben lang, darum. Wenn du während Schwangerschaft, Geburt und deinem Muttersein nicht auf ein starkes Selbstvertrauen bauen kannst, gerätst du leicht in ein System, das vielleicht nicht versteht oder verstehen will, was sich für dich wirklich richtig anfühlt. Es kann Ängste, Unsicherheiten oder Schamgefühle in dir wecken, weil du Dinge angeblich nicht richtig machst. Zugang zu diesem inneren Vertrauen zu finden, kann dir die Kraft verleihen, die Höhen und Tiefen dieser Erfahrung durchzustehen und Entscheidungen zu fällen, die sich anfühlen, als wären sie welche auf Leben oder Tod.

Du bist gar nicht so weit entfernt von diesem Ort der Gewissheit, dieser inneren Stimme, die dir sagt, wann du während der Wehen in die Geburtswanne hinein- oder aus ihr herausmusst, dass du mehr Zeit für dich oder mehr Gesellschaft brauchst. In dieser Phase, in der du aktiv ein Baby erschaffst, bist du automatisch empathischer. Vielleicht bekommst du bei einem Werbespot feuchte Augen oder empfindest überschwängliche Dankbarkeit, wenn dir eine Freundin ihre Lieblingsschwangerschaftshose schenkt. Vielleicht machst du dir auch mehr Gedanken über die Zukunft. All das ist normal und gesund und ein Zeichen für die seismische Veränderung in deinem Inneren. Du wirst offener und sensibler. Dieser neue Zustand kann dich stärken, er kann sich aber auch beunruhigend anfühlen, besonders wenn du diese Seite an dir zuvor noch nicht kanntest. All die unerwarteten Emotionen, all die warnenden oder zustimmenden Signale deiner wissenden inneren Stimme, dem Sitz deines Selbstvertrauens und deiner Intuition, können überwältigend wirken. Rochelle rät schwangeren Frauen, »sich darauf einzustellen, in alle Richtungen zu explodieren – Richtung Freude, Richtung Trauer, Richtung Vertrauen … und in Richtung Angst«.

> Wenn wir auf unsere Intuition hören, sind wir wie eine sternklare Nacht: Wir blicken auf die Welt durch tausend Augen.
>
> CLARISSA PINKOLA ESTÉS

Gefühlsexplosionen sind typisch für die Schwangerschaft. Wenn du diese neue Seite an dir stärkst, statt sie zum Schweigen zu bringen oder zu verurteilen, wird sie dir dabei helfen, deine intuitive Kraft zu entfachen. Deine gesteigerte Sensibilität geht nämlich Hand in Hand mit einem gesteigerten Selbstvertrauen. Sie unterstützen sich gegenseitig, wobei dein Selbstvertrauen dafür sorgt, dass du geerdet bleibst, wenn Ängste dich von dem abzubringen versuchen, was du für richtig hältst. Dein Selbstvertrauen gleicht dem Wurzelwerk einer alten Eiche, das tief in der Erde verankert ist, um dir

ATME DIE SCHLECHTEN GEFÜHLE WEG

Lori Bregman, Doula und Autorin von *The Mindful Mom-to-Be,* hat diese Lieblingsübung gegen Angstgefühle in der Schwangerschaft.

- Mache es dir im Sitzen oder Liegen mit ein paar Kissen unter deinem Kopf und deinen Kniekehlen bequem.
- Atme langsam durch die Nase ein und zähle dabei bis vier, halte den Atem an und zähle dabei bis zwei, atme durch den Mund aus und zähle dabei bis fünf oder mehr.
- Nun atme ein Gefühl des Friedens tief in deinen Bauch ein und atme jeglichen Stress durch den Mund aus.
- Atme Vertrauen ein; atme Zweifel aus.
- Atme Liebe ein; atme Angst aus.
- Atme Gesundheit und Vitalität ein; atme Unwohlsein und Krankheit aus.
- Atme Ausgeglichenheit ein; atme Spannung aus.
- Atme Glück und Freude ein; atme Trauer und Enttäuschung aus.
- Atme etwas ein, das du dir sehnlich wünschst; atme alles aus, was dich daran hindert, es zu bekommen.
- Atme etwas ein, von dem du mehr möchtest (Glück, Lachen, Verbundenheit etc.); atme etwas aus, das du verringern möchtest (Sorgen, Angst, Beklemmungen, Trauer etc.).
- Atme den gegenwärtigen Moment ein; atme die Vergangenheit aus. (Sie ist vorbei.)
- Atme den gegenwärtigen Moment ein; atme die Zukunft aus. (Sie ist noch nicht geschehen.)
- Atme den gegenwärtigen Moment ein; atme den gegenwärtigen Moment aus … und sei im Hier und Jetzt.

Stabilität zu verleihen, während du dich in die Höhe reckst, um ein neues Kapitel in deinem Leben aufzuschlagen und allen schwierigen Situationen die Stirn zu bieten. Ohne diese Stabilität wirst du dich von den Gedanken und Meinungen beeinflussen lassen, die andere haben (gerade Schwangere, Gebärende und frischgebackene Mütter werden gerne damit überschüttet). Es ist wichtig, diese Wurzeln deines Selbstvertrauens schon in der Schwangerschaft auszubilden, damit du dich darauf stützen kannst, wenn du während der Geburt von einer Sekunde auf die andere eine Entscheidung treffen musst. Die Meditationslehrerin Yashoda Devi Ma erinnert ihre Schülerinnen daran, dass dies die Zeit ist, um zu seinen Entscheidungen zu stehen, sei es gegenüber dem medizinischen Personal, dem Partner oder anderen Familienmitgliedern. »Wenn du nicht zu deinem Weg stehst, lassen dich andere durch Ängste gehen«, stellt sie fest. »Es erfordert eine Menge Mut, aufzustehen und zu sagen: ›Das ist mein Weg, und ihr geht ihn entweder mit oder haltet euren Mund – ich bin mir sicher darüber, was ich jetzt gerade will, und eure Meinung dazu interessiert mich nicht.‹«

Je weniger man denkt, untersucht, analysiert und liest, desto mehr Zeit bleibt einem, auf die eigene Intuition zu hören. Meine Frau und ich lasen kleine Informationshappen über die Schwangerschaft und gingen dann spazieren. Wir gingen mehrmals am Tag raus. Man sinnt nach, man geht, man redet. Man möchte die Information verdauen, verarbeiten und sehen, ob man entsprechend handeln würde oder nicht, während man sich die Frage stellt: »Halten wir das denn überhaupt für richtig?«

DAMIAN HAGGLUND

Auf das Flüstern deiner eigenen Intuition zu hören, indem du beginnst, dich in Stille zu üben, um dann die Weisheit deines Körpers wertzuschätzen, ist heute in gewisser Hinsicht einfacher als je zuvor. Dank der auf Social Media geteilten sehr authentischen Berichte und eindrucksvollen Bilder von Gebärenden haben werdende Mütter unmittelbaren Zugang zu Menschen, die sich während Schwangerschaft und Geburt auf ihre eigenen Kräfte verlassen. Doch sorgt das Internet auch dafür, dass sich Schwangere durch noch mehr Informationen wühlen und mit einer nie da gewesenen Isolation zurechtkommen müssen.

Auch wenn du dir vornimmst, stark zu bleiben und zu jeder deiner Entscheidungen zu stehen, können ohne äußerste Achtsamkeit Ängste und Zweifel deine Entschlossenheit schnell ins Wanken bringen – es kann schwierig sein, zu spüren, was sich wirklich richtig anfühlt, wenn so viel auf dich einprasselt.

Wichtig ist, daran zu denken, dass Selbstvertrauen ein Prozess ist, bei dem du dich immer mehr dem Menschen annäherst, der du wirklich bist. Es kann eine Zeit dauern, und du wirst immer Gelegenheiten zum Üben bekommen. Michelle Price, Mutter von zwei Kindern, sieht es so: »Mutter zu werden, bedeutet, in Sachen Selbsterkenntnis die größte Lektion deines Lebens zu bekommen. Im Grunde bringst du deinen Lehrer selbst zur Welt, und das wird dir mehr als alles andere darüber verraten, aus welchem Holz du geschnitzt bist. Es ist wie ein lebenslanger Marathon, bei dem man sich immer wieder häutet und versucht herauszufinden: ›Wer bin ich?‹ Es gab Momente, in denen ich mir wirklich fremd war.«

Stelle dich deinen Ängsten

Die Schwangerschaft ist eine Zeit, in der es gilt, den Ängsten um dein Baby, vor der Geburt oder angesichts deiner Rolle als Mutter ins Auge zu blicken. Es geht nicht darum, deine Ängste vollständig auszumerzen oder zu besiegen, weil das schlicht nicht möglich ist. Es geht vielmehr darum, sie ans Tageslicht zu bringen, damit sie nicht unbewusst dein Erleben kontrollieren. Werden Ängste verdrängt oder überspielt, hast du keine Chance, sie aufzuarbeiten, wodurch sie sich zwischen dich und deine Intuition schieben können. Dein Selbstvertrauen kann nur dann wachsen, wenn du alle Aspekte deiner Persönlichkeit anerkennst, auch die, für die du dich schämst oder die du nicht magst.

Ängste können auch durch ein Übermaß an Information geschürt werden. Vielleicht spürst du, wie du innerlich am Rotieren bist, nachdem du Online-Artikel und Instagram-Feeds über Schwangerschaft und Geburt durchgestöbert oder ein weiteres Buch über die embryonale Entwicklung verschlungen hast. Wenn du dir bei deinen Entscheidungen ohnehin schon unsicher bist, kann dich zu viel Information innerlich auffressen und zu großer Verwirrung führen. »Oft höre ich eine Frau sagen: ›Ich weiß nicht, wie ich mich fühle‹, und ich versichere ihr dann immer: ›*Doch, das tust du*‹. Ich sage: ›Du hast viele verschiedene Gefühle, deswegen lass uns ein paar Atemzüge machen und zur Ruhe kommen, weil du es *sehr wohl weißt*‹«, erklärt Davi Khalsa, die ihre Tätigkeit als Hebamme gerne durch Praktiken aus dem Yoga und Achtsamkeitsübungen ergänzt. »Meist ist die Frau überfordert, weil sie viel zu viele Informationen eingeholt hat. Je mehr Bücher sie liest, desto stärker ist sie von ihren eigenen Gefühlen abgeschnitten.« Davi empfiehlt in ihrer Praxis Frauen, die sehr durcheinander sind, sich mit einer einminütigen Meditation zu zentrieren oder zu chanten. »Ich frage sie dann: ›Spürst du dieses Gefühl?‹ Und wenn sie ›Ja‹, sagt, erwidere ich: ›Jetzt verbindest du dich mit dir selbst. Du weißt in Wirklichkeit, wie du dich fühlst, aber du bist überfordert von zu vielen Informationen und davon, dass andere Leute dir vorschreiben wollen, was du zu tun, wie du dich zu fühlen und auszusehen hast.‹ Das hilft ihr, sich wieder selbst zu spüren!«

> Wir würden eher den Weg zu einer Hellseherin oder einem Astrologen auf uns nehmen, als den nach innen, um dort eine Antwort zu bekommen.
>
> DAVI KHALSA

FURCHTLOSIGKEIT EINÜBEN

Yashoda Devi Ma lehrt, wie man durch den bewussten Einsatz von Tönen und Vibrationen sein Denken verändern, festsitzende Gefühle lösen und körperlichen Stress mindern kann. Bei dieser Übung nutzt sie Klänge in Form eines Mantras, einer spirituellen Vibration, die dich in einen tiefen Meditationszustand versetzt. Bei Ängsten empfiehlt sie das Bija Mantra Lam, da seine Schwingung mit dem Wurzelchakra verbunden ist, in dem unsere Ängste gespeichert sind. Wenn du dieses Mantra regelmäßig benutzt, kann es dir helfen, furchtloser zu werden.

- Nimm eine bequeme Sitzposition mit geradem Rücken ein. Schließe deine Augen und lass den Bereich um dein Herz weich werden.
- Entspanne deinen Körper und lass alles Urteilende und Kontrollierende in deinem Denken los. (Beim Meditieren sind alle Gedanken und Gefühle akzeptiert; alles ist gut, und nichts ist schlecht.)
- Atme durch die Nase ein und durch den Mund aus. Lass deinen Atem lang, weich und tief fließen.
- Atme Verspannungen, Stress, Beklemmungen und Ängste aus und setze dies drei Minuten lang fort, bis du abschließend über den Mund ausatmest.
- Lass deine Augen geschlossen und beginne dein Bija Mantra: »Lam«.
- Sprich das Mantra laut aus, damit dein Körper und dein Baby spüren können, wie der Klang die Flüssigkeiten in deinem Körper in Schwingung bringt.
- Atme durch die Nase ein, atme durch den Mund aus und sprich dabei das Mantra »Lam«. Sage das Mantra, während du ein- und ausatmest.
- Wiederhole es vier Minuten lang und flüstere in der letzten Minute das Mantra vor dich hin.
- Wiederhole das Mantra in Stille drei bis zehn Minuten lang. Öffne langsam die Augen.

Die Erlaubnis zum Innehalten

Ich verbrachte die erste Zeit nach der Geburt damit, Bücher darüber zu verschlingen, wie man eine möglichst gute Mutter wird und ein möglichst gesundes Kind großzieht. Eines Tages öffnete ich das Fenster und warf ungelogen alle Bücher hinaus, weil sie mich daran hinderten, mit meinen Gefühlen in Kontakt zu kommen. Ich hatte kein Selbstvertrauen, und ich glaube, mit diesem Problem werden viele Frauen in ihrem Leben als Mutter konfrontiert. Manchmal brauchen wir mehr Hilfe, das stimmt, aber es beginnt damit, dass wir uns mit der in uns selbst liegenden Wahrheit verbinden, indem wir innerlich zur Ruhe kommen, sodass wir tatsächlich fühlen, was wir fühlen. (Davi Khalsa)

Stopp! Bevor du alle deine Bücher – und dein Handy – aus dem Fenster schmeißt, lass dir sagen, dass Information bei uns sehr willkommen ist. Der Knackpunkt ist, das richtige Verhältnis von Wissen und Weisheit zu finden – zwischen Kopf (dem Ort des rationalen Denkens) und Herz (wo sich deine Intuition befindet). Gut über Schwangerschaft und Geburt informiert zu sein, die verschiedenen Optionen, die potenziellen Risiken und Probleme zu kennen, befähigt dich, auf deine Intuition zu hören und zu wissen, was für dich und dein Baby das Beste ist. Wenn du dich gut informierst, bist du besser gegen deine Ängste gewappnet.

Während der Schwangerschaft muss man mehr auf seine Intuition hören als jemals zuvor. Aber ich bin mir nicht sicher, dass uns das so leichtfällt, weil uns von klein auf beigebracht wird, dass die Schwangerschaft eine Zeit ist, in der wir uns auf andere verlassen sollen, dass Ärzte uns sagen, wie es läuft und was man tun oder lassen soll. Ich fand, dass das individuelle Wissen über mich selbst am schwersten zu erlernen war; es kann einem eigentlich nicht beigebracht werden.

JENNY MCNULTY,
frischgebackene Mutter

Seien wir ehrlich: Ein paar Recherchen anzustellen, ist während einer Schwangerschaft heute unumgänglich. Man hat rund um die Uhr Zugang zu einem ganzen Universum von Inhalten, die nur ein paar Klicks entfernt sind. Der Verlockung zu widerstehen, sich mit Informationen einzudecken, kann ganz schön schwer sein. Falls du der ganzen Recherchen aber ein bisschen überdrüssig bist, solltest du dir überlegen, deine Informationen auf teilnehmende Weise einzuholen. Ein Geburtsvorbereitungskurs ist eine ausgezeichnete Möglichkeit, um den Ablauf der Geburt kennenzulernen, ohne sich sein Gehirn mit Informationstexten vollzustopfen. Durch die Teilnahme an einem Kurs kommst du aus dem Haus, sie bringt dich vielleicht deinem Partner näher (und gibt ihm die Chance, an dem Erlebnis teilzuhaben) und hat den Vorteil, dass du selbst aktiv eine Erfahrung machst. »Wenn das Thema Geburt zur Sprache kommt, sagen viele Frauen: ›Ich will nicht einmal daran denken‹. Sie verdrängen es einfach«, stellt Lauren Curtain fest. »Ich aber glaube, dass man sich mit der Geburt genauso intensiv beschäftigen muss wie mit dem Umzug in ein neues Haus. Man kann nicht einfach auftauchen und auf das Beste hoffen! Man muss den Fachjargon verstehen und mit der Terminologie vertraut sein. Wenn du einfach nur tust, was dir im Kreißsaal gesagt wird, kann das zu unnötigen medizinischen Eingriffen führen. Es geht um deinen Körper, dein Baby und deine Geburt – und du bestimmst mit deinen Entscheidungen, wie sie verlaufen wird!«

Wer ist deine Vertrauensperson?

Wenn Zweifel, Scham oder Verlegenheit aufkommen, scheint es manchmal leichter, zu schweigen und diese negativen Gefühle in sich hineinzufressen. Das Gegenmittel ist, einen sicheren Ort zu finden, wo du deine Gefühle aussprechen kannst. Das kann eine gute Freundin, ein Familienmitglied, eine Therapeutin, eine Hebamme, eine Doula oder deine Gynäkologin sein – jemand, der weiß, wie wichtig es ist zuzuhören, ohne zu urteilen oder Ratschläge zu erteilen. Es ist an der Zeit zu fragen: Wer ist meine Vertrauensperson?

Was genau ist Intuition?

Dein Selbstvertrauen hängt direkt von deiner Fähigkeit ab, auf deine Intuition zu hören – aber was genau ist Intuition? »Ich beschreibe sie immer als nichtlinear gefühlten Sinn«, erklärt Rochelle Schieck. »Der Verstand klammert sich stets an Dinge, die konkret und linear sind – Dinge, die einen logischen Sinn ergeben. Intuition ist das Gegenteil, eben der nichtlinear gefühlte Sinn. Es ist vergleichbar mit dem Betrachten von Kunst. Es gibt keine richtige oder falsche Art, Kunst zu erleben – man mag sie oder man mag sie nicht. Genauso ist es mit der Intuition. Man fühlt sich zu etwas hingezogen oder nicht. Das bedeutet nicht, dass man aktiv nach einer Antwort sucht; vielmehr geht es darum, Resonanz zu spüren, ein Wort, das ich oft anstelle von Intuition verwende. Resonanz bedeutet, dass etwas auf der Gefühlsebene eine Verbindung herstellt, so als wäre dein Körper eine Stimmgabel, die durch etwas in Schwingung versetzt wird.«

Intuition oder Resonanz ist wie unser sechster Sinn, ein unsichtbares Leitsystem, das uns warnt, wenn etwas sich nicht richtig (also sicher) anfühlt. Intuition führt zu einer anderen Erkenntnis als Denken oder Vernunft. Wir alle werden mit der natürlichen Fähigkeit geboren, instinktiv zu wissen, ob wir uns in die richtige Richtung bewegen. Es ist dieses Bauchgefühl, das wir haben, wenn etwas in Ordnung ist – oder nicht. Doch je weiter wir in die Gesellschaft mit ihrem Überfluss an Ablenkung und Stimulation hineinwachsen, desto weiter entfernen wir uns davon. Wir beginnen an unserer inneren Stimme zu zweifeln, und wenn wir sie zu lange ignorieren, verstummt sie irgendwann. Zum Glück ist es niemals zu spät, sich wieder mit seiner Intuition vertraut zu machen, und es gibt wohl keinen besseren Zeitpunkt dafür als die Zeit der Schwangerschaft. Schon beim ersten positiven Schwangerschaftstest spüren viele Frauen, wie in ihnen ein mütterlicher Beschützerinstinkt erwacht. Es handelt sich um einen in uns angelegten Urinstinkt, der wiederum sehr stark auf unsere Intuition baut. Er soll dafür sorgen, dass das Baby sicher in unserem Bauch heranwachsen kann und später, wenn es auf der Welt ist, weiterhin beschützt wird. Beobachtet man Muttertiere in der freien Natur, kann man sehen, dass sie schon beim ersten Anzeichen von Gefahr ihren Nachwuchs ohne zu zögern verteidigen.

Intuition ist eine Information, die dich im gegenwärtigen Moment erreicht. Es ist ein Gefühl, das du unmittelbar spürst, wenn du mit einer Person, einem Ort, einer Sache oder einem Umstand konfrontiert wirst. Viele Menschen empfinden Intuition oder Resonanz ganz körperlich. Wenn du die Hebamme kennenlernst, die bei deiner Geburt dabei sein wird, spürst du dann ein Gefühl der Offenheit um dein Herz? Schnürt es dir die Kehle zu? Oder hast du ein Flattern im Bauch? Andere erleben Resonanz oder Intuition als Farben oder Bilder. Achte darauf, was du siehst, wenn deine Doula den Raum betritt – breiten sich vor deinem inneren Auge Blumenfelder oder dunkle Gewitterwolken aus? Es gibt kein Richtig oder Falsch beim Hören auf die eigene Intuition, und bei deinen ersten Versuchen wirst du vielleicht überhaupt nichts fühlen oder sehen. Aber gib nicht auf! Es kann sehr ermutigend sein, im Lauf eines Tages in entscheidenden Momenten deine Intuition zu spüren. Achte darauf, wie du dich fühlst, wenn du jemand Neuem begegnest oder an unbekannte Orte gehst. Die Informationen hinter diesem Gefühl kannst du nutzen, um gute Entscheidungen zu treffen. Achte umgekehrt auch darauf, wie du dich fühlst, wenn du ein Bauchgefühl hast und *nicht* darauf achtest. Glücklicherweise hast du das nächste Mal, wenn sich deine Intuition meldet, die Möglichkeit, dich anders zu entscheiden. Je mehr du auf dein Bauchgefühl hörst, desto stärker wird es. Irgendwann kannst du dich dann ein ganzes Leben lang von dieser wissenden inneren Stimme leiten lassen.

> Resonanz ist die Kunst, das Weibliche zu leben. Wie du dich momentan fühlst, bestimmt, wie du weitermachst. Diese Entscheidung basiert auf Resonanz und nicht darauf, wie es aussieht oder wie es sein sollte.
>
> ROCHELLE SCHIECK

BLOCKIEREN SCHAM UND VERLEGENHEIT DEINE INTUITION?

Dein Selbstvertrauen hängt davon ab, wie gut du die Beziehung zu deiner inneren Stimme pflegst. Dies tust du, indem du zur Ruhe kommst, Stille suchst, dich durch die Praxis achtsamer Bewegung und Berührung mit deinem Körper verbindest und auf dein Bauchgefühl achtest, wenn es sich meldet. Wenn du aufmerksam auf deine Intuition hörst und mit der Zeit merkst, dass du oft genau weißt, was das Beste für dich und dein Baby ist, versuche herauszufinden, wann es dir schwerer fällt, dich mit dieser tief in dir verwurzelten Seite zu verbinden. Viele werdende Mütter berichten, dass sie Verlegenheit oder sogar Scham empfinden, wenn sie das, was ihnen ihre Intuition sagt, offen äußern, und deswegen beginnen, ihr Bauchgefühl infrage zu stellen. Solche Gedanken können dich an den Botschaften deiner inneren Stimme zweifeln lassen. Wenn du im Restaurant ein gut durchgebratenes Steak bestellst und ein blutiges serviert bekommst, denkst du vielleicht: *Ich will keinen Ärger machen, vielleicht ist es ja gar nicht so schlimm. Wahrscheinlich sollte ich es einfach essen, anstatt es zurückgehen zu lassen.* Oder wenn du mit deiner Gynäkologin darüber sprichst, dass du dir eine Geburt ohne medikamentöse Unterstützung wünschst oder die Nabelschnur gerne auspulsieren lassen willst, diese deine Bitte jedoch ablehnt oder dir das Gefühl gibt, dumm oder schlecht informiert zu sein – vielleicht gibst du ihr dann recht und hörst nicht auf deine eigene Intuition. Oder wenn du dich einer Freundin oder einem Familienmitglied gegenüber von deiner verletzlichen Seite zeigst, aber lediglich eine heftige Gegenmeinung zu hören bekommst, die dich an deinen Gefühlen zweifeln lässt. Diese nagenden Zweifel treiben einen Keil zwischen dich und deine Intuition, und ehe du es merkst, hörst du nicht mehr auf sie. Wenn du diesem Muster immer wieder folgst, bist du irgendwann abgeschnitten von deinem wahren Selbst. Doch mit etwas Neugier und Achtsamkeit (indem du wahrnimmst, wann du deine inneren Signale ignorierst) kannst du deine Intuition zu einem Werkzeug machen, das dir während deiner Schwangerschaft und der Geburt verlässlich zur Seite steht.

Stärke dein Kraftfeld

Wenn du mehr auf deinen Bauch hörst, Resonanz wahrnimmst und dich daran orientierst, bemerkst du vielleicht, dass du dein inneres Leitsystem schützen und alles vermeiden willst, was dich aus der Balance bringt oder die Verbindung zu deinem Intuitions-GPS stört. Das ist gut so. Wenn du jetzt in der Schwangerschaft damit beginnst, Nahrungsmittel, Bücher und andere Medien besonders achtsam zu konsumieren, kannst du diesen achtsamen Umgang auch auf Meinungen, Ratschläge und Anleitungen anderer ausweiten, indem du dich nur auf das Hilfreiche einlässt und das weniger Hilfreiche von dir fernhältst. Khefri Riley, Doula und Frauenmentorin, nennt diesen Schutzmechanismus eine »Friedensblase«. »Es liegt in deiner Macht, Schwangerschaft, Geburt und die erste Zeit nach der Geburt bewusst zu gestalten, und eine Möglichkeit, dies zu tun, ist, ein Kraftfeld, ein schützendes energetisches Feld, um dich herum aufzubauen«, erklärt sie. Manche Schwangere begeben sich bewusst in diese schützende Blase, wenn sie Angst oder Negativität auf sich zukommen sehen. »Ich zog mich in eine roségoldene Blase zurück, die beängstigende Statistiken über Spätgebärende von mir fernhielt«, berichtet Alissa Moreno, die ihr drittes Baby einen Monat vor ihrem 44. Geburtstag bekam. »Ich fragte mich: ›Ist diese Information für mich hilfreich oder nicht?‹ Und wenn sich ein Arzt oder eine Ärztin wegen irgendetwas, das mit meiner Schwangerschaft, meinem Geburtsplan oder anderen Entscheidungen zu tun hatte, besorgt zeigte, ließ ich die Angst bei ihm oder ihr.«

> Schwangerschaft, Geburt und Wochenbett sind einschneidende Phasen, während derer man seine innere Souveränität wecken und sich selbst im Feld aller Möglichkeiten zentrieren kann. Bleibe offen, dann wird sich alles gut fügen.
>
> KHEFRI RILEY

Aus energetischer Sicht verhilft dir ein durchlässiges Kraftfeld (in das du nur hineinlässt, was du willst) zu dem ruhigen und offenen Geisteszustand, der für eine entspannte Schwangerschaft und einen reibungslosen Geburtsverlauf unerlässlich ist. Eine deiner Superkräfte als Schwangere besteht in dieser selbst errichteten Grenze zwischen dir und dem Rest der Welt – auch zu deinem Partner, deiner Familie, deinen Freunden und allen, die dich medizinisch betreuen. Spüre die feinen kontinuierlichen Schwingungen um dich herum und blocke mentale und emotionale Störfelder ab, die Angst und Negativität auslösen. Du besitzt die Fähigkeit, dich selbst zu schützen und die Kanäle, die dich mit deiner Intuition verbinden, offen zu halten und gegen Störgeräusche abzuschirmen.

Es sind deine Gefühle, nicht die deines Babys

Du kannst dein Kraftfeld auch nutzen, um deine eigenen Gefühle unter Kontrolle zu halten, damit sie nicht zu deinem Baby vordringen. Stelle dir vor, eine Barriere zu errichten zwischen den übergroßen Emotionen, die zeitweise für Chaos in deinem Kopf sorgen, und deinem Bauch, dem Ort, an dem dein Baby sicher ist. Sage deinem Kleinen, dass Furcht und Angst deine Gefühle sind, du mit ihnen umgehen kannst, und dass es sie nicht übernehmen muss. Du kannst sagen: »Mir geht es gut, dir geht es gut. Ich liebe dich. Es ist alles gut. Es wird uns beiden gut gehen.«

Und wenn es gut läuft?

Wenn du mehr auf deine Intuition hörst, kommst du auch dem näher, was dich wirklich ausmacht. Vielleicht fühlst du dich überfordert, ängstlich oder weißt nicht, wie du dich entscheiden sollst, aber du bist bedeutend mehr als diese Gefühle. Eine Schwangerschaft lässt dich deine wahre Größe erkennen. Ja, du dehnst dich körperlich aus, zugleich hast du die Möglichkeit, auch emotional und energetisch zu wachsen. In diesem sich weitenden Raum, der hinter Sorgen und Ängsten verborgen liegt, findest du eine Seite von dir, die mutig, stark und frei ist. Es ist der Teil deiner Persönlichkeit, der an deine Fähigkeiten glaubt und weiß, dass du wesentlich mehr bist als die Gefühle von Beengtheit, Anspannung und Ängstlichkeit, die dich gelegentlich durchströmen. Nimm diesen offenen Optimismus auf, damit weckst du die Göttin in dir und trittst das uralte Erbe aller schwangeren und gebärenden Frauen an, die es vor dir geschafft haben und dich anleiten, etwas Neues auszuprobieren, eine mutige Entscheidung zu treffen und standhaft an dem festzuhalten, was sich für dich richtig anfühlt.

Halte Ausschau nach positiven Geschichten

Wenn der Geburtstermin langsam näher rückt, achte auf den Tenor der Geburtsgeschichten, die dir vor Augen und zu Ohren kommen. Wenn du ausschließlich problematische Geschichten liest oder hörst, arbeitest du gegen die Entwicklung einer positiven inneren Einstellung an, die in den letzten Wochen der Schwangerschaft, während der Geburt und in den turbulenten ersten Monaten der Mutterschaft von unschätzbarem Wert ist. Von anderen Frauen erzählte ermutigende Geburtsgeschichten können dagegen einen dramatischen Einfluss auf deine Stärke und den Glauben an deine Fähigkeit haben, dieses Baby auf die Welt zu bringen. Positiv heißt nicht beschönigend, aber aufbauend und inspirierend. Es ist extrem wichtig, von den Frauen zu lernen, die vor dir geboren haben. Vielleicht entdeckst du eine neue Atemübung, erfährst aus erster Hand, dass es möglich ist, eine schöne, nahezu interventionsfreie Geburt zu erleben, oder hörst, was eine Hebamme oder eine Doula für dich tun können. Wenn jemand damit beginnt, dir eine schwierige Geburtsgeschichte zu erzählen, setze ihm liebevoll eine Grenze – baue dein Kraftfeld auf. Unterbrich die Person und sage freundlich: »Diese Geschichte hilft mir nicht weiter. Hast du vielleicht noch eine andere, die du mir erzählen kannst?«

Was die Natur zu bieten hat

Sollte es dir schwerfallen, dich mit deiner Intuition zu verbinden, gibt es einfache Wege, wieder Zugang zu deinem inneren Wissen zu finden. »Geh so oft wie möglich raus in die Natur und bleib immer wieder stehen, um den Kontakt deiner Füße mit Mutter Erde zu spüren«, rät Ulrike Remlein. »Mit Mutter Erde verwurzelt zu sein, ist wichtig, um sich geerdet zu fühlen und auf etwas vertrauen zu können, das viel größer ist als die unablässig plappernden Gedanken, Stress und alltägliche Sorgen, die einen so leicht aus der Bahn werfen.« Du kannst eine Wanderung oder einen Spaziergang durch den Park oder deine Nachbarschaft machen. Du kannst im Garten arbeiten, in einem Fluss oder See schwimmen oder barfuß durchs Gras laufen. Draußen in der Natur zu sein, erinnert dich daran, dass du Teil von etwas bist, das größer ist als du und das sich in einem ständigen Schaffens- und Veränderungsprozess befindet.

Um wieder Zugang zu tiefer Weisheit und deinem inneren Kompass zu erhalten, brauchst du nicht außerhalb von dir zu suchen. Der Mutterleib ist das Zentrum der Macht (jeder Mensch auf Erden stammt aus einem Mutterleib), und er ist die Quelle deiner Kreativität sowie unendlichen Vertrauens. »Für mich ist der Mutterleib ein Raum vollkommener Intelligenz«, meint Khefri. »Das Gewebe der Gebärmutter ähnelt dem

MACH DIR DEINE NEGATIVEN VORURTEILE BEWUSST

Wenn du während deiner Schwangerschaft oder der Geburt vor einer Entscheidung stehst, halte für ein paar Atemzüge inne und frage dich, ob deine Wahl auf der Vorstellung basiert, was alles schlecht laufen könnte, oder ob du eher darauf vertraust, dass alles gut gehen wird. Oft ist uns der sogenannte Negativitätseffekt, die tief in unserer DNA verwurzelten negativen Grundannahmen, die uns vor Unheil schützen sollen, gar nicht bewusst. Nimm dir einen Moment Zeit und horche in dich hinein, ob du offen und empfänglich bist für eine positive Erfahrung, oder ob du dich gegen ein katastrophales Ergebnis wappnest, deine Rüstung anlegst, innerlich dichtmachst und vor einer imaginären Gefahr zurückschreckst. Mach dir klar, wie dieses von Angst gesteuerte Agieren dein Bedürfnis nach Kontrolle über die Situation befeuert: Plötzlich bist du verkrampft, eingeengt und weit entfernt von dem entspannten, offenen Zustand, der dir den Weg zu einer leichten Geburt ebnet.

> Der Prozentsatz an Dingen, die während der Schwangerschaft und bei der Geburt schiefgehen können, ist gering. Wenn es doch passiert, ist das verheerend und furchtbar, aber es ist nicht das vordringliche Thema, über das wir sprechen müssen. Sprechen wir stattdessen lieber über die Möglichkeit, dass alles gut gehen wird, und dass du, wenn du in dich hineinhorchst, jede Menge Informationen bekommst, die dich durch den ganzen Prozess geleiten werden.
>
> LAUREN CURTAIN, *Akupunkteurin für Frauengesundheit*

des Herzens und des Gehirns – wir haben eine Art zellulärer Intelligenz in uns. Innerhalb dieses Gebärmutter-Raums befinden sich Millionen von Zellen, die dazu da sind, ein Baby entstehen zu lassen. Wenn wir es auf diese Art betrachten, haben wir Zugang zu jeder einzelnen Information, die wir brauchen. Daher lehre ich Gebärmutter-Meditation, bei der wir in die Ruhe unserer Gebärmutter eintauchen und dem unteren Dreieck unseres Körpers Achtsamkeit schenken, damit wir Zugang zu dieser Kraft bekommen.«

Abgesehen von Periodenschmerzen und etwas Grundwissen über die Schwangerschaft ist es vielen Frauen kaum bewusst, dass sie eine Gebärmutter haben, sie fühlen sich abgeschnitten von ihr, empfinden eine gewisse Scham oder sogar Taubheit in diesem Körperbereich. Dir die Zeit zu nehmen, die Macht deiner Gebärmutter anzuerkennen und wertzuschätzen – in ihr wächst ein Mensch heran, vergiss das nicht! –, hilft dir, Selbstvertrauen aufzubauen und an dich selbst zu glauben. Um dich mit deinem Schoß zu verbinden, platziere deine Hände auf deinem Unterbauch und lass behutsam Liebe in deine Gebärmutter und das Baby in ihr fließen. »Liebe heilt alles«, sagt Ulrike. Spüre diese Liebe und erlaube dir dann, über die in dir wirkende schöpferische Kraft zu staunen.

Wenn eine späte Schwangerschaft das genau Richtige ist

Wenn du mit über 35 schwanger bist, wirst du von manchen Mediziner:innen zu hören bekommen, du seist eine »Spätgebärende« (oder gar eine »Risikoschwangere«). Man geht davon aus, dass du ein erhöhtes Risiko für bestimmte Erkrankungen oder Komplikationen hast, die dich oder dein Baby gefährden könnten. Wenn du bei einem Arzt oder einer Ärztin in Behandlung bist, der oder die dein Alter betont, kennst du bereits all ihre Bedenken. Aber welche anderen Aspekte hat eine späte Schwangerschaft? Frauen in ihren späten Dreißigern und Vierzigern führen oft ein erfülltes Leben, sind finanziell unabhängig, selbstbewusster, zufrieden mit ihrer Beziehung, reifer und besser in der Lage, sich um andere zu kümmern. »Das Alter bringt Stärke und eine gewisse Selbstermächtigung mit sich«, sagt Jenny. »Man ist bewusster, achtsamer, selbstsicherer und kann die Erfahrung in vollen Zügen genießen.«

Auf seine Intuition zu hören und ihr zu folgen, ist nicht immer leicht. Es wird Momente geben, in denen du zu müde, überfordert, verwirrt, verängstigt oder beschämt sein wirst, um das auszusprechen, was du für richtig hältst. In einem solchen Fall versuche, dich noch stärker auf deine eigene Weisheit zu verlassen. Diese innere Orientierungshilfe ist dazu da, dich und dein Baby zu schützen und auch deinem Kleinen etwas beizubringen. Du lebst deinem Kind Selbstvertrauen vor, wenn du den Mut aufbringst, auf dich selbst zu bauen, wenn sonst niemand an dich glaubt. Versuche es einfach. Wenn du nervös, besorgt, zweifelnd oder instabil bist, gib dich der Liebe zu deinem Baby noch mehr hin – und lass dir von dieser Liebe dabei helfen, die Stärke aufzubringen, all denen zu widerstehen, die es wagen, deine Intuition anzuzweifeln, egal, wie einschüchternd sie auch sein mögen. Auf diese Weise behauptest du dein Recht, als Mutter wie eine Königin behandelt zu werden.

Schatz
VIER

DAS GESCHENK DER NÄHE

DIE ERSTEN DREI SCHÄTZE haben dich auf eine Reise nach innen geführt, auf der du entdeckt hast, wie Stille dir dabei hilft, dich zu öffnen, zu entspannen, dich mit deinem Körper anzufreunden, dich mit seinen großartigen Fähigkeiten zu verbünden und mehr Vertrauen in dich selbst zu entwickeln. Auf diese Weise gestärkt, breitest du nun deine Arme aus, um zu empfangen – denn obwohl dies deine persönliche Reise ist, sollst du sie nicht allein unternehmen! Dies ist ein weiteres Paradox von Schwangerschaft und Mutterschaft: Du bist zwar in der Lage, unermüdlich weiterzumachen und dich um deinen sich ständig verändernden Körper und deine wechselhaften Gefühle selbst zu kümmern, doch es steht dir zu, dich dabei von anderen halten und unterstützen zu lassen.

Der Weg durch die Schwangerschaft kann Überraschungen und Momente bereithalten, in denen du den Halt zu verlieren drohst. Du wirst an deinem Körper eigenartige Veränderungen feststellen, geschwollene Körperteile, die noch nie zuvor geschwollen waren, seltsame Schmerzen oder merkwürdigen Ausfluss, der dir peinlich ist, und der die Frage aufwirft, ob das »normal« ist. Und keiner sagt einem zuvor, welche Emotionen sich Bahn brechen. Alte, längst vergessene Geschichten können wieder hochkommen – auch Zweifel an deiner Fähigkeit, ein Kind zur Welt zu bringen oder eine tolle Mutter zu sein. Es wird Tage geben, an denen du dich fragst, wie es sein kann, dass dieser archaische Akt der Fortpflanzung so voller Ungewissheiten steckt. »In der Schwangerschaft irren Frauen durch ein Labyrinth, in dem ihnen bewusst wird, sterblich zu sein, sich dann unsterblich zu fühlen und dann wieder sterblich«, stellt die zertifizierte Doula Haize Hawke fest. »Das ist eine unglaubliche Gratwanderung. Sie kann transformierend, aber auch beängstigend sein, wenn man keine Unterstützung hat.«

Echte Vertrautheit ist in unserer modernen Welt rar. Viele von uns leben weit entfernt von Familie und Freunden und verlassen sich, mehr als ihnen bewusst ist, auf den Kontakt über Bildschirme und soziale Medien. Aber eine Schwangerschaft verlangt nach starken, echten menschlichen Beziehungen. Erinnere dich an unseren ersten Rat **Geh behutsam mit dir selbst um** (Seite 35), in dem wir davon sprechen, dass schwangere Frauen von anderen gesehen und unterstützt werden sollten. Die eigenen Gedanken, Sorgen, Ängste und Hoffnungen mit einem anderen Menschen zu teilen, hat unschätzbar positive Auswirkungen. Es ist genauso wichtig, wie ausreichend zu trinken, frische, nährstoffreiche Lebensmittel zu essen und regelmäßige Ruhepausen einzulegen.

Es mag ganz einfach erscheinen, aber wenn eine werdende Mutter sich so sicher fühlt, dass sie ihr Herz einem anderen Menschen öffnet, ist das ein beinahe magischer Vorgang. Die Schwangerschaft ist eine zutiefst emotionale Zeit. Sie kann vieles zutage fördern, vielleicht mehr als du beim Abschluss dieses unsichtbaren Vertrags über deine Mutterschaft vereinbart hast. Möglicherweise hast du mit unbewältigten Geburts- oder Kindheitserlebnissen zu kämpfen oder sogar mit Traumata, die du von deinen Ahninnen übernommen hast. Möglicherweise brechen Angst, Scham, Verwirrung oder

Überwältigung in Wellen über dich herein. Diesen Gefühlen eine Stimme zu geben, ist eine der wirksamsten Methoden, um sie an die Oberfläche zu bringen, damit sie sich durch dich hindurchbewegen können, anstatt sich tiefer in dein Herz und deine Psyche einzugraben. Manchmal kann das Aussprechen von Dingen wiederkehrende Selbstzweifel in Luft auflösen. Sich in einer sicheren Atmosphäre mitzuteilen, in der zumindest eine Person, der du vertraust, anwesend ist, ist eine Möglichkeit, dich selbst besser zu verstehen. »Wenn wir reden dürfen, ohne unterbrochen zu werden, lernen wir viel über uns selbst – besonders wenn wir wissen, dass jemand wirklich zuhört, ohne zu urteilen«, berichtet Davi Khalsa. »Es bewirkt, dass wir bereit sind, unsere verborgensten Gefühle zu offenbaren.«

Diese Momente höchster Vertrautheit können ganz unterschiedlich aussehen und sind ein wichtiger Bestandteil einer gesunden und selbstbestimmten Schwangerschaft. Vielleicht fühlst du dich beim Blick in die freundlichen Augen deiner Hebamme, Doula, Freundin oder eines Familienmitglieds unterstützt. Sie helfen dir, beängstigende Gefühle zu verarbeiten, und lindern die Einsamkeit, unter der Schwangere nicht selten leiden, obwohl sie von anderen Menschen umgeben sind. Manchmal brauchst du aber auch einfach nur einen Ansporn oder eine Aufheiterung – jemanden, der dich daran erinnert, dass du es toll machst, auch wenn du wie eine Ente einherwatschelst, deinen Partner im Lauf des Vormittags schon vier Mal angeschnauzt und seit Wochen keine Wäsche mehr gewaschen hast.

> Wenn wir uns zusammentun und uns unsere Geschichten erzählen, wenn wir unsere süße Medizin während unserer Schwangerschaften miteinander teilen und sie nach der Geburt verarbeiten, erschaffen wir einen vernetzten Raum, in dem wir uns gegenseitig heilen, und indem wir das tun, heilen wir auch die zukünftigen Generationen.
>
> KHEFRI RILEY

In **Schatz DREI** hast du ein Kraftfeld aufgebaut, das negative Energien von dir fernhält und dein Selbstvertrauen stärkt. Jetzt besteht deine Aufgabe darin, ein Ventil für deine Ängste und Sorgen zu finden. Behältst du sie für dich, werden sie gegen die Mauern deiner Isolation prallen und immer mächtiger werden. Findest du aber für quälende Gedanken ein Ventil, verlieren sie ihre Kraft und bewegen sich leichter durch dich hindurch. Dich so weit zu öffnen, fühlt sich vielleicht ungewohnt und unsicher an, aber denke daran, dass sich in der Schwangerschaft alles ums Erweitern und Wachsen dreht – das deiner Taille, das deines Herzens und auch um dein geistiges Wachstum: Du nimmst jetzt Gedanken und Informationen auf, die dich auf deinem Weg als Mutter unterstützen. Ständig verlässt du deine Komfortzone und entdeckst auf deinem Weg neue Seiten an dir.

Viele von uns führen ein extrem unabhängiges Leben und tragen ihre Fähigkeit, alles allein zu schaffen, wie ein seltsames Ehrenzeichen vor sich her. Viele Frauen haben inzwischen das Gefühl, ihre eigene Verletzlichkeit zu offenbaren, wenn sie um Hilfe bitten oder ein Bedürfnis äußern. Schließlich wird von der modernen Frau erwartet, »alles« zu schaffen. Aber sich Hilfe für das zu suchen, was die eigenen Kapazitäten, auch die Fürsorge des eigenen Partners, übersteigt, kann dir unglaublichen Auftrieb geben.

»Im Westen sind alle so extrem unabhängig, aber Frauen brauchen einen Kreis von Unterstützer:innen«, sagt Robin Lim in ihrer Klinik auf Bali. »Ich weiß, dass die Frauen hier manchmal neidisch sind auf diese Unabhängigkeit, doch sie haben dafür eine echte Gemeinschaft.« Achte beim Zusammenstellen deines Unterstützungsteams darauf, dass die Menschen, die dich in deiner Schwangerschaft stärken werden, dir keine ungebetenen Ratschläge erteilen wollen, dir gut zuhören können und nicht alles von vornherein besser wissen. Sie sind liebenswürdig, auf dein Wohl bedacht und geben dir den Raum, so zu sein, wie du wirklich bist. Es sind die Menschen, die deine weibliche Kraft und dein Wissen widerspiegeln; sie glauben an deine Fähigkeiten und vertrauen darauf, dass du selbst dann, wenn du dich verloren, verwirrt oder überfordert fühlst, den Weg findest, der für dich und dein Baby am besten ist. Die Schwangerschaft bietet dir die Chance für eine ganz besondere Art der Verbindung – sie kann dich für immer verändern.

Wer ist in deinem Team?

Zu deinem Team gehören zunächst die Menschen, die dich professionell während deiner Schwangerschaft und bei der Geburt betreuen. Die Menschen, die du auswählst, um dich durch diese unglaublich wichtige Zeit in deinem Leben zu begleiten, haben großen Einfluss darauf, wie du sie erlebst. Momentan arbeitest du wahrscheinlich mit einem oder mehreren Personen zusammen, einer Gynäkologin oder einem Gynäkologen, die oder der dich bei der Geburt im Krankenhaus unterstützt, einer Hebamme, die dir bei einer Geburt zu Hause oder im Geburtshaus zur Seite steht oder einer Kombination aus beidem. Möglicherweise hat dein Partner auch andere Vorstellungen von Betreuung als du.

Es gibt viele Optionen, ein Team zusammenzustellen, das dich während der Schwangerschaft und bei der Geburt unterstützt. Die Wahl deines Teams – mit einer Ärztin oder einem Arzt, einer Hebamme oder einer Hebammengruppe, vielleicht in Kombination mit einer Doula – ist ein wichtiger erster Schritt. Sie werden diejenigen sein, die dir dabei helfen, dein Baby sicher auf die Welt zu bringen. Du wirst plötzlich eine unglaublich intime Beziehung zu ihnen haben, was großes Vertrauen in ihre Weisheit und ihr Fachwissen voraussetzt. Um ein gutes Gefühl zu haben, ist es wichtig, dass du dich mit Menschen zusammentust, die mit deiner Herangehensweise und Philosophie auf einer Linie sind und dich bei deinen

> Die wichtigste Botschaft, die unsere Hebammen den Müttern in der Schwangerschaft übermitteln, ist diese: »Wir glauben an dich«.
>
> ROBIN LIM

individuellen Bedürfnissen und Wünschen unterstützen. Möglicherweise bist du leidenschaftliche Verfechterin einer Geburt ohne medikamentöse Unterstützung, dem Auspulsieren der Nabelschnur, oder du wünschst dir eine Periduralanästhesie. Vielleicht willst du eine Wassergeburt oder möglichst wenige diagnostische Tests während der Schwangerschaft, oder du möchtest nach der Geburt einige Nächte zu Erholung im Krankenhaus bleiben.

Es gibt viele Arten, ein Kind zu gebären

Bei ihrem ersten Baby ging meine Co-Autorin Marisa einen Kompromiss mit ihrem damaligen Ehemann ein. Sie entband im Krankenhaus und wurde von einem Hebammenteam unterstützt. Damit fühlten sich beide wohl. Meine Co-Autorin Amely arbeitete mit einer Gruppe von Hebammen in einem Geburtshaus zusammen, blieb aber, als die Wehen einsetzten, noch eine Zeit lang zu Hause. Unsere Fotografin Jenny musste einen anderen Weg einschlagen und hatte aus Sicherheitsgründen einen geplanten Kaiserschnitt. Mein erstes Kind kam bei einer Wassergeburt in einem Krankenhaus mit Hilfe meiner hervorragenden Hebamme Hilary zur Welt. Meine zwei weiteren Kinder habe ich zu Hause mit meiner altbewährten Hebamme Davi geboren. Meine sehr geschätzte Doula Khefri war bei den ersten beiden Geburten dabei – wobei sie die zweite um ein Haar verpasst hätte, da sie weniger als drei Stunden dauerte! Obwohl wir unterschiedliche Geburten hatten, konnten wir alle auf die Unterstützung durch einen Kreis von Menschen bauen, die sich um uns kümmerten, uns umsorgten und uns Kraft gaben.

Ob du dich am Ende für die Zusammenarbeit mit einer Hebamme oder mit einer Gynäkolog:in entscheidest – jetzt ist die Zeit, auf dein Bauchgefühl zu hören und dir selbst zu vertrauen, damit du die Schwangerschaftsbetreuung findest, die deinen Vorstellungen entspricht. Die optimale Betreuung vor der Geburt basiert darauf, dass Entscheidungen gemeinsam gefällt werden. Dies bedeutet, dass du umfassend über die Risiken und Vorteile sämtlicher Tests und Eingriffe informiert wirst und die Entscheidungen, die du für dich und dein Baby triffst, respektiert und unterstützt werden. Die Betreuer:innen geben dir den Raum, deine Gedanken und Gefühle zu jedem Zeitpunkt offen zu äußern. Auf diese Weise bildet ihr ein echtes Team, in dem allen am Herzen liegt, dich während der Schwangerschaft und bei der Geburt optimal zu unterstützen, damit alles gut läuft. »Unsere Rolle besteht darin, die Frauen auf ihrem Weg zu begleiten«, bestätigt Davi, die seit 20 Jahren als Hebamme tätig ist. »In meinen Augen ist die wichtigste Aufgabe einer Hebamme, einer Frau zu ermöglichen, sich frei zu äußern, ihr zuzuhören und sie zu fragen, wie sie sich fühlt. Es ist für jeden Menschen extrem wichtig, gehört zu werden.«

Es gibt kein falsches Schwangerschaftsvorsorgemodell. Das Hebammenmodell basiert allerdings auf der jahrhundertealten Erfahrung der Betreuung von Frau zu Frau. Hebammen treffen immer eine sorgfältige Einschätzung, um ein hohes Risiko für die Gebärende auszuschließen und um ihre individuellen Bedürfnisse und Bedenken zu verstehen. »Wir möchten, dass du uns ohne Scheu sagst, ob du Vorlieben hast oder es Dinge gibt, die du bei der Geburt wünschst oder ablehnst«, erklärt Robin Lim. »Wir schauen der Mutter immer in die Augen und sagen: ›Lass es uns wissen‹.« Allerdings ist ein Schwangerschaftsvorsorgeteam für manche Frauen ein echter Luxus. Manche Schwangere sind durch die geografische Lage ihres Zuhauses oder fehlende finanzielle Mittel eingeschränkt. Solltest du das Gefühl haben, dass dir deine Schwangerschaftsbetreuer:innen nicht das Maß an Aufmerksamkeit oder Fürsorge entgegenbringen, das du dir wünschst, gibt es andere Möglichkeiten, dir während Schwangerschaft und Geburt Unterstützung zu holen. Falls es dein Budget zulässt, kannst du eine Doula engagieren, deren Hauptaufgabe darin besteht zu gewährleisten, dass du dich während der Geburt sicher, gehört und unterstützt fühlst. Vielleicht ist es aber auch ein vertrauter Mensch aus deinem Freundes- oder Familienkreis, auf dessen Hilfe du besonders baust. (Dann sollte sich der- oder diejenige möglichst über die Abläufe von Schwangerschaft und Geburt einlesen, damit er oder sie dich gut unterstützen kann.) Wie auch immer du dich entscheidest, es liegt größtenteils in deiner Hand, ob deine Schwangerschafts- und Geburtserfahrung so sein wird, wie du es dir vorstellst, indem du dich umfassend informierst und deine Rechte kennst. »Ich war eine Detektivin in eigener Sache«, erzählt die Mutter Jenny. »Ich informierte mich so genau wie möglich und suchte dann nach Fachleuten, die meine Bedenken ernst nahmen – dann schaute ich, ob ihre Antworten sich mit meinen Ansichten und meiner Intuition deckten.«

> Meine Tochter schickt ihren Hebammen jedes Jahr an ihrem Geburtstag Blumen. Sie ist dankbar, weil sie weiß, dass ich eine unglaubliche Geburt hatte und daher auch *sie* eine unglaubliche Geburt hatte.
>
> ROBIN LIM

Errichte dein Dorf

Wenn es ein Dorf braucht, um ein Kind großzuziehen, dann braucht es auch ein Dorf, um eine Frau in ihrer Schwangerschaft und an der Schwelle zur Mutterschaft zu unterstützen. Für die junge Mutter zu kochen, ältere Geschwisterkinder zu versorgen oder nach dem Baby zu schauen, damit die Wöchnerin duschen oder ein Nickerchen machen kann, sind auf der ganzen Welt verbreitete Hilfestellungen. Diese Hilfe von Außenstehenden zu bekommen, ist von unschätzbarem Wert, wenn man ohnehin mit Schlafmangel, Hormonschwankungen, Stillproblemen oder Hunger zu kämpfen hat. Doch gibt es da noch eine andere Art, einer Mutter unter die Arme zu greifen, die vielleicht noch wichtiger ist. Findet sich auch nur *eine* Person, die sich einen Moment Zeit nimmt, einer frischgebackenen Mutter in die Augen zu schauen und sie zu fragen, wie es ihr geht, kann dies enormen Einfluss auf deren mentales und emotionales Wohlbefinden haben.

In *Die ersten vierzig Tage* ermutigen wir werdende Mütter, sich schon bevor das Baby da ist, spätestens aber im dritten Trimester, ein Team von Helfer:innen zu suchen. Auch hier empfehlen wir das, hoffen aber, dass Schwangere bereits in den ersten Wochen ihrer Schwangerschaft bis in die ersten Wochen nach der Geburt hinein einen Kreis von Menschen um sich scharen, die ihnen beistehen. Dies ist ein zentraler Aspekt im behutsamen Umgang mit dir selbst. (Blättere zu den **vier Einsichten** zurück, die ab Seite 35 zu finden sind, und rufe dir diesen wichtigen Aspekt in Erinnerung.) Vielleicht bekommst du diese Unterstützung auch nur von einer einzigen vertrauten Person, die dich genau da abholt, wo du gerade bist, die weiß, was du gerade brauchst und dir einen Teil der Last von den Schultern nimmt. Die sorgsam ausgewählten Dorfmitglieder erwarten nicht, von dir bewirtet, umsorgt oder emotional unterstützt zu werden. Sie sind unabhängig von deiner momentanen Tagesform – egal, ob du gereizt, besorgt, glücklich, schmerzgeplagt oder hoffnungsvoll bist – für dich da. Wenn du mit diesen Menschen zusammen bist, muss du dich nicht hinter einer schützenden Fassade verstecken und keine Erwartungen erfüllen.

> In psychologischer Hinsicht wird es immer deutlicher, dass uns dieses Dorf fehlt. Viele Frauen arbeiten, als seien sie nicht schwanger, und erfüllen alle ihre Pflichten. Es gibt nicht viel Fürsorge für eine schwangere Frau. Doch es ist definitiv eine besondere Zeit, in der ein menschliches Wesen in einem heranwächst, und es sollte nicht von einem erwartet werden, so viel zu tun! Wie wäre es, wenn eine Schwangere Schwestern, Verwandte und Freund:innen hätte, die sich um *sie* kümmern?
>
> LAUREN CURTAIN

Manchmal braucht es einen Profi

Ein Paar Ohren, die einem aufmerksam zuhören, sind von unermesslichem Wert, doch gibt es in der Schwangerschaft manchmal Momente, die mehr erfordern, als ein guter Freund oder eine gute Freundin geben können. In deiner Schwangerschaft, aber besonders im ersten Trimester, betrittst du Neuland voller Ungewissheiten und zögerst vielleicht, deine ambivalenten Gefühle anderen mitzuteilen. Speziell die ersten Wochen können schwierig sein. Du machst sowohl körperlich als auch emotional massive Veränderungen durch, die für die Außenwelt noch nicht sichtbar sind. Wenn du die Schwangerschaft bis zum Beginn des zweiten Trimesters für dich behältst und dein Herz im einen Moment Luftsprünge macht, während es dir im nächsten in die Hose rutscht, fühlst du dich mit deinen Sorgen und Nöten womöglich noch einsamer und stärker isoliert. »Die Schwangerschaft kann hart sein, und manchmal haben Frauen nicht die Möglichkeit, darüber zu sprechen«, stellt Lauren Curtain fest. »Viele Frauen erzählen nicht einmal ihren Freund:innen, wie sie sich fühlen, weil sie ihnen nicht zur Last fallen wollen. Sie stehen es allein durch, was wirklich traurig ist. Vielleicht aber findet sich eine vertrauenswürdige Person, die sie unterstützt und ihnen den Raum gibt, darüber zu sprechen, wie es ihnen geht. Dies ist in der gesamten Schwangerschaft wichtig, aber besonders im ersten Trimester.«

Wir brauchen ganz dringend dieses Netz aus Fürsorge. Gleichgesinnte Menschen, die zu uns sagen: »Natürlich, ich begleite dich auf diesem Weg«.

ROCHELLE SCHIECK

Neben dem Herzflattern im ersten Trimester kann die Schwangerschaft eine Reihe von tief sitzenden komplexen Gefühlen ans Tageslicht holen. Beim Erkunden von **Schatz DREI** hast du vielleicht schon bemerkt, dass deine Sensibilität und Intuition nie ausgeprägter waren. Doch Hand in Hand mit ihnen gehen Gefühle, die dich vielleicht zu überwältigen drohen. Die Schwangerschaft ist eine einschneidende Initiation, die Ängste und ungelöste Traumata an die Oberfläche befördern kann. Vielleicht hattest du große Schwierigkeiten, schwanger zu werden. Sollte dies der Fall sein, hast du jetzt möglicherweise Schwierigkeiten, dich entspannt auf diese Erfahrung einzulassen. Vielleicht wolltest du dein Baby allein bekommen und zweifelst nun an deiner Entscheidung. Oder es gibt in deiner Partnerschaft ungeklärte Punkte, und du fragst dich, wie ihr beide als Eltern sein werdet. Vielleicht hast du eine problematische Beziehung zu deiner Mutter und fragst dich, ob es deinem Kind ähnlich ergehen wird. Vielleicht hast du eine oder mehrere Schwangerschaften abgebrochen und spürst nun, wie bedeutsam es ist, dieses Mal den Weg weiterzugehen. Möglicherweise hast du ein Baby verloren und sorgst dich, ob deine Schwangerschaft gut verlaufen wird. Sollte eines dieser Themen dir großen Stress verursachen, ist es klug, eine Gesprächstherapie, Beratung oder spirituelles Mentoring (oder eine somatische Therapie, bei der der Fokus mehr auf Körperarbeit liegt) in Anspruch zu nehmen – nicht unbedingt mit dem Ziel, alles aufzuarbeiten, sondern eher, wie Lauren es erklärt, »um dir dabei zu helfen, zu erkennen, wer du wirklich bist, indem man dir intensiv zuhört«.

Möglicherweise ist es schwer, die in der Schwangerschaft auftauchenden problematischen Gefühle zu benennen, da sie sich einer einfachen Kategorisierung wie

»Angst vor der Geburt« oder »Sorgen, ob das Geld reichen wird« entziehen. Dies liegt daran, dass schwanger zu sein, sich anfühlen kann, wie eine verborgene Tür zu entdecken, die zu einem unbekannten Zimmer unter deinem Haus führt. Dieser Ort ist ein Teil von dir, aber er ist dunkel und furchteinflößend. Dort befinden sich deine unbewussten Ängste und ungelöste Traumata (das Trauma deiner eigenen Geburt, Kindheits- oder Sexualtraumata). Sie können Teil deiner eigenen Vergangenheit oder von deiner Familie an dich weitergegeben worden sein.

Es erfordert Mut, Licht in die staubigen Ecken dieses unterirdischen Raums zu bringen, aber die einzige Möglichkeit der Heilung besteht darin, die Schatten durch das Licht des Bewusstseins zu vertreiben. Der Wunsch nach Heilung ist der erste und mutigste Schritt. Sobald du ihn getan hast, ist es gut, sich professionelle Hilfe zu holen. »Wenn es sich beängstigend anfühlt, schwanger zu sein, oder wenn viele unangenehme Dinge auftauchen, ist es vielleicht ratsam, mit jemandem zu arbeiten, der dich dabei unterstützt, ein Trauma zu lösen«, meint Ulrike Remlein, die Frauen bei der Bearbeitung sehr tief sitzender Themen unterstützt. »Du brauchst jemanden, der versteht, dass ein menschliches Wesen nicht nur aus dem Körper, ein paar Gefühlen und Gedanken besteht, sondern ein spirituelles Wesen ist, das eine zutiefst menschliche Erfahrung durchlebt.«

> Nach unserer Erfahrung ist es vernünftig, jemanden hinzuzuziehen, wenn eine Frau Angstgefühle hat, die sehr schwerwiegend – also wirklich übermächtig – sind.
>
> DAVI KHALSA

Du erhältst bei der Bewältigung problematischer Gefühle im Idealfall auf mehreren Ebenen Hilfe: sowohl therapeutische als auch die von guten Freund:innen. Du musst das nicht allein durchstehen. Das Ziel der Auseinandersetzung mit diesen verletzlichen Seiten tief in deinem Inneren besteht darin, diese Gefühle an die Oberfläche zu holen, um sie dann gehen zu lassen. Traumata werden im Körper gespeichert, daher ist jede Art von Bewegung eine wunderbare Ergänzung deiner Therapie. Yoga, Tanzen, Spazierengehen, Schwimmen oder körperfokussierte Methoden wie sanfte Chiropraktik, Cranio-Sacral-Therapie, Reiki und Massage bieten hervorragende Möglichkeiten, die Auflösung problematischer Emotionen zu unterstützen. »Wir wollen alles tun, was dabei hilft, entspannt und im Körper präsent zu sein«, unterstreicht Ulrike.

Auch das Führen eines Tagebuchs kann dir beim Loslassen negativer Gefühle helfen. Schlage eine leere Seite auf und lass es fließen. Das ist der geschützte Raum, in dem du alles, wirklich alles, rauslassen kannst. Fordere dich selbst heraus, dich zu öffnen – unzensiert und ohne Hemmungen. Schreibe, zeichne, kritzle – lass es einfach raus. Vielleicht schreibst du über drei Seiten in riesigen Großbuchstaben »AHHHHHHHHHH!«. Mach es dir bewusst, falls beim Schreiben Schamgefühle auftauchen. Scham ist eine tückische Emotion, die sich immer dann anschleicht, wenn man sie am wenigsten erwartet, und einen daran hindert, seine Gefühle in ihrer ganzen

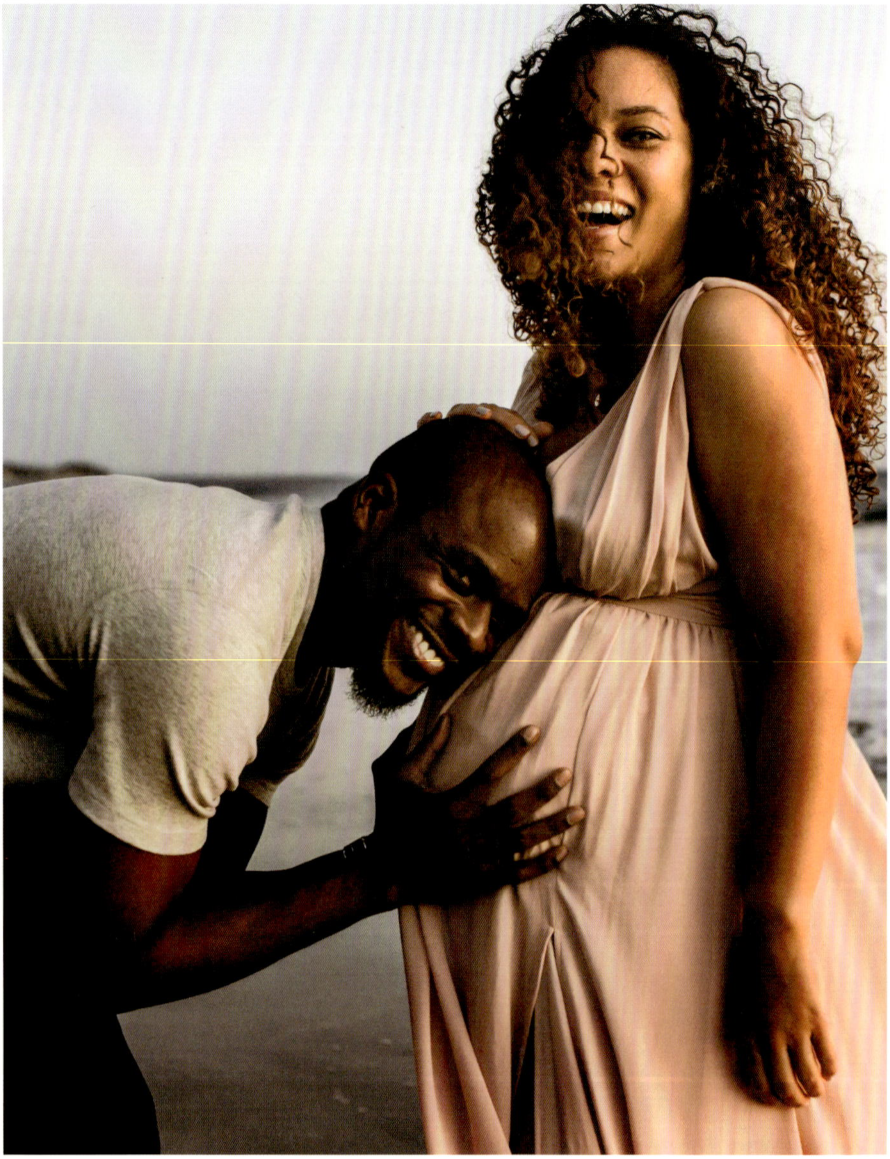

Tiefe zu durchleben. Solltest du wegen deiner Bedenken, eine gute Mutter zu sein, Scham empfinden, wirst du nicht zum Kern dieser Bedenken vorstoßen und sie nicht auflösen können. Es ist völlig natürlich, Scham zu empfinden. Sich seine Scham einzugestehen, ist eine wirksame Möglichkeit, dieses Gefühl durchzuarbeiten, um zu den tiefer liegenden Themen zu gelangen. Mach es dir auch bewusst, wenn du über dich selbst urteilst.

Nähe in der Partnerschaft

Das Dorf, das du um dich versammelst – jegliche Kombination aus Hebamme, Gynäkolog:in, Doula, Freund:innen, Familie und Therapeut:innen – ist da, um dir auf deinem Weg durch die Schwangerschaft und bei der Geburt zur Seite zu stehen. Eine solche Fürsorge zu erfahren, ist nicht nur für dich selbst eine Wohltat, sondern auch für deine wichtigste Beziehung. Menschen zu haben, denen du vertraust und auf die du dich verlassen kannst, kann euch Luft verschaffen, damit eure Partnerschaft tief empfunden, innig und erfüllt bleibt. Es passieren erstaunliche Dinge, wenn man von seinem Partner nicht erwartet, immer alles für einen zu sein. Die Schwangerschaft ist eine wunderbare Zeit, um noch mehr Nähe zueinander aufzubauen. Sicher wirst du angesichts der körperlichen Veränderungen und Hormonschwankungen nicht die ganze Zeit Lust haben, diese Nähe auf sexueller Ebene auszuleben. Doch es gibt viele andere Möglichkeiten, sich in der Schwangerschaft nahe und auf dem Weg zur Elternschaft Liebende zu bleiben.

Für deinen Partner ist es wichtig, zu wissen, dass echte Nähe dann entsteht, wenn ihm bewusst ist, dass es eine große Verantwortung ist, einer Schwangeren Halt zu geben. Es wird Tage geben, an denen er das Gefühl hat, es nicht richtig machen zu können. In solchen Momenten ist es hilfreich, mehr über Schwangerschaft zu wissen. Lass ihn die Stelle über das Ansteigen des *Vata* lesen (Seite 36), das bei Schwangeren zu Wankelmütigkeit, Ängstlichkeit und manchmal zu Gereiztheit führen kann. Schlage ihm behutsam vor, mit dir so umzugehen, wie mit einem Wetterumschwung oder dem Wechsel der Jahreszeiten – vorbereitet, aber ohne feste Vorstellung davon, wie es genau sein wird und ohne die unangenehmen Momente persönlich zu nehmen.

Ob es einem nun gefällt oder nicht, bei den (unvermeidlichen) Beziehungsproblemen ist es das Beste, der werdenden Mutter nachzugeben. »Zu den werdenden Papas sage ich, dass Mama in der Schwangerschaft immer recht hat!«, erzählt Davi Khalsa. Sie erklärt, dass die Reizbarkeit der Mutter zunehmen kann, genauso wie ihre Zukunfts- oder Geldsorgen, aber dass es nicht immer hilfreich ist, jeden Punkt logisch ausdiskutieren zu wollen. Manchmal ist es das Beste, seine schwangere Partnerin in den Arm zu nehmen und zu sagen: »Liebste, wir finden für alles eine Lösung«.

Eine einfache Übung, um Nähe aufzubauen

Siddhi Ellinghoven empfiehlt Paaren diese einfache Übung – sie eignet sich für jede Phase der Schwangerschaft, beginnend mit der Empfängnis. »Nähe bedeutet, dass ›du tief in mich hineinsiehst‹«, erklärt sie. »Macht ein Paar diese Übung am Morgen, wird es den ganzen Tag über eine Verbindung zueinander haben.«

- Kniet euch hin, so dass sich eure Knie berühren. Nimm seine oder ihre Hände in deine und lass sie auf den Knien ruhen.
- Schaut euch vier Minuten lang in die Augen. Falls euch nach Kichern, Reden, Wegschauen oder Wegdrehen ist, atmet einfach und seid neugierig – könnt ihr verbunden bleiben? Wie fühlt es sich an, wenn ihr den peinlichen Moment überwunden habt?
- Wenn ihr wollt, könnt ihr eure Hände im Lotus-Mudra zusammenführen. Ihr bringt zunächst eure Hände in die Gebetshaltung. Die Handballen bleiben zusammen, Daumen und kleiner Finger berühren sich, während Zeige-, Mittel- und Ringfinger sich wie eine Lotusblüte öffnen. Lasst eure kleinen Finger die kleinen Finger eures Gegenübers berühren.

Schwangere verdienen besonders viel Fürsorge und Respekt, doch selbstverständlich müssen sich beide Partner darum bemühen, in der Schwangerschaft eine Verbindung aufzubauen. Dein Partner kann keine Gedanken lesen. Dir das klarzumachen, hilft ihm, dich zu unterstützen. Es erleichtert die Sache, wenn du offen darüber sprichst, was bei dir los ist. Eröffne ihm einen Einblick in deine Welt, erkläre ihm, wie du dich emotional und körperlich fühlst und was sich für dich verändert. Es hilft, wenn du dich als Schwangere in die Lage des Beobachters versetzt, der diese Erfahrung nicht unmittelbar selbst macht. Es ist auch sein Kind, doch kann er nicht wissen, wie es sich anfühlt, ein Kind im eigenen Körper auszutragen. Kannst du ihn an deiner Erfahrung teilhaben lassen? Lass Feingefühl walten, während du ausprobierst, auf welche Weise du dich deinem Partner gegenüber mitteilen kannst. Wenn du zu viel preisgibst, kann dies eure Beziehung unnötig unter Druck setzen und belasten. Denke daran, dass auch dein Team von Helfern für wirklich wichtige Dinge da ist. Kannst du die Last auf euren Schultern verteilen, ohne dass dadurch die Intensität eurer Gefühle leidet? Solltest du dich gerade durch schwierige Themen arbeiten, kann es hilfreich sein, ihm zu sagen, dass du dir von anderen helfen lässt, um eurer Beziehung nicht zu viel aufzubürden.

> Achte darauf, dass dich Menschen betreuen, von denen du dich gehört fühlst und bei denen deine Stimme Gewicht hat und respektiert wird. Alles, was eine Schwangere sagt, ist heilig und sollte auch genauso gewertet werden.
>
> KHEFRI RILEY

Die Schwangerschaft ist auch die Zeit, um mit deinem Partner darüber zu sprechen, wie er sich damit fühlt, dass sich eure Familie um ein Mitglied erweitert. Es ist sinnvoll, sich schon in der Schwangerschaft die Zeit zu nehmen, wichtige organisatorische Fragen zu klären, wie euer Leben in den ersten Monaten mit dem neugeborenen Baby aussehen wird. Jetzt ist auch der richtige Zeitpunkt, um deinem Partner den Raum zu geben, darüber zu reden, wie er sich damit fühlt, (wieder) ein Kind zu bekommen. Jeder hat seine eigenen Hoffnungen, Sorgen oder Ängste. Kannst du dir genug Zeit nehmen, um von ihm zu erfahren, wie er das Ganze empfindet?

Es ist unvermeidlich, dass auf eurem Weg zur Elternschaft auch ein paar Steine liegen. Unser Freund und einer der weisen Menschen in diesem Buch, Damian Hagglund, erfuhr in der Schwangerschaft seiner Frau, wie sehr es zu ihrer Ausgeglichenheit beitrug, dass die beiden Konflikte so schnell wie möglich lösten. »Aus Sicht eines Ayurveda-Heilpraktikers führt alles, was man in sich hineinfrisst, dazu, dass die Hitze im Körper zunimmt und der Cortisolspiegel ansteigt, was auch dem Baby im Mutterleib nicht zuträglich ist. Dies hatte ich im Hinterkopf, und wenn irgendetwas war, ließ ich alles stehen und liegen, stellte Augenkontakt zu ihr her und klärte es sofort. Wir erkannten, dass körperliche Nähe der Schlüssel war: beim Reden Händchen zu halten, sanfter als normal miteinander zu sprechen und offen meine Rolle in einem Konflikt zuzugeben. Schon dieses Eingeständnis löste viele Probleme.«

Den Verlust eines Babys gemeinsam durchstehen

Jede Frau, die bereits eine Fehlgeburt erlitten hat, weiß um den Strudel aus Gefühlen, in den man gezogen wird, und kennt die bodenlose Trauer, Leere, Enttäuschung oder sogar Schuld und Scham, die man verspürt. Dieser Gefühlssturm droht einen völlig umzuhauen, ohne zu wissen, ob man sich jemals wieder wie man selbst fühlen wird. Menschen, die eine solche Trauer erleben, fühlen sich schon beim Gedanken, irgendetwas zu unternehmen, völlig überfordert. Doch sich in das Labyrinth der Schwangerschaft zu begeben, heißt, anzuerkennen, dass alles möglich ist. Sollte es anders laufen als erhofft, muss man zunächst einmal gar nichts tun, außer sich selbst die Zeit zu geben, die man für seine Trauer braucht. Während der innere Heilungsprozess eine sehr persönliche Sache ist, ist Trauer etwas, das man am besten gemeinsam mit anderen bewältigt. Man zeigt sich von einer sehr zarten, ungeschützten, verletzlichen Seite, doch wenn man zulässt, dass einem andere in dieser Zeit Halt geben, werden die Wunden in der Seele besser verheilen. Wenn man sich der Nähe und Fürsorge guter Freund:innen, vertrauter Familienmitglieder, von Selbsthilfegruppen und Therapeut:innen öffnet, kann man Hilfe erfahren.

NACH EINEM VERLUST AUFGEFANGEN WERDEN

Kati Greaney machte das durch, was der Außenwelt in der Regel verborgen bleibt und den wahrscheinlich schwierigsten, schmerzhaftesten Aspekt von Schwangerschaft darstellt: den Verlust des Kindes. Doch mit Hilfe ihres Freundeskreises schaffte Kati es, ihren Schmerz zu überwinden.

Als ich mit meinem zweiten Kind Cedar schwanger war, fühlte ich mich voller Kraft und Energie. In jenem Sommer auf unserer Farm in Utah habe ich viel geschaufelt und gehoben. Alle haben sich über mich amüsiert, eine kugelrunde schwangere Frau, die hart körperlich arbeitet. Aber ich hatte im Kopf, dass Frauen auf der ganzen Welt es nicht anders machten; sie ließen, nur weil sie schwanger waren, nicht alles stehen und liegen, und daher habe ich alles wie gewohnt gemacht.

Ich fühlte mich ziemlich gut, auch wenn es schwer war, mich zusätzlich um meinen zweieinhalbjährigen Sohn Jorro zu kümmern. Er fühlte sich durch das neue Geschwisterchen irgendwie bedroht und war sehr schwierig. Nach unserem Sommer in Utah feierte ich ein Blessingway-Fest im kleinen Kreis. Drei Freundinnen kamen vorbei, wir stellten ein paar Tinkturen her und bastelten eine Kette, die ich während der Geburt tragen wollte. Ich erinnere mich, dass mir – während sie meinen Bauch bemalten – auffiel, dass sich Cedar schon eine Weile nicht mehr bewegt hatte. Eine meiner Freundinnen ist Hebamme, und als sie seinen Herzschlag nicht hören konnte, versuchte ich zwar, in Feierlaune zu bleiben, vereinbarte aber gleich für den nächsten Tag einen Termin bei meiner Hebamme.

Bei der Untersuchung am nächsten Morgen erlebte ich alles in Zeitlupe. Ich erinnere mich noch, dass mein Mann Pete Smalltalk mit der Hebamme machte, während ich die ganze Zeit dachte, ich muss jetzt sofort Cedars Herzschlag hören, jetzt sofort, jetzt sofort. Sie konnten ihn nicht finden. Sie schlossen mich an eine andere Maschine an, konnten ihn aber auch damit nicht finden. Niemand im Krankenhaus sagte mir, was los war. Ich versuchte, es von den Gesichtern der Leute abzulesen. Ich konnte einfach nicht glauben, dass mein Baby gestorben sein sollte. Irgendwann sagte uns der Arzt, dass sie keine Herztöne mehr feststellen konnten, und ich fiel in einen Schockzustand.

Sie behaupteten, sie müssten die Geburt sofort einleiten, doch zum Glück war meine Hebamme da, die dies verhinderte. Sie sagte, dass ich die Information erst einmal aufnehmen und verarbeiten müsste. Das war ein riesiges Geschenk, weil ich dadurch Zeit hatte, das Ganze erst einmal zu verdauen. Ich ging zum Fluss. Ich traf mich mit meinen Freundinnen, und wir machten ein Feuer. Langsam begann ich zu verstehen, was das Ganze für mich bedeutete. Irgendwann war ich an dem Punkt, an dem ich sagte: »Okay, ich schaffe das«. Am nächsten Tag ging ich ins Krankenhaus und konnte bei der Entbindung voll dabei sein. Dadurch war es eine sehr kraftvolle, sogar transformative Erfahrung.

Als sie ihn mir gaben, schrie ich auf. Es war das Geräusch, das Mütter ausstoßen, wenn sie ein Kind verlieren. Es ist ein spezieller Ton, ein Schrei, den ich von mir nicht kannte. Er brach einfach aus mir heraus. Er hatte etwas Universelles, und ich konnte spüren, wie er mich durch Zeit und Raum verband. Ich kann mich noch erinnern, wie ich aus dem Krankenhaus kam und das Empfinden hatte, ich bräuchte sofort ein neues Baby. Aber ich wusste, dass ich warten musste. Ich ließ mich voll auf den Heilungsprozess ein und gelangte irgendwann zu dem Punkt, an dem ich auf andere Art für ein neues Baby bereit war, nicht nur, um eine Lücke zu füllen.

An dem Tag, an dem Cedar seinen ersten Geburtstag gefeiert hätte, war ich wieder schwanger, doch als ich zur ersten Vorsorgeuntersuchung ging, konnten sie keinen Herzschlag feststellen. Ich machte einfach weiter, und einige Monate später war ich wieder schwanger und durchlief nun die Erfahrung, nach dem Verlust eines Kindes wieder schwanger zu sein. Es ist wirklich eine völlig andere Schwangerschaft. Ich hatte das Gefühl, dass das Baby zu jedem Zeitpunkt sterben könnte und musste mir stets sagen: »Dies ist eine andere Geschichte, es ist ein anderes Baby«. Meine Tochter kam sehr schnell. Es war beeindruckend, auf meinen Körper zu hören und diesen Prozess gemeinsam mit ihr zu erleben. Und als sie sie mir gaben, kam wieder ein Schrei aus mir heraus, doch er war anders. Jasmine schaute genauso aus wie Cedar. Es war wunderschön und erhebend, aber zugleich schmerzhaft und voller Erinnerungen. Nun sind wir eine vierköpfige Familie, doch in Wahrheit sind wir zu fünft. Wir haben dieses andere Wesen immer bei uns, was schön, aber auch schwer ist.

Viele Menschen denken, dass Trauer mit der Zeit kleiner wird, doch in Wahrheit wachsen wir um unsere Trauer herum.

DR. LOIS TONKIN, *Trauerforscherin*

Außer von ihrem engen Freundes- und Familienkreis erhielt Kati große Unterstützung durch HAND of the Bay Area (handsupport.org), eine Organisation, die Eltern, die ein Baby vor, während oder nach der Geburt verloren haben, Hilfe anbietet. (Ähnliche Organisationen gibt es auch im deutschsprachigen Raum, zum Beispiel die »Initiative Regenbogen«, initiative-regenbogen.de.)

»Darüber zu reden und Menschen zu haben, die mir zuhörten, war äußerst wichtig für meinen Heilungsprozess«, betont Kati Greaney, die ihr zweites Kind kurz vor der dem errechneten Geburtstermin verlor (Katis Geschichte findest du auf den Seiten 110–111). Ich schloss mich Gruppen von Frauen an, die einen ähnlichen Verlust erlitten hatten. Andere Frauen erzählten von ihren Erfahrungen, und darin konnte ich mich wiederfinden. Ich weiß noch, dass eine Frau sagte: ›Ich werde nie mehr zu einer Babyparty gehen und mich nie mehr für eine andere schwangere Frau freuen‹. Und ich dachte nur, *Hallelujah, danke*. Das auszusprechen, hätte ich mir nie erlaubt.«

Es gibt wohl keinen Zeitpunkt im Leben, an dem es wichtiger ist, die Liebe von anderen zuzulassen. »Mich retteten wirklich all meine Schwestern«, erzählt Kati. »Zuvor hatte ich das Wort ›Schwestern‹ nie benutzt, aber die Frauen, die sich in dieser Zeit um mich versammelten, waren viel mehr als nur Freundinnen. Es war echte Schwesternschaft, wie früher in der Dorfgemeinschaft. Das war unglaublich wichtig für mich. In meinen Augen spielt diese Art von Gemeinschaft eine extrem wichtige Rolle beim Trauern, doch in unserer Kultur trauern wir oft alleine, weil es große Berührungsängste gibt.« Auch die Menschen, die während der Schwangerschaft für einen da sind, können Trauernde unterstützen. Die zertifizierte Doula Haize Hawke arbeitet während des Trauerprozesses eng mit ihren Klientinnen zusammen. »Zunächst helfe ich ihnen, anzuerkennen, dass sie das Baby hatten, und dann helfe ich ihnen, zu trauern«, erklärt sie. »Ich helfe ihnen, den Verlust des Babys und des Lebens, das sie sich ausgemalt hatten, zu betrauern. Diesen Verlust betrauern wir gemeinsam. Wir arbeiten viel mit unserem Atem, um Blockaden im Körper zu lösen, mit Meditation, Reiki und Tagebuchschreiben, wobei ich Stichwörter vorgebe. Dies mache ich mit beiden, der Mutter und dem Vater, weil natürlich auch der Partner trauert. Ich lasse beide wissen, dass es in Ordnung ist, traurig zu sein, helfe ihnen aber auch, zu verstehen, dass die Traurigkeit nicht das sein muss, was uns ausmacht. Wir wollen, dass sie durch uns hindurchgeht – wobei es wichtig ist, anzuerkennen, dass dieses Kind immer noch Teil der Familie ist. Diese Babys sind nur auf die andere Seite hinübergegangen und gehören jetzt zu den Ahnen, was etwas ganz Besonderes ist.«

> Wenn es um Geburt geht, geht es auch um Tod. Es geht um diesen Gegensatz. Für Frauen ist es eine große Herausforderung, der Realität ins Auge zu sehen, dass etwas schiefgehen könnte. Wie soll man das verarbeiten? Wie soll man vom höchsten aller Gipfel ins tiefste aller Täler gelangen?
>
> LAUREN CURTAIN

Du musst das alles nicht allein bewältigen. Öffne für die restlichen Monate der Schwangerschaft dein Herz für die Menschen, die dir helfen wollen, und visiere ein kraftvolles und inspirierendes Geburtserlebnis an. Deine Verletzlichkeit ist eine Tugend und wird von denen, die du ausgewählt hast, um dich zu unterstützen, sorgsam behandelt.

Schatz
FÜNF

DAS GESCHENK DER KRAFT

DU HAST NUN vier wertvolle Schätze in der Hand, Edelsteine, die glitzern, das Licht widerspiegeln und dir während deiner restlichen Schwangerschaft, bei der Geburt, in den ersten vierzig Tagen danach und auch darüber hinaus Halt geben. Mit dem **Geschenk der Stille** probierst du aus, wie es sich anfühlt, dein Tempo zu drosseln, ruhig zu werden und wirklich auf dich selbst zu hören. Das **Geschenk der Wertschätzung** versetzt dich wieder in die Lage, Bewunderung für das zu empfinden, was dein Körper leistet. Das **Geschenk des Selbstvertrauens** stellt die Verbindung zu dem unerschütterlichen Glauben an dich selbst her und zum Wissen, was du und dein Baby brauchen, um euch sicher und wohlzufühlen. Das **Geschenk der Nähe** umgibt dich mit einem verlässlichen Kreis aus Helfern. Integrierst du einen dieser Schätze in dein Leben, ist schon jeder für sich allein eine Bereicherung. Am meisten aber profitierst du von ihnen, wenn sie aufeinander aufbauen und im Schwangerschaftsverlauf ein Schatz zum nächsten führt, bis zum Augenblick der Geburt, bei der der letzte Schatz seine Wirkung entfaltet – die Kraft.

Wenn du dies in den letzten Wochen deiner Schwangerschaft liest, begleiten dich vielleicht die unterschiedlichsten Gefühle, aber nicht unbedingt das von Stärke. In dieser Phase nimmt dein Baby pro Woche etwa ein halbes Pfund an Gewicht zu und beansprucht in seiner Behausung, die anfänglich winzig war, jede Menge Platz. Möglicherweise hast du mit Beschwerden zu kämpfen, die dich schon die ganze Schwangerschaft über begleiten: Verstopfung, Verdauungsbeschwerden, Schmerzen im unteren Rücken. Um dem Ganzen die Krone aufzusetzen, kommen jetzt vielleicht noch Hämorrhoiden, Reflux, ständiger Harndrang und ein Phänomen hinzu, das Dr. Aviva Romm *»lightning crotch«* (etwa »Blitz im Schritt«) nennt, ein plötzlicher stechender Schmerz in der Vagina oder im Becken. So schmerzgeplagt, watschelnd, heißhungrig und zugleich übersättigt, wie du dich gerade fühlst, kannst du vielleicht kaum glauben, dass du schon in ein paar Wochen oder nur Tagen ein einschneidendes, erhebendes Übergangsritual durchlaufen wirst.

Die archaische Kraft und Bewusstseinserweiterung, die eine gebärende Frau erlebt, sind einzigartig. Kinofilme und Fernsehen haben ein Narrativ der Geburt kreiert, in dem oft eine kreischende, überforderte, Höllenqualen leidende Frau am Rand der Katastrophe zu sehen ist, die in letzter Sekunde von einem herbeigeeilten Arzt gerettet wird, der ihr »PRESSEN!« entgegenbrüllt. Doch dieses Narrativ gehört der Vergangenheit an, weil moderne Gebärende das Drehbuch neu schreiben. Echte Menschen posten ungeschönte, grundehrliche Berichte über ihre Erfahrungen in der Schwangerschaft und bei der Geburt und ersetzen dadurch die alten Klischees vom Kinderkriegen. Wie eine Geburt verläuft, ist so vielfältig wie die Hunderttausende von Menschen, die es jeden Tag überall auf der Welt erleben. Eine mutige und wachsende Gruppe von Müttern, Eltern, Partner:innen, Betreuer:innen und Organisationen rufen uns ins Bewusstsein, dass diese Erfahrung sanft, ursprünglich, schön, freudig, sinnlich, entfesselt oder fokussiert sein kann. Eine Geburt kann all das sein, sie kann manches davon sein, oder sie kann ganz anders sein.

Gut durch den neunten Monat kommen

In diesen letzten Wochen – so rät die TCM – solltest du dich besonders gut um deine Nieren kümmern, die Organe, die deine reproduktive Energie unterstützen. Wichtig sind guter Schlaf, das Vermeiden von Überanstrengung, nährstoffreiche Lebensmittel und warme Kleidung. Besonders wichtig ist es, Füße, Knie und Rücken schön warm zu halten, um Schmerzen in der Lendenwirbelsäule zu verhindern. Ist das Wetter gerade eher kühl, solltest du jetzt deine Wohnung warm halten oder ein zusätzliches Paar flauschige Socken und noch einen Pullover überziehen. Dich weiterhin regelmäßig zu bewegen, ist sinnvoll, aber du solltest dich dabei, wie in der gesamten Schwangerschaft, nicht überanstrengen.

Da Schwangere heute einen besseren Zugang zu authentischen Berichten haben und immer detaillierter über ihre Rechte beim Thema Geburt Bescheid wissen, nehmen sie die Geburt wieder in die eigenen Hände und damit auch die Auswirkungen, die eine positive Geburtserfahrung auf ihr Leben und das ihres Babys hat. Frauen sind sich der Tatsache, dass es beim Gebären kein »Richtig« und »Falsch« gibt, immer stärker bewusst; egal, ob mit oder ohne Medikamente, im Krankenhaus oder zu Hause, per Kaiserschnitt oder vaginal. Egal, wie du dein Kind zur Welt bringst, du wirst verborgene Kraftreserven in dir entdecken und eine eiserne Willenskraft entwickeln, die dich durch den letzten Moment tragen wird. Wenn du dein Baby aus deinem Inneren nach draußen in die Welt bringst, wird deine Wildheit entfacht – ein Feuer, das nie mehr erlöschen wird. Wie auch immer die Geburt verläuft, du wirst nie mehr dieselbe sein.

> Da Frauen allmählich die Bedeutsamkeit der Geburt erkennen, dass sie nicht nur ein medizinischer Vorgang ist, sondern eine Initiation mit wichtigen Auswirkungen auf ihre eigene persönliche Entwicklung, können Frauen sich die in ihnen verankerte Macht der Geburt zurückholen. Sie können sie in einen größeren Zusammenhang bringen mit ihrer eigenen Entwicklung, der Entwicklung ihrer Kinder und der Heilung des Planeten insgesamt und dazu beitragen, eine bewusstere Gesellschaft zu erschaffen.
>
> DR. ISA GUCCIARDI, *The New Return of the Great Mother*

DIE ZEIT DAZWISCHEN

Zum Thema Geburt gibt es inzwischen viele Auffassungen, die als *überholt* gelten, so auch die Idee, dass es einen »Geburtstermin« gibt. In der Schwangerschaftsvorsorge wird heute oft ein ungefährer Zeitraum genannt, in dem die Wehen einsetzen könnten, damit das Baby ungestört selbst den Zeitpunkt für seine Ankunft wählen kann. In den letzten Wochen scheint sich die Schwangerschaft zäh in die Länge zu ziehen. Doch wenn du in den geschätzten Zeitraum eintrittst – er reicht von etwa zwei Wochen vor bis zwei Wochen nach dem Tag, an dem die Wehen einsetzen könnten –, beginnt für dich ein ganz besonderer Lebensabschnitt. Haize bezeichnet ihn als »die Zeit dazwischen«, eine wertvolle Phase, in der du nochmals die Möglichkeit hast, dich den vier Schätzen zu widmen und dich gedanklich auf das Überschreiten dieser wichtigen Schwelle vorzubereiten. »Es ist wichtig, in deine tiefsten Gedanken, Bedenken und Sorgen einzutauchen und alles Überflüssige loszulassen«, betont sie. »Du hast viele Monate damit zugebracht, Körper und Seele auf die Wehen vorzubereiten, doch manchmal kann das eine oder andere Thema nochmals hochkommen. Nutze diese Zeit, um dich von noch bestehenden Ängsten zu befreien. Nutze diese Zeit, um dich selbst zu lieben. Nutze diese Zeit, um der Beziehung zu deinem Partner Tiefe und Sinn zu verleihen.« Die Zeit dazwischen ist wie ein letztes Mal tief und satt auszuatmen, bevor die Geburt beginnt. Jetzt hast du die Gelegenheit herauszufinden, ob sich im Kreis deiner Unterstützer:innen jemand befindet, der dir Stress oder Unbehagen verursacht. »Jetzt ist eine gute Gelegenheit, ein paar Grenzen zu ziehen gegenüber allem Stressigen und allen Leuten, die dich nerven. Das wird dir im Wochenbett sehr hilfreich sein«, sagt Blyss Young, Hebamme und Gründerin von Birthing Blyss Midwifery. »Achte darauf, Dinge zu tun, die die Ausschüttung von Oxytocin fördern. Oxytocin ist wehenauslösend, sorge daher für Ruhe und Liebe und vermeide Stress. Geh mit deinem Liebsten aus, habe Sex, genieße den Sonnenuntergang, tanze oder verbringe Zeit mit deinen Freundinnen. Genieße diese Momente, bevor das ›neue Normal‹ für dich beginnt.«

Beim Gebären gibt es kein Richtig und Falsch

Eine Geburt hat viele Facetten und kann ganz unterschiedlich verlaufen. Du wählst die Art deiner Schwangerschaftsvorsorge und arbeitest unter Berücksichtigung einer ganzen Reihe von individuellen Faktoren einen Geburtsplan aus. Diese Faktoren beinhalten deine finanziellen Möglichkeiten, die lokalen Gegebenheiten, deine Biografie, erlittene Traumata, spezielle medizinische Erfordernisse, spirituelle und philosophische Ansichten, deine psychische Gesundheit und vieles mehr. Eine Frau, die ein Kind erwartet, kann sich dafür entscheiden, mit Hilfe ihrer Gynäkologin oder ihres Gynäkologen im örtlichen Krankenhaus zu entbinden, weil es für sie gut erreichbar ist, es sich für sie richtig anfühlt oder weil ihre Krankenversicherung für die Kosten aufkommt. Eine andere Frau beschließt, ihr Kind zu Hause in einer Geburtswanne mit einer Hebamme und einer Doula zur Welt zu bringen. Wieder eine andere geht in ein Geburtshaus. Neuerdings gibt es auch eine kleine, aber lautstarke Gruppe von Frauen, die ihre Babys in einer Alleingeburt, vollkommen außerhalb des medizinischen Systems, auf die Welt bringen. »Ich glaube fest daran, dass eine Frau das Recht hat, selbst zu entscheiden, wie sie gebärt«, sagt Aktivistin Lacey Haynes. »Doch noch stärker glaube ich daran, dass es wichtig ist, Frauen die Informationen und die Möglichkeit zu lebenslangem Lernen zu geben, damit sie sich für die Art von Geburt entscheiden können, die ihrer Entwicklung und ihrer nachhaltigen Zufriedenheit dient.«

> Es spielt keine Rolle, wo du gebärst. Du kannst in einer Gasse gebären. Am Hang eines Bergs. Zu Hause oder im Krankenhaus. Immer wirst *du* es sein, die dieses Baby aus ihrem Körper gebärt. Sobald du die Verantwortung dafür übernimmst, dass dein Körper dir gehört, wirst du erkennen, dass es nicht entscheidend ist, wo du gebärst.
>
> KHEFRI RILEY

Manchmal kann eine Geburt eine unvorhergesehene Wendung nehmen. Eine Frau, die auf eine Geburt ohne Medikamente gehofft hatte, braucht einen Kaiserschnitt. Eine Mutter, die ihr Kind zu Hause auf die Welt bringen wollte, muss ins Krankenhaus eingeliefert werden. Und vielleicht geht die Geburt bei einer Schwangeren, die eigentlich eine PDA geplant hatte, so schnell, dass dafür gar keine Zeit bleibt. Manchmal ist der Einsatz von Medikamenten wie Oxytocin unerlässlich. Aber egal, wie und wo ein Baby auf die Welt kommt, ist es in Ordnung und wunderschön. Keine Methode ist besser oder schlechter als die andere, solange sich die Mutter bei der Geburt gesehen, geborgen und sicher fühlt. Jeder Mensch erlebt eine Geburt anders, denn im Grunde genommen ist sie beides auf einmal: ein normaler, alltäglicher Vorgang und zugleich ein einschneidendes Ereignis. Für manche Frauen ist die Geburt ihres Babys eine transformative spirituelle

Erfahrung, die sie aus ihrem Alltag in das Reich der Magie entführt. Andere sehen die Geburt als Bestätigung ihrer mentalen und körperlichen Stärke und haben danach das Gefühl, etwas Großartiges geleistet zu haben. Andere wiederum erleben die Geburt als etwas ziemlich Furchteinflößendes und Überforderndes. Angela Garbes schreibt in ihrem Buch *Like a Mother*: »Wir haben keine kollektive Definition von ›sicher‹, wenn es um das Kinderkriegen geht. Fühlst du dich im Krankenhaus oder in deinem Zuhause am sichersten? Würde es sich für dich sicherer anfühlen, in einem gemieteten aufblasbaren Becken in deinem Wohnzimmer zu gebären oder in deinem Bett, auf den Laken, in denen du Nacht für Nacht schläfst? Oder ziehst du ein Bett in unmittelbarer Nähe zu Krankenschwestern und einem sterilen Operationstisch vor? Die Antwort fällt bei jeder anders aus. All diese Orte können ein Synonym für ›sicher‹ sein.«

Da wir uns so intensiv mit Geburtsexpertinnen und Müttern austauschen und auch unsere eigenen Geburtserfahrungen einfließen lassen, halten wir es für wichtig, mit allen Unklarheiten rund um das Thema »natürliche Geburt« aufzuräumen. Für viele bedeutet »natürliche Geburt« eine vaginale Geburt ohne Medikamente, wobei diejenigen, die diese Geburtsmethode favorisieren, sie auch für die beste halten. Wir und die weisen Menschen in diesem Buch finden, dass ebenso, wie es beim Gebären kein Richtig oder Falsch gibt, keine Geburt »natürlicher« als die andere ist. Angela Garbes bringt es auf den Punkt: »Die Geburt eines Babys aus dem Körper der Mutter ist natürlich, egal, ob die Mutter das Baby durch ihre Vagina presst oder es aus ihrem Uterus herausgezogen wird.« Sie erklärt, dass ein Kaiserschnitt für Mutter und Baby eine lebensrettende Operation sein kann. Für Mütter mit gesundheitlichen Problemen wie Myomen kann ein Kaiserschnitt die natürlichste und sicherste Option sein.

Wenn die Geburt bei dir anders als erwartet verlaufen sollte, geht es darum, das Vertrauen zu aktivieren, das du in dein Versorgungsteam und in den Ort, den du für die Geburt gewählt hast, gesetzt hast. Ganz allgemein solltest du jetzt darauf vertrauen, dass alles seinen Weg geht. »Vertraue auf das Universum, die Hebammen oder das Krankenhaus. Sie alle wollen, dass dein Baby sicher und heil auf die Welt kommt«, bekräftigt Damian Hagglund. »Man muss begreifen, dass jedes Kind sein eigenes Schicksal hat. Wenn es das Schicksal deines Kindes ist, per Kaiserschnitt in einem Krankenhaus auf die Welt zu kommen, weil es der sicherste Weg ist, dann vertraue darauf. Es ist genauso schön und magisch – das Universum kommt auf einzigartige Weise in diesem Kind zum Ausdruck. Dieses Kind wird zur Welt kommen, egal wie.«

Was die Dauer der Geburt anbelangt, so kann sich die Wehenphase ganz schön in die Länge ziehen und mentale Stärke und körperliches Durchhaltevermögen erfordern. Vielleicht verläuft die Geburt aber auch unerwartet schnell, sodass du von einer Phase in die nächste geschleudert wirst, ohne die Zeit zu haben, dich zu zentrieren. Aber egal, wie lange es dauert, es ist jetzt wichtig, sich auf die Schätze zu stützen, die du für dich entdeckt hast, und dir selbst, deinem Körper und deinem Team zu vertrauen. Wenn du die

Schwangerschaft nutzt, um eine offene, neugierige Geisteshaltung zu kultivieren, wirst du dank deiner Flexibilität und Aufgeschlossenheit eine einzigartige Geburt erleben. »Es ist bittersüß: Ich genieße die Schwangerschaft und möchte nicht, dass sie zu Ende geht, doch freue ich mich zugleich schon seit einer Weile darauf, die Wehen zu erleben«, erzählt die schwangere Amanda Carney wenige Tage vor der Geburt ihrer Tochter Penn. »Es fühlt sich wie ein Privileg an, sie durchmachen zu dürfen. Ich werde viel dabei lernen!« Wie die Geburt deines Kindes auch verläuft, sie wird Teil deiner Geschichte und der deiner Familie – dein persönlicher Mythos, der deinem restlichen Leben Tiefe und Bedeutung schenkt, die Details sind dabei weniger entscheidend, als du denkst. »Jedes Kind hat seine einzigartige Geburt, auf einzigartige Weise vom Universum vorgesehen, und es wird eine einzigartige Person sein«, fügt Damian hinzu.

Shakti: Die Kraft, die dir gehört

Wenn du dein Kind zur Welt bringst, durchlebst du den Inbegriff eines Schaffensprozesses. Du stehst an der Schwelle, ein neues Leben in dir reifen zu lassen und es willkommen zu heißen. Um diese Schwelle beherzt zu überschreiten, musst du auf eine Urkraft tief in dir zurückgreifen. Diese spezielle Kraftquelle wird auch »Shakti« genannt. »Shakti ist ein universelles Prinzip der schöpferischen Kraft des Universums«, erklärt Khefri Riley. Mit diesem Begriff ist die schöpferische Muttergöttin gemeint, eine weibliche Urkraft, die in uns allen existiert. Es gibt viele Möglichkeiten, mit ihr in Kontakt zu treten, doch bietet die Geburt in meinen Augen eine der größten Chancen, diese transformative schöpferische Kraft zu erleben – egal, ob per Kaiserschnitt, vaginaler Geburt, umringt von Kerzen in einem Geburtshaus oder in einer schlichten Hütte. Shakti kennt keine Unterschiede, und jeder Mensch trägt sie in sich. Man ist versucht, zu glauben, dass man sie nicht besitzt oder keinen Zugang zu ihr findet – oder eine Kraft dieser Qualität nur solchen Schwangeren vorbehalten ist, die das Geld für eine Hebamme oder spezielle Behandlungsmöglichkeiten haben –, dabei steht sie jedem Menschen zur Verfügung. Sie ist innerer Reichtum durch persönliche Kraft.«

> Es ist dein naturgegebenes Recht, auf dem Weg deiner Schwangerschaft und Geburt von starken Händen gehalten zu werden.
>
> KHEFRI RILEY

Egal, für welche Geburtsart du dich entschieden hast und wie die Geburt dann verläuft, du wirst diese Erfahrung nicht durchleben, ohne am Ende verändert daraus hervorzugehen. Sobald du dein Baby in den Armen hältst, hat du eine Schwelle überschritten, die dich zu einer neuen Version deiner selbst führt. Dieser Übergang spiegelt sich in den verschiedenen Wehenphasen wider. Es gibt eine Wehenphase, sehr treffend als »Übergangsphase« bezeichnet, in der sich das Baby durch den vollständig geöffneten Muttermund in den Geburtskanal bewegt. Vorher können Stunden oder sogar Tage vergangen sein, um bis an diesen Punkt zu gelangen. Oft ist es die Geburtsphase, in der viele Frauen das Gefühl haben, nicht mehr zu können. Es ist eine Art Zerreißprobe. In der Übergangsphase ist das Mädchen, die jüngere, weniger reife und dynamische Version der Gebärenden, nicht stark genug für das, was von ihr verlangt wird. Jetzt ist der Moment gekommen, in dem sich eine Frau vom Mädchen zur Mutter entwickelt. Die jüngere Frau in ihr wird als Mutter wiedergeboren – eine neue, fähigere Version ihrer selbst mit ungeahnten Kräften. »Bei der Geburt geht es nicht um Komfort, sondern um Kraft«, bestätigt Haize Hawke. »Es gibt während der Wehen diesen Moment, an dem das gesagt werden muss. Genau das kann den Unterschied machen, ob die Wehen fünf Stunden oder zwei dauern. Die meisten Gebärenden versuchen, irgendeine Art von ›bequemer Position‹ zu finden, aber die gibt es nicht. Sie wollen vor diesen unangenehmen Empfindungen weglaufen, dabei geht es gerade dann darum, sich darauf einzulassen. Wir alle machen das im Leben. Wir laufen weg vor Situationen und Menschen, die uns zu anstrengend sind. Wenn du nicht willst, dass sie dich verfolgen, dreh dich um und biete ihnen die Stirn.«

> Ich denke, dass wir, wenn wir gebären, ein Höchstmaß an Erleuchtung erreichen.
>
> SIDDHI ELLINGHOVEN

Wenn du jemals dabei warst, als eine Frau ein Kind geboren hat, weißt du, dass hier etwas Großes geschieht. Unabhängig von deinen spirituellen Überzeugungen – die enorme Tragweite dieses Akts, wenn ein menschliches Leben ein anderes hervorbringt, lässt sich kaum leugnen. Es hat etwas geradezu Magisches, wenn eine Frau sich für diesen großartigen Akt der Schöpfung öffnet. Während die Wehen immer stärker werden und ihr Herz sich ausdehnt und bereit macht, ihr Kind in Empfang zu nehmen, umgibt die Gebärende etwas Mystisches. »Bei der Geburt bist du die sich öffnende Pforte zwischen zwei Welten, durch die die Seele eintreten kann«, erklärt die Doula Lori Bregman. »Während die Pforte (du) sich bei der Geburt öffnet, springen dein Kronenchakra (am Scheitel) und dein Wurzelchakra (am Damm) auf, sowie alle anderen Chakren dazwischen, damit sich diese Seele durch dich hindurchbewegen kann. Die vielen Hormone, aber auch die gewaltigen Energien, die freigesetzt werden, lassen dich während der Wehen erzittern. In diesem offenen Zustand bist du eins mit einer höheren Macht/Gott/dem Universum. Du hast einen direkten Zugang zu einer höheren Macht, zu deiner Intuition und Energie. Lass dich darauf ein und folge ihr!«

So wie die Schwangerschaft dir die Möglichkeit bietet, die Beziehung zu dir selbst und anderen zu vertiefen und – vielleicht zum ersten Mal in deinem Leben – Respekt vor und Vertrauen zu deinem Körper zu empfinden, bietet dir die Geburt nun die Chance, deinen eigenen Kraft-Schalter umzulegen, der, einmal aktiviert, nie mehr zurückspringt. Es spielt keine Rolle, ob du bisher ein Leben voller Zweifel und Unsicherheit geführt hast, ob du zögerlich, ängstlich, schüchtern und anspruchslos warst. Jeder Mensch, der ein Kind zur Welt bringt, wird aus seiner Komfortzone herauskatapultiert, und das befähigt ihn, sich seine eigene Kraft zunutze zu machen.

Dein Körper hat alles in sich, um zu gebären

Während der Geburt werden dir Kraft und Durchhaltevermögen abverlangt, aber das Ganze ist nicht nur eine Frage der Willensstärke. Dein Körper wird die Führung übernehmen, wobei deine Gebärmutter den Weg weist. Die Gebärmutter ist ein Kraftorgan. Sie ist Teil deiner »heiligen Anatomie«, wie es Latham Thomas, Gründerin der Online-Community Mama Glow, ausdrückt. Im Lauf der Schwangerschaft dehnt sich die Gebärmutter auf das 500- bis 1000-Fache ihrer normalen Größe aus und erhöht ihr Ausgangsgewicht von etwa 60 Gramm auf bis zu 1000 Gramm, erklärt Latham. Sie ist der größte und kräftigste Muskel im ganzen weiblichen Körper. Gebärmutterkontraktionen leiten die Geburt ein und schieben das Baby durch den Körper der Mutter hinaus in die Welt. Die schiere schöpferische Kraft, die der Gebärmutter innewohnt, ist kaum zu ermessen. Bei Zweifeln, ob du den Übergang vom Mädchen zur Mutter schaffst oder den Herausforderungen der Geburt gewachsen bist, kann dir dein Uterus als motivierende Kraft dienen, die dich daran erinnert, dass du sogar mehr als fähig dazu bist – du hast alles in dir, um zu gebären. »Wir haben das ganze Universum in uns, in unserem Mutterleib«, erklärt Ulrike Remlein. »Wir haben die Elemente der Schöpfung in unserem Schoß; das ist der Grund, warum wir Babys hervorbringen können. Die Kraft deines Uterus leitet dich, damit du zu deiner inneren Kraft findest. Findest du diese Kraft im Außen, bist du abhängig von der Außenwelt – das ist nicht das, was du bei der Geburt brauchst. Du musst dich auf dich selbst und auf die größere göttliche Kraft verlassen, die durch dich zur Entfaltung kommt.«

> Sollten sich während der Schwangerschaft, der Geburt oder im Wochenbett Zweifel einschleichen, kannst du darauf vertrauen, dass du besser als alle anderen weißt, was du und dein Baby brauchen. Du trägst das gebündelte Wissen in dir, du selbst bist die Kraft.
>
> LORI BREGMAN

Akupunktur: Eine bewährte Methode für die Spätschwangerschaft

In den Wochen vor der Geburt können regelmäßige Akupunktursitzungen dir helfen, dich auf deinen großen Tag vorzubereiten. Akupunktur lässt »den Muttermund reifen« (wie Akupunkteur:innen es ausdrücken) und kann die Dinge vorantreiben, wenn du befürchtest, den zweiwöchigen Zeitrahmen nach deinem »Geburtstermin« zu überschreiten und letzten Endes eine Einleitung der Geburt zu brauchen. Wenn du an diesem Punkt angelangt bist, aber zuvor noch keine Erfahrung mit Akupunktur hattest, ist es nicht zu spät – es findet sich bestimmt eine fähige Akupunkteurin, die dich behandelt. Zwischen den Sitzungen kannst du ein paar der einfachsten (und vergnüglichsten) Wege ausprobieren, um das Ganze in Gang zu bringen: Stimulation der Brustwarzen, Kuscheln, Lachen oder zarte Berührungen von deinem Partner (oder von dir selbst).

Sobald du den Kräften deines Körpers zu vertrauen beginnst, stemmst du dich gegen ein Rollenbild, das uns Frauen ein Leben lang vermittelt, wir wären nicht fähig. Oder wie es Rochelle Schieck erklärt: Frauen begehren gegen eine unbewusste Konditionierung auf, die auf Adam und Eva zurückgeht – nämlich, dass ihr Körper nicht vertrauenswürdig sei. Indem du fest an die Leistungsfähigkeit deines Körpers glaubst, trägst du maßgeblich zur Aufhebung dieser Programmierung bei. Versuche bei sich einschleichenden Zweifeln einfach an deine biologische Leistungskraft zu glauben, empfiehlt Lacey Haynes. »Du könntest dir beispielsweise sagen: ›Mein Körper ist auf all das vorbereitet, warum soll ich mir also länger im Weg stehen, statt es einfach geschehen zu lassen? Ich kann allein kacken. Ich kann allein menstruieren. Ich kann dieses Kind allein austragen. Ist es nicht ein ganz natürlicher nächster Schritt, dieses Kind allein auf die Welt zu bringen?‹ Eigentlich können wir mehr daran glauben als daran, dass etwas schiefgeht.«

Du hast die Wahl: Du kannst deine Geburtserfahrung aktiv gestalten und die Entscheidungshoheit für dich beanspruchen, damit du die Geburt bekommst, die du willst. Oder du wechselst in den Autopilot-Modus und lässt die Dinge geschehen, ohne zu viel zu erwarten oder einzufordern. Wenn du für dich eintreten und bei deiner Geburt voll und ganz präsent sein willst, musst du die Verantwortung übernehmen, statt alle Entscheidungen an jemanden in einem weißen Kittel abzugeben oder dich blind an eine Reihe allgemeiner Richtlinien zu halten, die dein individuelles Empfinden nicht berücksichtigen. Diese aktive Rolle kannst du nur übernehmen, wenn du dich von allem befreist, was dich zurückhält.

Schon allein, dass du dieses Buch liest, beweist, dass du dich achtsam und bewusst mit der Schaffung neuen Lebens auseinandersetzt. Sich über den Geburtsablauf zu informieren, Menschen zu finden, die dich während der Schwangerschaft optimal betreuen, ein Team zu deiner Unterstützung zusammenzustellen, einen Geburtsplan aufzustellen, deine Rechte als Gebärende zu kennen und an einem Geburtsvorbereitungskurs teilzunehmen – all das sind Schritte, mit denen du Verantwortung übernimmst und die Geburt deines Babys bewusst gestaltest. Wenn du gut informiert bist, kannst du dein Kind in deinem Tempo auf die Welt bringen, was dich der Geburtserfahrung, die du dir erhoffst, ein ganzes Stück näherbringt. Eine Geburt, für die du bewusst die Verantwortung übernimmst und wovon du klare Vorstellungen hast, wird dir auch die Zeit des Wochenbetts erleichtern und dich reibungsloser in deine Mutterrolle wechseln lassen. »Die positiven Auswirkungen machen sich sofort bemerkbar. Gleich nach der Geburt ist alles einfacher«, stellt Lacey fest. »Es ist schon eine riesige Herausforderung, ein Kind zu gebären. Dann hat man ein Baby, das man stillen und versorgen muss und das einen nachts wach hält. Aber du kannst dir diesen Übergang wesentlich erleichtern, wenn du eine gesunde Geburt hattest, bei der auf den Rhythmus deines Körpers Rücksicht genommen wurde«, stimmt Lauren Curtain zu. »Es macht bei der Geburt einen riesigen Unterschied, wie gut informiert jemand ist. Manche Frauen sagen: ›Ich mache einfach das, was mir meine Gynäkologin rät‹. Aber auf diese Weise werden manchmal unnötige Eingriffe vorgenommen. Gut informiert zu sein und die Fachbegriffe zu kennen, hilft, eine selbstbestimmte, positive Geburt zu erleben.«

> Du kommst ins Leben durch deine Mutter, durch dein eigenes Leben kommst du auf eine andere Daseinsebene und durch eine achtsame Geburt wiederum auf eine andere.
>
> LACEY HAYNES

Eine Geburt kann großartig, magisch, erleuchtend und ermächtigend sein, aber um die Geburt zu erleben, die du dir erträumst, musst du zuerst begreifen, wer du bist und was für dich wichtig ist. Bei der Entdeckung der fünf Schätze begibst du dich auf eine Reise zur Selbsterkenntnis, an deren Ende du weißt, welche deine Werte sind. »Ich denke, wenn du dich im Leben weiterentwickelst und dich wirklich mit deinen eigenen Kräften verbindest, dann wird dies durch die Geburt zusätzlich verstärkt«, meint Lacey Haynes. »Auf diese Weise spiegelt deine Geburt die Art und Weise wider, wie du dein Leben lebst.«

Tagträumen empfohlen

Erlaube dir, dir deine Traumgeburt auszumalen. »Ob du nun vorhast, dein Kind in einem Krankenhaus zur Welt zu bringen oder eine Hausgeburt planst, frage dich: ›Wie sieht meine Traumgeburt aus?‹, schlägt Rochelle Schieck vor. »Frage dich: ›Wie genau sähe es aus, wenn ich bei diesem Erlebnis Wertschätzung erführe?‹« Kannst du über die oberflächlichen Details hinausgehen und dich dem Kern der Sache annähern?

Du hattest bereits eine Vorstellung von der Geburt deines Babys, als du entschieden hast, welche Person(en) für die Schwangerschaftsvorsorge zuständig sein soll(en), oder vielleicht sogar noch früher, als du davon träumtest, Mutter zu werden, ehe du schwanger wurdest. Vielleicht hast du dir jede Phase der Geburt ausgemalt, vielleicht aber hast du die ganzen Details auch übersprungen und bist erst bei der Szene eingestiegen, wenn dein Baby in deinen Armen liegt. Wenn du dir bisher nicht viele Gedanken darüber gemacht hast, wie du dich bei der Geburt sicher, unterstützt und gestärkt fühlen könntest, ist jetzt ein guter Zeitpunkt.

Wenn du über die Idealvorstellung deiner Geburt nachdenkst – im Wissen, dass die Geburt ein Geheimnis und im Kern unvorhersehbar ist –, ist es sicher hilfreich, dir die Grundannahmen bewusst zu machen, auf deren Basis du ein mögliches Geburtsszenario entwirfst. Stammt ein Großteil deiner Annahmen aus den Medien? Klammert sich in deiner Vorstellung eine kreischende Mutter im grellen Licht eines Kreißsaals an den Arm ihres Partners? Oder stammen deine Vorstellungen von Familienmitgliedern? Hatte deine Mutter bei deiner Geburt Schwierigkeiten? Welche Erfahrungen machte deine Großmutter bei der Geburt oder den Geburten? Deine Familiengeschichte kann helfen, deine Vorstellungen zu formen oder auch zu überformen. Wenn du deine Schwangerschaft nutzt, um dich mit vielen positiven Geburtsberichten zu beschäftigen, kannst du auch eine neue Vision davon entwickeln, wie deine Geburt aussehen könnte. Nutze dein Kraftfeld, um nur Berichte, Bilder und Videos zu dir vordringen zu lassen, die sich dir auf positive Weise einprägen. Du musst deine Seele bewachen wie ein scharfer Wachhund. »Ich erzähle meinen Klientinnen *gute* Geburtsgeschichten. Und ich empfehle ihnen, ihre Gehirne mit guten Geschichten zu fluten. Das kann deine Geburt optimieren«, sagt Lauren. Das bedeutet nicht, zu verdrängen, wie eine Geburt in der Realität abläuft. Aber positive Berichte in dich aufzunehmen und kleine Änderungen einzubauen, wenn du über die Geburt nachdenkst – etwa den Begriff »Kontraktionen« durch »Wogen« oder das Wort »Schmerz« durch »Empfindung« zu ersetzen –, kann in deinem Gehirn positive neue Verknüpfungen anlegen, die deine Geburtserfahrung entscheidend verändern.

> Wenn wir unsere Werte kennen und unser Handeln nach unseren Werten ausrichten, wird unser Körper auf eine Art und Weise harmonisiert, die Dinge wie schwanger zu werden und Babys zu bekommen viel leichter und anmutiger werden lässt, weil die gesamte Energie in unserem Körper mit dem in Einklang steht, woran wir wirklich glauben.
>
> LACEY HAYNES

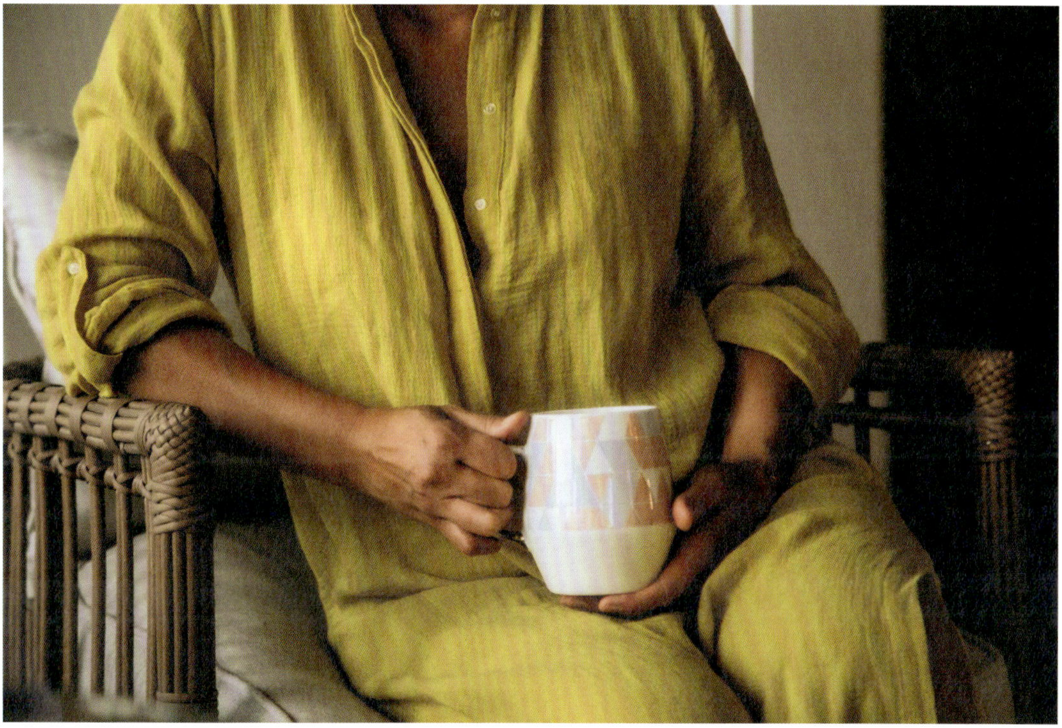

Wie sieht deine Geburtsgeschichte aus? (Tipp: Frage deine Mama)

Wenn eine Frau wiederkehrende Ängste vor der Geburt ihres Kindes hat, können sich diese mit dem Näherrücken des Geburtstermins verstärken. Möglicherweise treten sie dann auch während der Geburt auf. Manchmal erfahren wir Hebammen erst zwei Wochen vor der Geburt von den Ängsten der werdenden Mutter, weil sie diese Emotionen zuvor nicht an sich herangelassen oder sich dafür geschämt hat. Oft bitte ich sie, ihre eigene Mutter zu fragen, was bei ihrer eigenen Geburt passiert ist. Es war auf jeden Fall etwas. In der Regel rate ich *beiden* Elternteilen: Wenn ihr eure Mütter fragen könnt, versucht es anzusprechen und achtet einfach auf den ersten Satz über ihr Geburtserlebnis. Sie wird es auf den Punkt bringen. Die Details sind nicht wichtig; es geht um ihre Gefühle. Wenn wir darüber Bescheid wissen, können wir mit den Ängsten der Schwangeren bewusster umgehen. (Davi Khalsa)

Es gibt eine Reihe von Geburtsvorbereitungsmethoden, die dich dabei unterstützen, die Geburt zu bekommen, die du dir erhoffst. Um mit der Unberechenbarkeit der Wehen besser umgehen zu können, ist es ratsam, sich mit mindestens einer der verschiedenen Methoden näher zu beschäftigen. Es lohnt sich, ein bisschen zu recherchieren, um die zu dir passende Methode zu finden. Viele Schwangere wenden erfolgreich HypnoBirthing™ an, die Bradley Methode™ oder Spinning Babys™ (die Babys dabei hilft, sich in der Gebärmutter zu drehen, um bereit für die Geburt zu sein), oder sie machen Kurse wie Yes to Birth! aus San Francisco, die sich stark auf Selbsthypnose stützen. (Entsprechende Kurse gibt es auch im deutschsprachigen Raum.) »Ich habe den Kurs von Rachel Yellin *(Yes to Birth!)* besucht und mir die Audio-Tracks angehört, die einen anleiten, seinen Körper zu öffnen und Ängste loszulassen«, erzählt die frischgebackene Mutter Rose Goldthwait. »Es hilft, bei der Geburt darauf vorbereitet zu sein, alles so anzunehmen, wie es ist, ohne sich in Ängsten darüber zu verlieren, was sein könnte. Es hilft, sich darauf einzulassen, was im Moment passiert, auch wenn es sich gewaltig anfühlt. Du öffnest dich weiter und lässt dich darauf ein.« Solche Kurse können dich nicht nur von Ängsten befreien, sondern können dich, wie mehrere der weisen Menschen dieses Buchs festgestellt haben, sogar mit euphorischer Erwartung erfüllen.

> Dass wir so fest davon überzeugt sind, Kinderkriegen sei etwas Schwieriges, und glauben, Frauen würden das nicht schaffen, rührt daher, dass wir so viele Horrorgeschichten hören.
>
> LACEY HAYNES

Stelle Fragen!

Wenn du Fragen hast, dann stelle sie! In der Schwangerschaft vorgebrachte klar formulierte, direkte Fragen können dir während der Wehen dabei helfen, selbstbewusste Entscheidungen zu fällen. Angesichts einer Unklarheit Schüchternheit oder Verlegenheit zu verspüren, ist ein eindeutiges Zeichen dafür, dass du deine Frage dringend stellen solltest. Es gibt keine dummen Fragen! Frage ohne falsche Bedenken! Trau dich, während deines Geburtsvorbereitungskurses oder bei den Vorsorgeterminen den Mund aufzumachen (und melde dich zwischen den Terminen, wenn dir irgendetwas keine Ruhe lässt). Frage andere Mütter, die Betreuer:innen deiner Schwangerschaft oder neue Bekanntschaften alles, was dir durch den Kopf geht.

Tut es zusammen

Wie du in **Schatz VIER**, dem **Geschenk der Nähe**, erfahren hast, musst du Schwangerschaft und Geburt nicht allein durchziehen. Bei der mentalen Vorbereitung auf die Wehen solltest du darauf achten, Momente großer Nähe zu deinem Partner herzustellen, besonders wenn er oder sie bei der Geburt dabei sein wird. So könnt ihr ein Gefühl des Vertrauens und der Sicherheit aufbauen, auf das du dich stützen kannst, wenn die Wehen einsetzen. »Die Gebärende verbindet sich mit jedem, der in der Nähe ist«, erklärt Latham Thomas von Mama Glow. »Im Frühstadium der Wehen ist es wichtig, einen sicheren Raum für die Gebärende zu schaffen, damit sie sich auf das Geburtserlebnis einlassen kann.« Auch wenn dein Partner an der Geburt körperlich nicht beteiligt ist, überschreitet er doch die Schwelle zur Elternschaft, was für ihn eine einschneidende Erfahrung darstellt. Indem er dich unterstützt und das neue Familienmitglied willkommen heißt, lässt er eine neue Version seiner selbst entstehen.

»Wenn wir umgeben sind von der Wärme, der Berührung und dem Geruch unserer Lieben, sind wir entspannt. Noch bevor die Doula oder Hebamme ankommt und bevor sie sich bei regelmäßigen Wehen Richtung Krankenhaus aufmachen, haben die werdenden Eltern die einzigartige Gelegenheit, eine Oase der Sicherheit zu schaffen«, sagt Latham. »Den überstimulierten Neokortex, das denkende Gehirn, abzuschalten, ermöglicht es der Gebärenden, unter Einsatz von mentalen, körperlichen und zwischenmenschlichen Maßnahmen in einen anderen Zustand zu gelangen.« Dein Partner kann deine Füße und Hände massieren, ihr könnt tanzen, euch küssen, kuscheln und Händchen halten. Genauso wie während der Schwangerschaft könnt ihr auch während der Wehen Sinnlichkeit, körperliche Nähe und Genuss in euer Leben integrieren. Diese Art von Nähe sorgt dafür, dass jede Menge Oxytocin ausgeschüttet wird, was die Geburt erleichtert und ermöglicht, dass dein Partner und du in eurem warmen Kokon der Zweisamkeit bleiben.

Zwischen der Art und Weise, wie du schwanger geworden bist, und der Art und Weise, wie du gebärst, besteht ein Zusammenhang. Geburt und Sex sind nicht zwangsläufig völlig unabhängig voneinander. Unsere Gesellschaft oder Kultur hat sie voneinander getrennt, doch eine Geburt bietet die Möglichkeit, eine sinnliche Erfahrung zu sein.

ROCHELLE SCHIECK

Einvernehmen ist wichtig

Nach deiner neunmonatigen Vorbereitungsphase bist du wach, achtsam und gut informiert. Du hast eine klare Vorstellung davon, wer du bist und was dir hilft, dich sicher und umsorgt zu fühlen. Dein Kraftfeld ist aktiviert und lässt nur das an dich heran, was sich für dich richtig anfühlt. Deine Intuition ist geschärft und auf Empfang. So startest du gestärkt in die Geburt. Dieses machtvolle Gefühl der Entschlossenheit und Verantwortung wird deine Geburt beeinflussen. Genauso wie du in der Schwangerschaft informierte, einvernehmliche Entscheidungen über Tests, Behandlungen oder Eingriffe gefällt hast, sollte es auch während der Geburt ablaufen. Jede Fachkraft in der Schwangerenvorsorge, auch Krankenpfleger:innen, Gynäkolog:innen, Hebammen, Doulas und Anästhesist:innen benötigen deine Einwilligung, bevor sie dich berühren oder einen Eingriff vornehmen dürfen. Im Idealfall fühlst du dich bei den Menschen, die dich während deiner Schwangerschaft betreuen, sicher und vertraust ihrer Expertise, um die besten Entscheidungen für dich und dein Baby zu treffen. Doch letzten Endes bist du selbst deine stärkste Fürsprecherin. Die Macht liegt bei dir. »Egal, wo oder wie du dein Kind zur Welt bringst, die Geburt liegt in deiner Macht«, stellt Khefri Riley fest. »Im Gesundheitssystem wird Gebärenden, besonders solchen, die Randgruppen angehören, oft die Entscheidungsmacht entrissen. Doch wir dürfen unsere Macht nicht abgeben, indem wir medizinischen Fachkräften erlauben, einfach Entscheidungen für uns zu treffen, die möglicherweise nicht einmal evidenzbasiert sind. Ich ermutige Eltern, sich mit den Vorteilen und Risiken aller Maßnahmen auseinanderzusetzen und sich aktiv in einen gemeinschaftlichen, auf Informationen beruhenden Entscheidungsprozess einzubringen. Besucht Kurse und macht euch mit den geläufigen Praktiken vertraut. Lasst die behandelnden Fachkräfte wissen: ›Ich will die Entscheidungen bei der Geburt meines Kindes einvernehmlich treffen‹.«

> Wenn eine Frau während ihrer Wehen nicht auch lächelt und lacht, dann wird sie, davon bin ich überzeugt, nicht gut genug behandelt.
>
> ROBIN LIM

Volle Verantwortung für deine Geburt zu übernehmen, bedeutet auch, dass du darauf hörst, worum dein Körper und dein Baby dich bitten, unabhängig davon, was dir andere raten. Vielleicht willst du hocken, gehen, singen, tanzen, Suppe mit deiner besten Freundin essen oder deine Hip-Hop-Playlist in voller Lautstärke hören. Alles ist gut, und alles ist erlaubt. »Der Uterus ist der kräftigste Muskel im Körper, und bei der Geburt sind wir durchaus sehr machtvoll«, findet Khefri. »Wie praktisch war es doch für die Vertreter der modernen Geburtshilfe (damals ein von heterosexuellen weißen Männern dominierter Beruf), uns mit unseren Füßen in Haltebügeln steckend auf den Rücken zu legen und uns so unserer Macht zu berauben! Es ist schon verrückt, dass eine Gebärende glauben sollte, ihre Macht an irgendjemand anderen abgeben zu müssen. Stattdessen sollte sie sagen: ›Ich habe den Schlüssel zur ursprünglichen Intelligenz des Universums in mir! Wie kommen Sie darauf, dass ich mein Kind nicht auf Händen und Knien auf die Welt bringen kann?‹«

DIE HEILIGE DREIEINIGKEIT: MUTTER, BABY, PLAZENTA

Zu einem sanften Start deines Babys tragen die Phasen unmittelbar nach seiner Geburt bei: durch ein spätes Abnabeln (du kannst diesen Wunsch den Personen, die deine Geburt betreuen, mitteilen) und die Geburt der Plazenta. Bei einer späten Abnabelung wird die Nabelschnur des Babys nicht abgeklemmt und durchtrennt, ehe die Plazenta vollständig geboren ist (im Idealfall wird auch dann noch eine Weile gewartet), damit das nährstoffreiche Blut in Nabelschnur und Plazenta zum Baby fließen kann. Spätes Abnabeln trägt zu höheren Eisenwerten und zu einem besseren Eisenspeicherwert in den ersten Lebensmonaten deines Babys bei, was sich nachweislich positiv auf seine Entwicklung auswirkt.

Eine sehr späte Abnabelung ist im Geburtszentrum Bumi Sehat auf Bali die Norm. »Wir warten mindestens drei Stunden, bis wir die Nabelschnur abklemmen und durchtrennen«, erklärt Robin Lim. »Dadurch wird sichergestellt, dass das Baby die erste Umarmung (wenn Mutter und Baby unmittelbar nach der Geburt Haut an Haut liegen) von seiner Mutter erhält. Es ist das Menschenrecht eines jeden Individuums, diese erste Umarmung so zu erhalten. Wir enthalten sie keinem Kind vor.« Robin vermittelt ihre klugen Einsichten zu diesem äußerst wichtigen Thema in ihrem Buch *Placenta. The Forgotten Chakra*. Darin schreibt sie: »Bei der Geburt ist es wichtig, darauf zu achten, dass das Baby, die Plazenta, die Mutter, die Familie wirklich bereit für das Durchtrennen der Nabelschnur sind. In meinen Augen sollte die Nabelschnur mit Ehrfurcht und sehr bewusst durchtrennt werden, da die Dreieinigkeit aus Baby, Nabelschnur und Plazenta nicht wiederhergestellt werden kann, wenn sie erst einmal getrennt wurde … Nehmt euch Zeit! Lasst es ruhig angehen! Es besteht kein Anlass zur Eile oder Sorge. Denkt daran: Die Nabelschnur zu durchtrennen, ist keine Rettungsaktion, doch könnte man genau das glauben, wenn man sieht, wie es in Krankenhäusern gemacht wird. In Wahrheit müssen wir die Babys vor dem hastig durchgeführten Schneiden retten.«

Wenn es dir zu viel wird

Man kann noch so gut vorbereitet, informiert und achtsam sein, trotzdem wird es während der Geburt unvermeidlich Momente geben, die dich überfordern oder dir sogar Angst einjagen. Darauf kannst du dich einstellen. Ein Kind zur Welt zu bringen, ist eine gewaltige initiatorische Erfahrung, die dich mit deiner großen Verletzlichkeit konfrontiert. Du gibst gewaltigen Kräften nach, die dich manchmal zu überwältigen drohen. Solltest du das Gefühl haben, vor unüberwindbaren Hindernissen zu stehen, weil du die Schmerzen kaum aushalten kannst und müde und verängstigt bist, denke daran, dass dir einige sehr wirksame Hilfsmittel zur Verfügung stehen. Du hast dir ein verlässliches Kraftfeld aufgebaut, das dir hilft, deinen eigenen Kopf frei von negativen Gedanken zu halten. (Die Übungen in **Das Geschenk der Nähe** können helfen, Fluchtgedanken in Schach zu halten. Siehe Seite 108.) Indem du bewusst im Hier und Jetzt bleibst und dich ganz auf das einlässt, was im Moment geschieht, kannst du üble Gedankenspiralen durchbrechen. Rochelle Schieck setzte bei der Geburt ihres Sohnes auf ein einfaches Mantra, um im Hier und Jetzt zu bleiben und Worst-Case-Szenarien außen vor zu lassen. »Ich sagte ständig: ›Das passiert jetzt … jetzt passiert es‹.«

Entdecke das Tier in dir

Es gibt Frauen, die sagen: »Ich sterbe, es zerreißt mich, ich kann nicht mehr!« So geht es einigen. Wenn du dir nicht die innere Einstellung angeeignet hast, die du für die Geburt brauchst, kommt vieles sehr überraschend. Bist du aber gedanklich darauf vorbereitet, dass es lange dauern oder schwer werden kann, du aber schwere Dinge meistern kannst, kommst du damit zurecht, egal, was passiert. Wenn du mit sehr fixen Erwartungen in die Geburt hineingehst und sich diese dann nicht erfüllen – weil es vielleicht länger dauert als gedacht oder intensiver ist –, kann dich das aus der Bahn werfen. Ich ermutige die Schwangeren, die ich betreue, sich mit ihrer animalischen Natur zu verbinden. Weil Tiere nicht diese Blockaden haben, sie bringen einfach ihre Babys zur Welt. (Haize Hawke)

Bitte deine Ahninnen um Hilfe

Wenn du dich bei der Geburt überfordert fühlst oder Angst hast, kannst du auf die Unterstützung deines Teams setzen. Verlasse dich auf deine Leute! Bitte um Hilfe, sag ihnen, wie es dir geht und öffne dich für ihre zärtliche, unbeirrte Fürsorge.

> Manche Geburten verlaufen nicht optimal, aber wenn das Baby dann da ist und die Eltern anschaut, ist da eine durch nichts zu erschütternde Liebe.
>
> DAVI KHALSA

Jetzt zeigt es sich, wie wertvoll es ist, ein erfahrenes Team von Fachleuten, wie deine Hebamme oder Gynäkologin, um dich zu haben, die dir in schwierigen Momenten mit Rat und Tat zur Seite stehen. Doch Unterstützung ist nicht auf die körperliche Ebene beschränkt. Viele Frauen erzählen, dass sie eine Verbindung zu ihren Ahninnen spürten, zu den Frauen, die vor ihnen Kinder auf die Welt brachten – Frauen, die seit Jahrhunderten alle dasselbe durchmachten. Die Umstände ihrer Geburten mögen andere gewesen sein, doch die Herausforderung und das Geschenk sind gleich geblieben. Dich von dem starken Netz deiner Ahninnen gehalten zu fühlen, kann dir den nötigen Antrieb geben, die scheinbar unüberwindbaren Hindernisse zu überwinden und es bis zum Gipfel zu schaffen. Du kannst entweder eine Verbindung zur allumfassenden Urkraft aller Mütter, die vor dir kamen, oder zu einigen deiner eigenen Vorfahrinnen schaffen.

Um dir die Unterstützung deiner Ahninnen zu sichern, brauchst du nicht mit Salbei zu räuchern oder auf die Knie zu gehen, außer es fühlt sich während der Wehen ohnehin gut für dich an. »Du bittest einfach darum«, erklärt Haize, die sich schon seit Langem mit ihren Ahninnen verbunden fühlt. »Bitte sie zu kommen, und sie werden kommen. Ich habe bemerkt, dass der Geburtsraum immer voller Leute ist, weil die Ahninnen immer da sind, um die Gebärende zu schützen und daran zu erinnern, dass sie nicht allein ist und das Durchhaltevermögen, die Energie und die Kraft hat, es zu schaffen.« Haize berichtet, dass es tiefgreifende Auswirkungen haben kann, wenn sich die Gebärende von ihren Ahninnen geliebt und unterstützt fühlt. »Es verleiht der Gebärenden den Mut weiterzumachen – plötzlich hat sie keine Angst mehr und alle Kraft der Welt, um dieses Baby zu bekommen.«

Jedes Baby hat seine eigene Geburt

Sollte dies nicht dein erstes Baby sein, hast du vielleicht mit dem Trauma oder den Traumata der vorausgegangenen Geburt(en) zu kämpfen. Es ist nur natürlich, sich dann Sorgen zu machen, dass diese Geburt so wie vorherige ablaufen könnte. Doch ist es äußerst wichtig, dir bewusst zu machen, dass du ein völlig neues Wesen erschaffst und nicht mehr der Mensch bist, der du früher warst. Denke daran, offen mit den Fachkräften, die deine Geburt begleiten werden, über deine bisherigen Geburtserfahrungen zu sprechen, und achte darauf, welche Aspekte der anstehenden Geburt dir besonderes Kopfzerbrechen bereiten. Dir dieses Mal ein anderes Geburtserlebnis zu verschaffen, ist wahrscheinlich leichter, als du denkst.

Auf das Geheimnis der Geburt vertrauen

In den Stunden der Geburt deines Kindes wird es Momente geben, in denen das Beste, was du tun kannst, darin besteht, nichts zu tun. Und du bist darauf perfekt vorbereitet: Du kannst voll und ganz loslassen, weil du dir, deinem Körper, und deinen Unterstützer:innen vertraust. Befreie dich von Erwartungen, wie diese Geburt »zu sein hat«, gib alle Widerstände gegen die Tatsache auf, dass dein Körper dieses Baby auf die Welt bringen kann und wird. Lass das Denken los. Dann wirst du genau da sein: in deinem Körper, mitten in dieser Erfahrung, akzeptierend, dass diese Geburt so läuft, wie sie läuft – egal, ob sich das mit deinen Plänen deckt oder nicht. Jetzt hast du maximales Vertrauen – du vertraust auf das Geheimnis. Wenn du all deine Erwartungen beiseiteschiebst und dich auf die Gewissheit einlässt, dass dein Körper alles in sich hat, um dein Baby auf die Welt zu bringen, öffnest du dich für die umfassende Kraft eines Körpers, der nicht durch den Geist behindert wird.

Auch für das Baby ist die Geburt von Bedeutung

Obwohl es bisher vor allem um deine mütterliche Kraft – die von Shakti erfüllte Schöpferin – ging, ist diese Kraft auch dazu da, deinem Baby eine sanfte Landung zu bereiten. Die Eingriffe, für die du dich entschieden hast (oder die du ablehnst, wie etwa das sofortige Abnabeln) und der Raum, in dem du gebärst, haben Einfluss darauf, wie die kostbaren ersten Momente deines Babys sich gestalten. Sie werden es für den Rest seines Lebens prägen. »Im Moment unseres Todes gehen wir durch unser ganzes Leben zurück bis zu unserer Geburt«, sagt Robin Lim. »Und weil Babys bei der Geburt so außerordentlich gut hören, denken wir, dass das, was ein Baby bei seiner Geburt hört, das Letzte sein wird, woran es sich von seinem Leben erinnert.« Das mag jetzt ein wenig einschüchternd klingen, aber es ist auch wunderbar. »Das, was du zu deinem Baby sagst oder was du ihm vorsingst, weist ihm eine Richtung für den Rest seines Lebens. Du kannst dein Baby von Beginn an auf einen guten Weg bringen.«

Achte auf die Umgebung, in der die Geburt stattfindet – es geht nicht einfach nur um die greifbaren Aspekte, sondern auch um die Atmosphäre dieses Orts und das Gefühl, das er auslöst. Frage dich, was du tun kannst, um ihn zu einem warmen, einladenden Ort zu machen, auch wenn er nicht deine erste Wahl ist. Solltest du dein Kind in einem Krankenhaus bekommen, nimm deine eigene Musik mit sowie Decken und spezielle Gegenstände, die dir dabei helfen, dich gut zu fühlen und zu entspannen. Diese Gefühle werden sich unmittelbar auf dein Baby übertragen. Sprich mit den Geburtshelfer:innen darüber, wie die ersten Momente nach der Geburt ablaufen sollen, damit alle wissen, was du dir wünschst – wenn dir danach ist, kannst du auch vorschlagen, dass alle sehr leise sprechen. Denke daran, deinem Baby Zeit für den Übergang von einer Welt zur anderen zu geben. Stelle Hautkontakt zwischen euch beiden her, damit sich deine und seine Gerüche, Berührungen und Atemzüge miteinander vermischen, du musst dich nicht gehetzt fühlen. Dies ist eine geheiligte Zeit! Daher ist es klug, bei der Wahl der Menschen, die bei der Geburt deines Kindes dabei sein werden, sorgfältig zu sein. Bedenke, wie schön es sein kann, wenn Personen anwesend sind, die diesen Moment auch als etwas Geheiligtes betrachten und respektieren. »Wir Hebammen singen immer, wenn das Köpfchen des Babys zu sehen ist«, erzählt Robin. »Wir alle sorgen dafür, dass der Moment der Geburt als ein Wunder betrachtet wird, und wir begrüßen das Baby als menschliche Seele und nicht als medizinisches Geschehen.«

Ernähre dich gut

ICH WAR NEUNZEHN JAHRE ALT, als ich lernte, wie man eine werdende Mutter bekocht. Mein Bruder Hsuan, all meine Cousinen und Cousins – Patty, Peter, Wendy, Joel, Tien, Phil, Chuan, An und Brian – und ich aßen regelmäßig gemeinsam im Haus meiner Tante Ou in der Nähe von Oakland, Kalifornien. Mir gefiel alles an diesen Essen. Das Gefühl von Wärme und Sicherheit in Tante Ous Küche, vor der drei Roteichen Wache standen (eine für jedes ihrer Kinder, wie sie zu sagen pflegte); im Flüsterton vorgetragene buddhistische Gesänge und der Duft von Weihrauch, der aus Tantchens Meditationsraum hereingeweht kam und sich mit unserem Kindergeschnatter und dem aromatischen Duft der Speisen vermischte; und schließlich die Präsenz mehrerer Matriarchinnen in der Küche, die zwar herrisch auftraten, uns aber trotzdem Halt gaben und mit ihrer etwas barschen, aber liebevollen Art einen Kokon der Fürsorge um uns spannen, während sich meine Mutter in Maryland um ihre eigene gebrechliche Mutter kümmerte.

Die »Baumtante«, wie ich Tante Ou manchmal nannte, eine Akupunkteurin, die in der Bay Area als Expertin für Fruchtbarkeit und Kinderwunsch bekannt ist, hielt bei diesen Mahlzeiten Hof – neben Wendys Mutter, Dr. Ju Chun Ou, und Pattys und Peters Mutter, Tante Cathy. Aber der Star war das Essen! Es war nicht sonderlich raffiniert, aber himmlisch! Diese Frauen nahmen frisches Marktgemüse, Eier, einfache Fleischstücke und ganze Fische und verwandelten sie durch eine Art weiblicher Alchemie mit nur wenigen Zutaten – Öl, schwarzem Reisessig, Salz, Zucker und weißem Pfeffer – in die schmackhaftesten Gerichte der ganzen Woche. Wir konnten nicht am Tisch sitzen, ohne in lautstarke Balgereien, teilweise unter Einsatz der Essstäbchen, um die leckersten Stücke, wie etwa die gallertartigen Augäpfel eines Welses oder das üppigste Stückchen Knochenmark, zu geraten. Wenn das Schmorgemüse und der Kohleintopf, die Judasohren und die Schweinefleischbällchen auf den Tisch gestellt wurden, von denen wir nehmen durften, so viel wir wollten, mischten sich in die Geräuschkulisse lautstarkes Schlürfen und Rufe auf Mandarin nach mehr Reis. Jeder von uns füllte seine Schüssel nach eigenem Gutdünken und Appetit. Um dem berüchtigten Blick von Tantchen zu entgehen, leerten wir unsere Schüsseln immer bis auf das letzte Reiskörnchen.

Als Patty dann schwanger wurde, änderte sich die Dynamik auf subtile, aber spürbare Weise. Es war, als wäre unsere Cousine in der Hierarchie unserer Gruppe aufgestiegen. Unsere Tanten wiesen uns an, es ihr bequem zu machen und ihren Platz mit weichen Kissen auszupolstern. Die Jüngeren bekamen den Befehl, ihr nährende Brühen und warme Tees zu reichen. Unsere Essstäbchen blieben liegen, bis Patty sich als Erste die besten Fleischstücke genommen hatte. Doch schlichen wir nicht um sie herum. Je ausgelassener wir waren, desto besser, denn unser Lachen und Plaudern hielten Patty bei Laune. Unterdessen schwirrten die Älteren um sie herum und murmelten ihr unentwegt Anweisungen zu, mehr von diesem und weniger von jenem zu essen, sie hatten ihre Energie- oder Stimmungsschwankungen immer im Blick und boten ihr bestimmte Speisen an, um Defizite auszugleichen.

Diese Szenen kamen mir erst wieder in Erinnerung, als ich das Konzept meines Unternehmens, MotherBees, entwickelte. Und – begleitet von einer Woge unbändiger

Gefühle – wurde mir klar, wie die weisen Frauen meiner eigenen Familie Patty dabei unterstützt hatten, ihre mütterliche Kraft zu entwickeln. Diese Frauen wollten sie gestärkt und vorbereitet sehen, und ihr Mittel der Wahl bestand in nahrhaften Mahlzeiten. Sie sprachen kaum Englisch und entstammten einer Familie von Heilkundigen der Traditionellen Chinesischen Medizin. Mit Sicherheit benutzten sie nicht den ernährungswissenschaftlichen Fachjargon, den wir heute verwenden. Aber heute ist mir klar, was sie damals taten. Sie stellten eine bunte Mischung von Gerichten auf den Tisch und ließen Patty die Lebensmittel auswählen, die ihre Speicher von wichtigen Nährstoffen auffüllen würden – langkettige Fettsäuren in seidiger Eiercreme und Sardinen, die das Gehirn ihres Babys wachsen ließen und Pattys Gehirn vor postpartalen Depressionen schützten. Unmengen an fettlöslichen Vitaminen, die ihr dabei halfen, Mineralstoffe aufzunehmen, Proteine zu verwerten und sie für die Milchproduktion während der Stillzeit stärkten; beträchtliche Mengen von rotem Fleisch, roten Goji-Beeren und Jujube-Früchten, um sicherzustellen, dass zusätzliches Eisen zur Verfügung stand, um die Anzahl von Pattys roten Blutkörperchen zu erhöhen, damit auch das Baby mehr Sauerstoff zur Verfügung hatte. Und das war noch nicht alles! In Ingwer geschmortes und mit Sesamöl beträufeltes Blattgemüse versorgten den Fötus mit Folsäure und machten auch Pattys Leber glücklich, während Pilze ihre Widerstandsfähigkeit gegen Krankheitserreger steigerten. Die berühmten Fischköpfe, um die wir uns immer zankten? Sie enthielten große Mengen an Jod, das sehr wichtig für die Gesundheit ihrer Schilddrüse und damit für die Gehirnentwicklung ihres Kindes war. Ab und zu kamen ganz spezielle »Energie-Lebensmittel« auf den Tisch, etwa ein Tonikum aus fermentiertem Reis, das Pattys Kreislauf unterstützen und ihren Fruchtwasserspiegel erhöhen sollte, oder ein fein gehobelter, gekochter Pilz namens Silberohr für die Darmgesundheit und gegen Müdigkeit. Aber in der Regel bekam Patty die vertrauten einfachen Lebensmittel serviert, die wir alle regelmäßig aßen. Was sich änderte, war, dass Patty beim Essen die Wahl hatte. Während wir damit durchkamen, wenn wir gelegentlich Proteine oder das Grünzeug wegließen, kam das für die werdende Mutter nicht infrage.

Aus diesem Grund bereiteten diese Küchenköniginnen alles extra lecker und unwiderstehlich köstlich zu! Sie wussten, dass Schwangere ein sehr wechselhaftes Verhältnis zum Essen haben. Mitunter entwickeln sie einen Bärenhunger, während sich in anderen Zeiten ihr Appetit komplett verabschiedet – was zu einem Teufelskreis aus Übelkeit und Erschöpfung führen kann, wenn man nicht darauf reagiert. Die strengen Anweisungen der Tanten, dies zu essen und jenes zu trinken, waren ein wenig herrisch, aber sie waren ein Akt der Liebe.

Während meiner Schwangerschaften war es etwas bitter für mich, dass ich in Südkalifornien auf mich allein gestellt war, zu weit weg von Tante Ous Haus in den Oakland Hills, um an Familientreffen teilzunehmen. Davon abgesehen waren die meisten meiner Cousinen und Cousins inzwischen in alle Winde verstreut. Es wäre nicht mehr so wie früher gewesen. Stattdessen kamen die Ernährungsgrundsätze, die mir meine Tanten über die Jahre vermittelt hatten, in völlig neuen Geschmacksrichtungen zum Ausdruck. Mein damaliger Ehemann, der mit deftiger englischer Hausmannskost aufgewachsen war, beteiligte sich am Kochen. Saftiges Brathähnchen, erdige Kartoffeln mit Butter aus der Region und Blumenkohlpüree, mit Bauernsahne verfeinert, sorgten dafür, dass mein Körper stark und meine Speicher gefüllt blieben. Ich war in kulinarischer Hinsicht von Ost nach West gezogen und hatte mich auf neues Terrain begeben.

Setze alle Hebel in Bewegung, um dich in der Schwangerschaft gut zu ernähren.

KAREN PAUL, *Expertin für ganzheitliche Ernährung*

Während meine Cousine zum Frühstück warmes Reis-Congee gegessen hätte – für einen potenziell unruhigen Magen ein reizarmer, simpler Start in den Tag –, bekam ich eine kleine Tasse Haferbrei mit einem Klacks fett- und proteinreichem Nussmus oder ein paar hartgekochte Eier.

So traurig es manchmal auch sein mochte, die Distanz zu meiner Familie war auch ein Geschenk. Sie zwang mich dazu, Herrin in meiner eigenen Küche zu sein und auf die Signale meines Körpers zu hören, anstatt mich darauf zu verlassen, dass andere sie für mich interpretierten. Die Gurus, die meinen Weg begleiteten, lehrten mich Neues. Als ich mich wie benebelt fühlte, erfuhr ich von einem Fischhändler, dass die Fette von Kaltwasserfischen einen sofortigen Aha-Effekt bewirken konnten. Meine geschätzte Davi brachte mir bei, dass ich, wenn mich Heißhunger auf Süßes plagte, eigentlich mehr Protein brauchte. Es machte nicht immer Spaß, sich während der Schwangerschaft gut zu ernähren – wenn du schwanger sein solltest, während du diese Zeilen liest, weißt du wahrscheinlich genau, was ich meine –, aber es half mir, das Gespür für meinen Körper, das sich seit meiner Teenagerzeit langsam entwickelte, deutlich zu verbessern. Was sollte ich bei Übelkeit oder Müdigkeit, bei Ängstlichkeit oder Überdrehtheit essen? Die Schwangerschaft bot mir die Möglichkeit, wirklich in mich hineinzuhören, da sie in zig Phasen verläuft, die von zig unterschiedlichen Gefühlen begleitet werden.

Um ehrlich zu sein: Im Nachhinein schätze ich die Freiheit, damals nicht allzu viel über gute Ernährung in der Schwangerschaft gewusst zu haben. Vor zwanzig Jahren, ja selbst vor vierzehn Jahren, als ich mein drittes Kind Jude bekam, hatten werdende Eltern nicht diesen unbegrenzten Zugang zu Informationen wie heutzutage. Ich hatte Glück, dass ich wusste, wie man sich ganz allgemein gesund ernährt (dafür hatten Tante Ou und Co. gesorgt!). Und mein Instinkt sagte mir, dass ich nicht allzu viel ändern musste, um meine Bedürfnisse als Schwangere abzudecken. Im Gegensatz zu vielen Frauen in der heutigen Zeit kam es mir nie in den Sinn, Unmengen von Recherchen über Ernährung in der Schwangerschaft anzustellen. Ich hatte meine ganz eigene Herangehensweise: Meine Ernährung basierte auf wertvollen Zutaten, doch was mein Körper brauchte, entschied ich Tag für Tag ganz intuitiv.

Dies hat die Art und Weise, wie ich heute für und mit Schwangeren koche, tief geprägt. In meinen Augen hat jeder Mensch seine ganz eigene Meinung zur Ernährung in der Schwangerschaft. Tante Ou pflegte zu sagen: »Anderer Körper, anderer Magen, anderes Baby«. (Meine Version lautet *one size fits none,* »eine Einheitsgröße passt niemandem wirklich« – ich mag einfach keine strengen Regeln, wenn es ums Essen geht.) Dafür bin ich ein großer Fan davon, eng mit den Schwangerschaftsbetreuer:innen einer werdenden Mutter zusammenzuarbeiten, um im Blick zu haben, wie ihre Ernährung sich auf ihren Körper auswirkt. Dazu gehören Fragen nach dem Blutzucker-, Eisen- und Ferritinspiegel ebenso wie immer gut über die Schilddrüsenfunktion Bescheid zu wissen (auch wenn Ärzt:innen diesen Wert gerne mal außer Acht lassen) und den Magnesium-, Vitamin-D- und Vitamin-B12-Spiegel zu kennen. Sollten deine Betreuer:innen sich dafür nicht so stark interessieren wie du, zögere nicht, ihm oder ihr darzulegen, warum diese Informationen für dich wichtig sind. Außerdem ist es unglaublich hilfreich, sich für eine der »Bibeln« zum Thema Ernährung in der Schwangerschaft zu entscheiden und sie aufmerksam zu lesen. Ich persönlich ziehe bei MotherBees gerne die Titel *Das richtige Essen in der Schwangerschaft* von Lily Nichols oder *The Nourishing Traditions Book of Baby and Childcare* von Sally Fallon Morell aus dem Regal, um sie schwangeren Freundinnen oder Kundinnen zum Lesen zu geben. Laut TCM ist es nicht ratsam, seine Ernährung in der Schwangerschaft radikal zu ändern. Daher empfehle ich Frauen, die sich fleischarm ernähren, Ibu Robin Lims gutes, knapp gefasstes Buch *Eating for Two,* mit dem »eine Hebamme in deine Küche einzieht«. Aus einem kompetenten Einführungsbuch lernst du die Grundlagen, wie du deinem Körper in dieser enormen Wachstums- und Aufbauphase die richtigen Nährstoffe in der richtigen Menge zuführst, und unternimmst einen kleinen, aber wichtigen Schritt, um die wissenschaftlichen Grundlagen der Ernährung in der Schwangerschaft zu verstehen.

Dieser Schritt führt dich zu dem Bereich, in dem ich dich gerne unterstützen würde: die *Kunst,* dein schwangeres Selbst gut zu nähren. Für mich ist das der emotionale Beitrag zu den rationalen Bemühungen. Denn meiner Erfahrung nach ist es eigentlich ziemlich einfach, seinen Proteinbedarf zu decken, auf die Kohlenhydratzufuhr zu achten, reichlich gesunde Fette zu sich nehmen und solche Lebensmittel auszuwählen, die deinem Körper die benötigten Mikronährstoffe liefern. Du kannst eine Waage oder den Messbecher zu Hilfe nehmen oder nach Augenmaß entscheiden, ob alles gut ausgewogen ist. Scharen von Experten liefern dir die Zielwerte und Listen mit Mineralstoffen, Fettsäuren und so weiter. Was eher selten zur Sprache kommt, ist ein Aspekt, der schwer fassbar ist: deine innere Einstellung und die Atmosphäre, in der du dich mit Nahrung versorgst. Hast du die Energie, tagein, tagaus für dich selbst zu kochen? Hast du den Mut, andere zu bitten, für dich zu kochen, wenn du es nicht schaffst? Spenden dir die Mahlzeiten, die vor dir stehen, Trost und Geborgenheit, oder sind sie nur eine weitere Stressquelle? Erwecken die Mahlzeiten, die du zu dir nimmst, in dir das Gefühl, gewärmt, gehalten und genährt zu werden, oder bist du danach gereizt, verärgert oder unruhig? Das sind die Themen, für die bei einem kurzen Schwangerschaftsvorsorgetermin meist keine Zeit ist und die auch in den sozialen Medien kaum angesprochen werden. Aber für mich führen sie zum Kern der Sache.

Ich möchte dich bei der Entdeckung dieser sehr praktischen Seite deiner neun goldenen Schwangerschaftsmonate begleiten und dich auf diesem manchmal sehr unsicheren Terrain an die Hand nehmen. Denn, seien wir mal ehrlich: Gibt es eine eigenartigere Phase in der Ernährungsbiografie einer Frau? Auf der einen Seite ist Essen in der Schwangerschaft eine ernst zu nehmende Sache. Schließlich muss die Nahrung, die du zu dir nimmst, deinen Körper mit Energie und Nährstoffen und dein Baby mit allen nötigen Bausteinen versorgen. Zusätzlich soll sie die Speicher mit Reserven füllen, von denen ihr, du und dein Baby, nach der Geburt zehrt. Genuss beim Essen kann sich von einem Tag auf den anderen in Abneigung oder sogar Ekel verwandeln und ein ziemliches Chaos erzeugen. Gelüste nach bestimmten Lebensmitteln können sich ohne erkennbaren Grund schlagartig ändern. Besonders wertvolle Lebensmittel, die du eigentlich täglich essen wolltest, bringst du vielleicht wochenlang absolut nicht herunter. In welcher anderen Lebensphase steckt das eigene Essverhalten so voller Widersprüche? Da fasst du die besten Vorsätze der Welt, nur um dann teilweise wieder damit brechen zu müssen und ein bisschen Kontrolle abzugeben. Die Ernährung stellt innerhalb der gesamten Schwangerschaft einen eigenen Mikrokosmos dar. Die Einstellung, mit der du dich dem Thema widmest, ist genauso wichtig wie die Zutaten, die du für deine Mahlzeiten verwendest.

> Denke immer daran, dass du beim Essen drei Dinge im Auge haben solltest: die Bedürfnisse deines eigenen Körpers, die deines wachsenden Babys und die Reserven, die du dafür anlegst, um dein Baby später nähren zu können. Deine Reserven sind deine eigene Schatztruhe – lasse sie nicht leer werden; fülle sie jetzt auf.
>
> DR. PADMA RAJU

Wenn ich über die weniger offensichtlichen Einflüsse auf meinen Kochstil nachdenke, fällt mir meine Großmutter mütterlicherseits ein, die in Maryland lebte. Oma Po-Po, Enkelin des berühmten Kräuterheilkundigen Dr. Huang, war nicht annähernd so namhaft und anerkannt wie meine Verwandten väterlicherseits. Ihr Vorhaben, westliche Medizin zu studieren, war vom Krieg zunichte gemacht worden. Wegen ihrer ruhigen Art hat man sie gerne unterschätzt, außerdem war sie auf einem Auge blind. Heute ist mir klar, dass sie in aller Stille die Weisheit von Generationen Heilkundiger in ihr Essen hat einfließen lassen. Als Kind habe ich es geliebt, an Großmutters Seite zu stehen, wenn sie Klebreis in Lotusblätter wickelte, die Bündel mit Zwirn zusammenband und sie in den Bambusdämpfer legte. Oma Po-Po hatte in ihrem Leben mit vielen Widrigkeiten zu kämpfen, aber ihre Küche war ein Ort des Trostes. Von ihr habe ich übernommen, wie das tägliche Ritual, einfaches Essen zuzubereiten, von etwas durchdrungen sein kann, das sich nicht in Worte fassen lässt.

Stände ich während deiner Schwangerschaft beim Kochen an deiner Seite, würde ich mir wünschen, dass deine Küche für dich ein Ort ist, an dem du für einige Zeit ganz in dich versinken kannst – ein Ort, an dem du dich ruhig und aufgehoben fühlst, nicht nervös und gestresst. Ich möchte, dass du das Gefühl hast, mehr als genug getan zu haben, wenn du dich in die Küche begeben hast, und dass es wirklich keine Rolle spielt, ob deine Speisekammer bereits perfekt organisiert ist oder nicht. Wir können gemeinsam improvisieren, wenn die Grundstimmung passt. Oft sind es gerade die einfachsten Lebensmittel, die satt und zufrieden machen. Wenn ich meine Lieblingszutaten, wie Ingwerknollen oder eine Handvoll Frühlingsgemüse, in Händen halte, muss ich oft daran denken, dass andere Frauen dies schon viele Male vor mir getan haben. Dieser Gedanke tröstet mich und vertreibt beim Kochen Gefühle von Verzagtheit und Einsamkeit. Die Hände meiner Großmutter taten das Gleiche wie die meiner Tanten, meiner Cousinen und auch die meinen. Angesichts deiner mit Anforderungen vollgepackten Tage mag es dir abwegig vorkommen, aber ich würde mich freuen, wenn du irgendwo in dir spürst, dass deine Küche für dich ein Ort der Zuflucht ist und kein Ort des Schreckens, vor dem du weglaufen willst.

Am wichtigsten aber ist mir, dass du erfährst, wie es ist, eine Mahlzeit zu bekommen, die dich in jeder Beziehung nährt. Ich möchte, dass du dich mit einem Gefühl der Erleichterung am Tisch niederlässt, dir einen Moment Zeit gibst, um durchzuatmen und wahrzunehmen, was du empfindest, wenn du ein nahrhaftes Gericht serviert bekommst. Irgendjemandem ist aufgefallen, dass du Hunger hast, und jetzt gibt es etwas zu essen. Kannst du spüren, wie sich vor dem ersten Bissen in dir ein Gefühl der Behaglichkeit von deinem Bauch aus breitmacht? Für mich ist beim Kochen für Mütter oder mit Müttern dieser Moment, wenn das Essen serviert wird, der wichtigste. Du erlebst ihn, egal, ob du für dich selbst kochst oder ob du bekocht wirst.

Bewusst und freundlich

MACHE GUTE ERNÄHRUNG ZU DEINER SACHE

Solltest du schon vor deiner Schwangerschaft ein ambivalentes Verhältnis zum Essen gehabt haben – damit bist du nicht allein. Viele Menschen haben eine schwierige Beziehung zu ihrer Ernährung, zerbrechen sich den Kopf darüber oder kämpfen sogar gegen das Bedürfnis zu essen an. Für andere wiederum ist gesunde Ernährung eine Sache, die sie mal mehr, mal weniger ernst nehmen. (Wer hat sich nicht schon einmal vorgenommen: *Morgen koche ich diese Linsen-Gemüse-Suppe, aber wirklich!*) In anderen Fällen (und zwar sehr oft) sind die inneren Widerstände dagegen, gesundes Essen zuzubereiten, stets ein wenig stärker als die guten Vorsätze. Sie lassen sich auf das Gefühl zurückführen, es nicht wert zu sein, nicht genug getan zu haben oder noch nicht weit genug gekommen zu sein, um sich die Zeit zu nehmen, eine wohltuende Mahlzeit zuzubereiten und zu essen. Solltest du bereits Mutter sein, kennst du vielleicht eines dieser Szenarien: »Ich esse das zu Abend, was die Kinder übrig gelassen haben« oder »Ich schaff es nicht, mir darüber jetzt auch noch Gedanken zu machen. Ich trinke ein Glas Wein und gehe dann ins Bett.«

Gib dir selbst das Versprechen, gesund zu essen, auch wenn du es erst einmal nicht magst.

DR. DANMEI HU, *Fachärztin für Akupunktur*

Bis du plötzlich schwanger bist und die Biologie diese alten Verhaltensmuster schlichtweg obsolet werden lässt. Führst du dir vor Augen, was da drinnen in dir alles errichtet wird, kann es einfach nicht mehr funktionieren, wenn du beim Essen chronisch zu kurz kommst. Mach dir bewusst, was da alles passiert! Hier entsteht nicht nur ein menschliches Wesen (Babys wiegen bei der Geburt in der Regel 3000 bis 4500 Gramm), sondern auch ein komplett neues Organ, deine Plazenta, die durchschnittlich stattliche 680 Gramm auf die Waage bringt. Dazu kommt die gewundene robuste Nabelschnur, beträchtliche Mengen an zusätzlichem Blut und ein kleines Meer aus Fruchtwasser, gar nicht zu reden von Gewebe und Flüssigkeit, die für das exponentielle Wachstum deiner Gebärmutter nötig sind. Auch deine Brüste werden größer. Es handelt sich um ein sehr reales Bauprojekt, und die Materialien dafür müssen von irgendwo herkommen. Sie stammen aus dem, was du isst (und in den Monaten zuvor gegessen hast – daher ist auch deine Ernährung vor der Empfängnis von Bedeutung). Das Ausmaß des Ganzen wird deutlich, wenn man all das zusammenzählt, was in einer Schwangeren wächst, dazu muss man kein Mathegenie sein. Schwangerschaftsbedingt nimmst du allein mindestens 11 bis 13 Kilo an Körpermasse zu. Ob ich will oder nicht, ich habe immer das Bild all der Zellen einer Schwangeren im Kopf, die neuneinhalb Monate lang immer wieder dasselbe Liedchen singen: »Schatz, hör zu, ich baue gerade ein Kind. Ich stärke dich, damit du es zur Welt bringen kannst. Ich mache eine Plazenta und lasse eine Nabelschnur wachsen. Ich lege Nährstoffvorräte für die Muttermilch an, während ich zusätzlich all deine anderen Aktivitäten wuppe. Hier kommt meine Bestellung: reichlich Eiweiß und viel Eisen, jeden Tag wirklich gute Fette, ausreichend Flüssigkeit und die gesamte Palette an Vitaminen und Mineralstoffen, und zwar in Mengen, wie du sie noch nie zu dir genommen hast. Und übrigens: Ich kann das ganze Zeug nur von dir bekommen – von niemandem sonst!« Sollte Essen bisher zweitrangig für dich gewesen sein, damit ist jetzt Schluss. Dein schwangerer Körper verlangt von dir, dass dein erster Gedanke deiner Ernährung gilt, nicht dein letzter.

Fragt man eine Frau, die schon einmal schwanger war, wird sie wahrscheinlich zustimmen, dass es eine Phase ist, in der alles verstärkt wird – von Hungerattacken, die so heftig sind, dass man den nächstbesten Foodtruck anhalten möchte, bis hin zu der Erfahrung, dass einem der Gedanke, überhaupt etwas zu essen, tage- oder wochenlang wie ein mieser Witz vorkommt. Vielleicht leidest du auch unter extremen Verdauungsproblemen, einer Abgeschlagenheit bisher unbekannten Ausmaßes oder einer so tiefen Müdigkeit, dass du dir kaum vorstellen kannst, jemals länger als bis 20.30 Uhr wach geblieben zu sein. Viele diese Empfindungen resultieren aus dem, was du zuvor gegessen oder eben nicht gegessen hast. Deine Ernährung, sofern sie für dich passt, kann dir dabei helfen, diese körperliche Metamorphose reibungslos durchzustehen, oder, wenn sie nicht richtig für dich ist, auf einen steinigen Weg führen.

Die weisen Menschen, die im MotherBees-Bienenstock herumschwirren, haben mir beigebracht, dass viele häufig vorkommende Schwangerschaftsprobleme auf eine schlechte Ernährung zurückzuführen und nicht die Folge von Pech oder schlechten Genen sind. Daher können diese Probleme oftmals durch eine gute Ernährung und eine Änderung des Lebensstils behoben werden. Übelkeit, die häufig in der Frühschwangerschaft auftritt und in erster Linie auf Hormonveränderungen zurückgeht, verschlimmert sich, wenn man nicht isst und den Blutzuckerspiegel zu stark absinken lässt (einigen Experten zufolge auch dann, wenn man auf Proteine verzichtet). Morgenübelkeit verstärkt sich, wenn die Magnesiumspeicher schon seit Monaten nicht aufgefüllt wurden. Eine Erhöhung des Blutzuckers, die zu Schwangerschaftsdiabetes führen kann, wird durch eine kohlenhydratreiche Ernährung mit viel Zucker und raffiniertem Getreide gefördert. Zu Müdigkeit oder einer ausgeprägten Anämie kommt es, wenn die natürliche Zunahme des Blutvolumens nicht mit einem entsprechenden Anstieg des Eisenspiegels einhergeht. Selbst Bluthochdruck, Präeklampsie und Schilddrüsenunterfunktion werden von vielen als Erkrankungen angesehen, die durch Nährstoffmangel hervorgerufen werden. Eine der weisen Frauen in diesem Buch, Karen Paul, eine ganzheitliche Ernährungsberaterin in Hawaii, berät häufig Frauen zum Thema Fruchtbarkeit und Schwangerschaft. Sie erzählte mir, dass der Arzt Tom Brewer in den 1960er-Jahren bahnbrechende Arbeit leistete und als einer der Ersten einen

Zusammenhang zwischen all diesen gesundheitlichen Problemen und Fehlernährung herstellte, wobei Brewer besonders deutlich auf den Proteinmangel hinwies.

So verwundert nicht weiter, dass deine Ernährung auch Auswirkungen auf dein mentales und emotionales Gleichgewicht hat. Man braucht nur daran zu denken, wie sich ein Treibstoffmangel auch im nichtschwangeren Zustand in Form von Stress auf das gesamte System auswirkt. Die negativen Effekte einer Unterversorgung intensivieren sich drastisch durch die Anforderungen einer Schwangerschaft. In der Schwangerschaft Essen und Trinken zu vergessen und den Tank »leer« werden zu lassen, ist laut Damian Hagglund der schnellste Weg, um andauernde Angstgefühle bei einer Schwangeren hervorzurufen. (Und wenn man sich erst gestresst fühlt, ist die Verlockung noch größer, zu zuckrigem hochverarbeitetem Trostessen zu greifen, das den Körper stärker belastet.) Umgekehrt lautet die gute Nachricht, dass du den negativen Folgen von körperlichem und geistigem Stress für dich und dein Baby hochwirksam vorbeugen kannst, indem du dich gut ernährst. Den Zustand, dass du buchstäblich aus dem letzten Loch pfeifst, vermeidest du, indem du stets gutes Essen da hast (oder besser noch, geliebte Menschen schon im Vorfeld dafür sorgen).

In gewisser Weise macht dir dein schwangerer Körper trotz der Achterbahn der Gefühle, die mit dem Essen einhergehen können, ein Geschenk. Er wird mehr oder weniger kompromisslos von dir verlangen, ihm das zu geben, was er braucht, um zu funktionieren. Während du dich in der Vergangenheit vielleicht über diese Bedürfnisse hinwegsetzen konntest – mit purer Willenskraft, Kaffee oder Energydrinks –, ist dieses Spiel jetzt vorbei. Es mag funktionieren, einige der anderen Grundelemente der Selbstfürsorge wie Meditation oder Bewegung an Sonne und frischer Luft hinauszuschieben, doch Essen lässt sich nicht lange hinauszögern. Die meisten tun es mehrmals am Tag.

Im besten Fall ist dein Verhältnis zum Essen in den Monaten oder Jahren vor der Schwangerschaft besser geworden oder hat, falls dies nötig war, eine Heilung erfahren, und du bist in der Lage, eine gesunde Ernährung während der Mutterschaft tatsächlich als Wohltat zu empfinden. Damit beschäftigt sich unser Buch *Awakening Fertility* (noch nicht auf Deutsch erschienen) in dem es schwerpunktmäßig darum geht, das zu vermeiden, was heute die Norm ist: erschöpft zu sein, wenn man schwanger wird. Nährstoffarme Lebensmittel von minderer Qualität, Stress, eine gestörte Darmfunktion und die auslaugende Wirkung hormoneller Verhütungsmittel sind nur vier von vielen Gründen für diesen Mangelzustand. In unserem Buch gehen wir darauf ein, dass die Monate (oder Jahre) vor der Empfängnis die beste Zeit sind, dies zu ändern, vor allem, weil eine Frau dann für das erste Trimester ihrer Schwangerschaft gewappnet ist, in dem gute Ernährung oft eine Herausforderung darstellt. Sollte dir diese Vorbereitungszeit nicht vergönnt gewesen sein, bist du bei Weitem nicht die Einzige. Dafür ist jetzt die Zeit gekommen, dich rundum zu stärken! Es ist eine riesige Chance – innerhalb von 40 Wochen lernst du, wie du das Beste aus deinem Essen herausholst.

WARUM GUTES ESSEN SO WICHTIG IST

Das vielleicht überzeugendste Argument, sich intensiv um eine gesunde Ernährung in der Schwangerschaft zu bemühen, ist vielleicht dieses: Es ist bekannt, dass die Nährstoffdichte unserer Lebensmittel in den vergangenen hundert Jahren dramatisch abgenommen hat. Die Hauptprobleme sind die mit lebensvernichtenden Pestiziden durchtränkten Böden, die aufgrund moderner Anbaumethoden ihrer Mineralstoffe beraubt sind, sowie Lebensmittel, deren Nährstoffe bei der Verarbeitung auf den Böden der Fabrikhallen liegen geblieben sind. Was hingegen nicht dramatisch abgenommen hat, sind unsere körperlichen Bedürfnisse! Erst recht nicht die während der Entstehung eines neuen Menschen und der Erholung von diesem Entstehungsprozess! Das Baby in deiner Gebärmutter und seine Verbündete, die Plazenta, werden sich alles, was sie für eine optimale Entwicklung brauchen, aus deinen Knochen, deinem Gewebe, deinen Zähnen und sogar deinem Gehirngewebe holen und sich an den Nährstoffen aus deinen eigenen Vorräten bedienen. Sollten diese Nährstoffe zu diesem Zeitpunkt nicht in ausreichender Menge zur Verfügung stehen, kann es zu lebenslangen Beeinträchtigungen der Gesundheit des Babys kommen. Außerdem wussten schon unsere Vorfahren, dass die Regenerations- und weitere Fortpflanzungsfähigkeit der Mutter durch Nährstoffmangel vor und während einer Schwangerschaft stark beeinträchtigt wird. Langwierige Erschöpfungszustände oder sogar postpartale Depressionen lassen sich kaum vermeiden, wenn die von Körper und Gehirn benötigten Stoffe (wortwörtlich!) weggenuckelt wurden. Zum Glück lässt sich dies vermeiden, wenn möglichst viele vollwertige Gerichte und Snacks auf deinem Teller landen und du nährstoffreiche Lebensmittel verwendest. Auch ein klug ausgewähltes Nahrungsergänzungsmittel für Schwangere darf dabei natürlich eine Rolle spielen. Ich empfehle den Frauen stets, ihre Schwangerschaftsbetreuer:innen nach qualitativ hochwertigen Präparaten zu fragen. Schwangerschaftsvitamine sind wie eine Versicherung. Sie helfen dir, die Ernährungslücken zu schließen, die im modernen Leben unweigerlich auftreten. Doch solltest du in ihnen nicht die Grundlage deiner Ernährung sehen. Das Credo *Man kann eine ausgewogene Ernährung nicht durch Nahrungsergänzungsmittel ersetzen* gilt in der Schwangerschaft ebenso wie in anderen Lebensphasen.

Die sieben Leitsätze

Bestimmt hast du bemerkt, dass seit dem Moment, als du von deiner Schwangerschaft erfahren hast, zig Lebensmittelverbote aufgepoppt sind: Lass bloß keine Erde an den Karotten vom Wochenmarkt (Risiko einer bakteriellen Infektion), iss keinen Weichkäse (viele behaupten, auch hier bestehe dieses Risiko), lasse Sushi weg (Gefahr einer Parasiteninfektion) und starte sofort deinen Koffeinentzug (mögliche Erhöhung des Frühgeburtsrisikos). Bei bestehenden gesundheitlichen Problemen können auf deiner Verbotsliste auch ganze Gruppen von Makronährstoffen oder Lebensmitteln stehen (im Fall von Schwangerschaftsdiabetes etwa raffinierte Kohlenhydrate oder Gluten, falls dein Körper mit Beschwerden darauf reagiert oder du eine Autoimmunerkrankung der Schilddrüse [Hashimoto-Thyreoiditis] hast). Diese Überlegungen sind berechtigt und müssen, so wie alle grundlegenden Sicherheitsmaßnahmen, auch beachtet werden. Allerdings habe ich festgestellt, dass der Fokus darauf, was man *nicht* essen soll, beim Kochen zu einer großen Verunsicherung führt, zu lähmender Untätigkeit oder sogar der Angst, dass jeder Bissen potenziell gefährlich sein könnte.

Dabei ist es gerade in dieser Zeit entscheidend, sich beim Essen nicht eingeschränkt zu fühlen! Ich möchte dir hier eine andere, offenere Perspektive anbieten, eine, die sich auf all das, was du essen *kannst*, konzentriert und dir dabei hilft, über das Essen eine Verbindung zu dir selbst zu schaffen und dich hingebungsvoll um dich selbst zu kümmern.

Es ist sehr gut möglich, dass du dir schon vor dem Lesen dieses Buchs – einem Schwangerschaftsbuch mit Essen auf dem Cover! – Gedanken über die Ernährung in der Schwangerschaft gemacht hast. Vielleicht findest du den klassischen Ansatz von Weston A. Price mit seinen nährstoffreichen »heiligen Lebensmitteln« attraktiv, die bunte mediterrane Diät, wie sie von unserer Freundin Dr. Aviva Romm befürwortet wird, oder eine von der ayurvedischen Heilkunde oder der TCM inspirierte Schwangerschaftsdiät. Vielleicht nimmst du dir einfach vor, so »clean« wie möglich zu essen – mit möglichst wenig Chemie und möglichst vielen vollwertigen Lebensmitteln. Als meine Co-Autorinnen und ich dieses Kapitel schrieben, vertrat jede von uns (teils sehr leidenschaftlich) das Ernährungskonzept, das sich jeweils besonders positiv auf den eigenen Körper und den unseres Babys ausgewirkt hatte. Doch als wir die weisen Menschen, die in diesem Bereich tätig sind, interviewten, machten wir eine faszinierende Entdeckung: Die Menschen, die sich tagtäglich um schwangere Frauen kümmern, nehmen zum Thema Ernährung eine wesentlich entspanntere Haltung ein als viele Bücher, Blogs und Online-Mama-Gruppen! Sie wissen, wovon sie reden, und nichts ist ihnen fremd. In der Realität verläuft die Ernährung während der über neun Monate dauernden Schwangerschaft ja auch selten nach dem Lehrbuch.

Aus all den Gesprächen kristallisierten sich sieben Grundregeln für eine solide Ernährung heraus. Um es kurz zu machen: Sie entsprechen auf wunderbare Weise meiner Art zu kochen, sowohl zu Hause für mich und meine Kinder als auch für Mütter in der Küche von MotherBees. Ich bin sehr zuversichtlich, dass du eine gute Basis hast, wenn du diese Grundsätze im Auge behältst. Für mich sind sie wie sieben Pinselstriche, die die Umrisse eines Bildes festlegen, während du auf tausend verschiedene Arten und deinem Stil entsprechend für die Farben, Texturen und Nuancen auf der Leinwand zuständig bist.

1

Iss echtes Essen

Iss so oft du kannst vollwertige Lebensmittel in ihrem ursprünglichen naturbelassenen Zustand und verzichte, soweit es deine Lebensumstände erlauben, auf abgepackte, verarbeitete Lebensmittel und Fertiggerichte. Mach einen Bogen um Mahlzeiten aus dem Schnellimbiss. Versuche möglichst viele Mahlzeiten, Snacks und Getränke aus den Zutaten zuzubereiten, die du im Kühlschrank oder der Vorratskammer hast. (Zum Beispiel die Kräutertees aus dem Rezeptteil, sie können mit Zimmertemperatur oder warm genossen werden.) So behältst du am besten die Kontrolle über die Qualität deines Essens. Nach der traditionellen Sicht des Ayurveda sind frische Lebensmittel aus der Natur voller *Prana*, der subtilen Lebenskraft des Universums. Sie helfen, die Qualität des *Ojas* aufzubauen, der Biochemie des Wohlbefindens, der Langlebigkeit und des Glücks für Mutter und Kind. Frisches Gemüse und Obst, frisch zubereitete Hülsenfrüchte, hochwertige Milchprodukte, blanchierte Mandeln, Kokosnuss und Datteln sind als *sattvische* Nahrungsmittel bekannt; sie fördern Reinheit und Klarheit und nähren dich umfassend. In den Gesprächen mit den weisen Menschen in diesem Buch hörten wir oft, dass diese frischen, einfachen und vor Vitalstoffen strotzenden Lebensmittel während der Schwangerschaft einfach und schnörkellos zubereitet werden sollten, ohne sie übertrieben zu würzen. Lass sie in all ihrer Lebendigkeit zur Geltung kommen! Natürlich wirst du hin und wieder auch abgepackte Sachen essen, die vielleicht sogar Teil deiner Vollwertkost sind. Bevor du ein abgepacktes Lebensmittel oder Getränk konsumierst, nimm dir ein paar Sekunden Zeit, um dir die Liste der Inhaltsstoffe durchzulesen. Welche Nährstoffe bietet dir das Produkt? Welche Zusatzstoffe (besonders Zucker) wurden hineingeschummelt?

> Unser Essen ist stets wenig gewürzt und garniert – es geht um sattvisches Essen, das Schwangere leicht verdauen und resorbieren können.
>
> DR. PADMA RAJU

2

Nimm mit jeder Mahlzeit und jedem Snack Proteine zu dir

Proteine sind bei der Entstehung deines Babys der wichtigste Baustein, und zu diesem Zweck brauchst du sie in rauen Mengen. Ob Schwangerschaft und Geburt, die Erholung im Wochenbett und das Stillen, jede Phase erfordert bestimmte Mengen an Proteinen, lasse sie daher nicht weg! Proteine sind außerdem ein guter Sattmacher, und wenn wir genug davon bekommen, haben wir weniger Heißhunger auf Süßes. Als ich in Lily Nichols' hervorragendem Buch *Das richtige Essen in der Schwangerschaft* las, dass die ausreichende Versorgung mit Proteinen dank der Aminosäure Glycin aus gelatine- und kollagenreichen Bindegeweben sowie Haut und Knochen tierischer Lebensmittel zur Blutzuckerregulation Schwangerer beiträgt, und dass Glycin auch vor oxidativem Stress, einem Risikofaktor für Präeklampsie, schützt, hatte ich einen Aha-Moment: Kein Wunder, dass die Matriarchinnen meiner chinesischen Familie so viel Wert darauf legten, dass Schwangere Brühe aus Schweinsfüßen, langsam gegarte Fleischeintöpfe und knusprige Grieben aßen! (Von Robin Lim erfuhr ich, dass eine ausreichende Proteinzufuhr Schwangere auch vor schlaflosen Nächten bewahrt.) Wahrscheinlich bist du bereits mit den unterschiedlichen tierischen und pflanzlichen Proteinquellen vertraut. Wenn du bei tierischen Proteinquellen (Fleisch, Eier und Milchprodukte) darauf achtest, dass sie ausschließlich aus Weidehaltung stammen, wirst du nicht nur mit allen wichtigen Proteinen, sondern auch mit mehr essenziellen Fettsäuren und Mikronährstoffen versorgt, da die Tiere nährstoffreiches Futter zur Verfügung hatten. (Viele dieser wertvollen Stoffe sind in Fetten enthalten, weswegen traditionelle Ernährungslehren im Gegensatz zu einigen heutigen Ernährungswissenschaftlern

---

Proteinquellen

Fleisch von Rind, Lamm, Schwein, Büffel; Leber und andere Innereien; Huhn und Pute; Knochenbrühe; Sardinen und andere Fische vom unteren Ende der Nahrungskette; Wildlachs; Joghurt; Eier; Käse; Hülsenfrüchte (Bohnen, Linsen, Mungbohnen, Kichererbsen, schwarze und weiße Bohnen, Kidneybohnen usw.); Quinoa; Spirulina; Kürbis- und Hanfsamen; Gelatine und Kollagenpulver; Proteinpulver (Molkenprotein von Kühen aus Weidehaltung, Bio-Pflanzenprotein einschließlich Erbsen- und Kürbiskernprotein); Nüsse und Nussmus in Maßen (Mandel-, Erdnuss-, Walnuss-, Cashewmus).

Eine Anmerkung zu Milchprodukten

Milchprodukte können die Ernährung in der Schwangerschaft wunderbar ergänzen, da sie Eiweiß, gute Fette, Kalzium und, wenn sie fermentiert sind, Probiotika zur Stärkung des Darmmikrobioms liefern. Doch reagiert jeder Mensch anders auf Milchprodukte. Viele haben nach dem Verzehr von pasteurisierten Kuhmilchprodukten ein Völlegefühl oder fühlen sich verschleimt (im Fachjargon der TCM »feucht« und träge – ganz im Gegensatz zum warmen, behaglichen Zustand, nach dem sich dein schwangerer Körper sehnt). Andere merken davon überhaupt nichts. Es ist interessant, dass Heiltraditionen, in denen Schwangeren der tägliche Verzehr von Milch empfohlen wird, wie etwa im Ayurveda, in der Regel Milch alter Kuhrassen verwenden, die nur das A2-Milchprotein produzieren. Im Gegensatz dazu erzeugen Hybridkühe eine Mischung aus A1- und A2-Proteinen, wodurch der größte Teil der heute in der westlichen Welt erhältlichen Milch für den Menschen schwerer verdaulich wird und ihn anfälliger für entzündliche Effekte und Schleimbildung macht. Ziegenmilch enthält von Natur aus nur A2-Proteine und ist in puncto Verdaulichkeit eine gute Option. Aber auch A2-Kuhmilch ist inzwischen immer leichter zu bekommen. Eine Bemerkung noch: Achte darauf, dass die Milchprodukte vollfett und ohne Zuckerzusatz sind. Viele Menschen essen gerne griechischen Joghurt, da er einen höheren Eiweißgehalt als andere Joghurtsorten hat und ihm in der Regel keine Aromastoffe oder Süßungsmittel zugesetzt sind. Ich schlage vor, dass du einfach ausprobierst, wie du dich nach dem Verzehr bestimmter Milchprodukte fühlst und mit verschiedenen Quellen experimentierst. Grundsätzlich wird empfohlen, Milch warm oder heiß, aber niemals kalt zu trinken. Joghurt und Kefir sollten ebenfalls eher mit Raumtemperatur genossen werden. Eine Möglichkeit, Milch zu genießen, ist die *Wärmende Milch mit Kardamom und Rosenblüten* auf Seite 235. Beachte: Milchprodukte hemmen die Aufnahme von Eisen, daher solltest du sie nicht zusammen mit blutbildenden Lebensmitteln verzehren (siehe Seite 155).

eben nicht auf »magere Proteine« setzen!) Eier sind erschwingliche Proteinquellen und liefern Cholin und die Fettsäure DHA für die Entwicklung des kindlichen Gehirns sowie wichtige B-Vitamine und Vitamin A (unentbehrlich für die Entwicklung des Babys). Knochenbrühe liefert nicht nur das wichtige Glycin, sondern steckt auch voller dringend benötigter Mineralstoffe wie Kalzium und Magnesium. Zur Kategorie der Superproteine gehören Innereien wie Leber, ein wahres Kraftpaket, das deine Vitamin-A- und Vitamin-B12-Speicher auffüllt und Eisen in einer für den Körper besonders gut verwertbaren Form enthält. Nicht zu vergessen Fisch, der nicht nur Proteine, sondern auch die superwichtigen Omega-3-Fettsäuren und Spurenelemente wie Selen enthält, das verhindert, dass sich in deinem Körper Quecksilber anreichert. Fische wie Sardinen, Hering, Sardellen und Lachs sind die sicherste Wahl. (Gemäß TCM sind Krustentiere wie Krebse, Garnelen und Krabben für diese Lebensphase aufgrund ihrer kühlenden Wirkung nicht geeignet.) Natürlich sind auch pflanzenbasierte Proteinquellen wichtig. Sie sorgen für Abwechslung auf deinem Teller! Linsen, Mungbohnen, Sojabohnen und Kichererbsen (z. B. in Hummus), Kürbis- und Hanfsamen, Quinoa, Nüsse und Nussmus (nicht zu vergessen Pistazien, sie enthalten alle essenziellen Aminosäuren) und die blaugrüne Spirulina sind nur einige Optionen, um deinen Proteinbedarf zu decken. Während eine Ernährung mit tierischen Produkten den Bedarf an Aminosäuren (die Grundbausteine von Proteinen) vollständig abdeckt, müssen strenge Vegetarierinnen besonders darauf achten, ihre Lebensmittel klug zu kombinieren, um die gesamte vom Körper benötigte Palette an Aminosäuren zu erhalten, einschließlich des so wichtigen Glycins. Einen Ratschlag hörte ich im Gespräch mit Schwangerschaftsexpert:innen aber immer wieder: Mütter, die sich vegan ernähren, brauchen besonders intensive Unterstützung, um einen ausgeprägten Nährstoffmangel zu vermeiden, insbesondere in einer zweiten oder weiteren Schwangerschaft. Unter Umständen kann es klug sein, während der Schwangerschaft und Stillzeit ausgewählte tierische Produkte in den Speiseplan aufzunehmen und später wieder zu seiner rein pflanzenbasierten Ernährung zurückzukehren.

3

Packe reichlich Gemüse auf deinen Teller

Iss Gemüse aller Farben und Texturen – Blattgemüse, knackiges Gemüse und stärkehaltiges Gemüse. Ich bevorzuge es in gekochter Form, da es im Vergleich zu rohem leichter verdaulich und resorbierbar ist. Deine Gemüsemenge sollte die in der westlichen Ernährung häufig übergroßen Portionen von kohlenhydratreichen Grundnahrungsmitteln (Brot, Nudeln und andere Produkte aus raffiniertem Mehl) übersteigen. Diese Lebensmittel haben häufig einen hohen glykämischen Index und können insbesondere in der Schwangerschaft zu einer Erhöhung des Blutzuckers führen. (Ein Tipp: Achte einfach darauf, dass kohlenhydratreiche Lebensmittel wie Vollkornprodukte und stärkehaltiges Gemüse nur wenig Platz auf deinem Teller einnehmen und hauptsächlich Blattgemüse und Proteine darauf liegen.) Jede Menge Gemüse, idealerweise gedünstet oder mit etwas gesundem Fett beträufelt, stellt nicht nur deine Vitamin- und Mineralstoffversorgung sicher (etwa mit Vitamin C, Folsäure, Kalzium und Magnesium, die letzten drei sind alle in Blattgemüse enthalten). Es liefert dir auch die äußerst wichtigen Ballaststoffe, die nicht nur den Blutzucker stabilisieren und für ein Sättigungsgefühl sorgen, sondern auch den gesundheitsfördernden Bakterien in deinem Darm Nahrung bieten. Auch wenn du das Mikrobiom deines Darms nicht vor Augen hast, solltest du

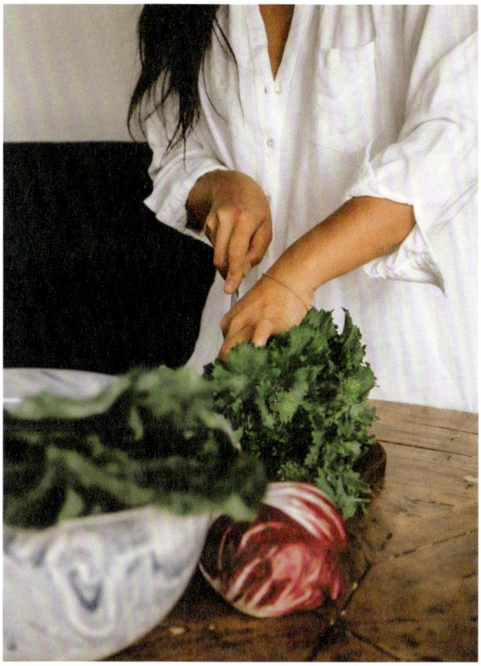

den Gedanken daran im Kopf behalten. Ein ausgewogenes Mikrobiom unterstützt deine Immunabwehr, sorgt für eine gute Gehirnfunktion, seelische Ausgeglichenheit, eine regelmäßige Verdauung und vieles mehr. Wenn dein Darm von vielen guten Bakterien besiedelt ist, schwappt dies sozusagen über und trägt auch zum Mikrobiom deiner Vagina bei. Dieses bildet die Grundlage für das gesundheitsfördernde Mikrobiom deines Babys, das sich nach seiner Geburt entwickelt. Ich koche besonders gerne mit präbiotischem Gemüse. (»Präbiotische« Lebensmittel sind solche, die die probiotischen Organismen in deinem Darm füttern.) Dazu zählen Radicchio, Spargel, Artischocken, Jicama (Yambohnen), Lauch, Zwiebeln, Palmherzen und Äpfel. (Probiere mal das Rezept für *Rujak* auf Seite 225 mit Jicama und Äpfeln!) Kleine Portionen fermentiertes Gemüse (wie Sauerkraut, Kimchi, laktofermentierte Gewürzsaucen und Essiggurken) lassen dein Mikrobiom aufblühen und stärken eine weitere Superkraft für deine Schwangerschaft: dein Bauchgefühl. (Meine Co-Autorin Amely erinnert mich oft daran, dass die Bakterien unseres Darmmikrobioms Informationen über unsere Umgebung direkt an unser Gehirn weitergeben – eine Entdeckung, die Wissenschaftler erst vor ein paar Jahren gemacht haben!) Vergiss nicht, dass du dein Mikrobiom auch mit fermentierten Milchprodukten (Joghurt, Kefir etc.) und Getränken wie Kwass, Wasser- oder Fruchtkefir und Kombucha füttern kannst. (Meist enthält Kombucha etwas Koffein von dem Tee, aus dem er hergestellt wird, sowie erhebliche Mengen an Zucker, daher sollte er nur in Maßen genossen werden.)

4

Scheue dich nicht vor guten Fetten

Jetzt ist nicht die Zeit für fettarme Kost. Ich empfehle eine Reihe von Fetten aus echten Lebensmitteln: Butter, Ghee (geklärte Butter), Kokosöl, Avocadoöl und hochwertiges (von Tieren aus Weidehaltung stammendes) Schweineschmalz oder Rinderfett sowie unerhitztes oder nur sanft erhitztes natives Olivenöl zum Beträufeln. Bitte verwende keine industriell hergestellten hochverarbeiteten Pflanzenöle. Sie werden leicht ranzig und sind entzündungsfördernd, also nicht gut für dich. Viele Experten sind der Meinung, dass sie für unsere Gesundheit genauso schädlich sind wie Zucker. (Dies ist ein weiterer Grund, verarbeitete Lebensmittel zu meiden und bei Gerichten aus dem Schnellrestaurant vorsichtig zu sein, da diese in der Regel mit solchen Ölen zubereitet werden.) Auch bei Nussölen und Ölen aus gerösteten Samen sollte man vorsichtig sein. Auf jeden Fall müssen sie kühl und dunkel aufbewahrt werden, damit sie nicht ranzig werden. Wenn du leuchtend gelbe Butter aus Weidehaltung oder goldenes Ghee zu dir nimmst oder deinem Essen qualitativ hochwertige üppige Sahne zufügst, bekommst du eine große Portion wichtiger fettlöslicher Vitamine, insbesondere Vitamin K2, das für die Entwicklung deines Babys von entscheidender Bedeutung ist.

5

Schränke deinen Zuckerkonsum stark ein

Oder streiche Zucker ganz von deinem Speisezettel (sorry, dass ich das so sagen muss). Damit sind auch Honig, Agaven- und Ahornsirup gemeint – iss davon nur kleine Mengen! Angesichts der Tatsache, dass heute viele Frauen bereits zu Beginn ihrer Schwangerschaft leichte gesundheitliche Probleme haben (mit Blutzuckerwerten im prädiabetischen Bereich, wie viele Experten in den USA sagen), bleibt wenig Spielraum für einen bedenkenlosen Umgang mit Zucker. Obst kann die Lust auf Süßes stillen. Meine Tanten empfehlen, morgens kleine Portionen nahrhafter, saftiger Früchte zu essen, um dem Körper Flüssigkeit zuzuführen, und Früchte auch in gekochten Gerichten zu verwenden. Du wirst sie daher im Rezeptteil sowohl in pikanten als auch in süßen Rezepten finden. (Ich mag sogar den natürlich süßen Geschmack von Bohnen, die in der asiatischen Küche manchmal zu Süßspeisen verarbeitet werden.) Wenn dich wirklich nach Zucker gelüstet, dann würde dir meine liebe Davi eine kleine Menge dunkler Schokolade (in Bio-Qualität und mit 70 Prozent Kakao) zweimal pro Woche erlauben. Ich habe ab Seite 224 einige weitere zuckerarme Leckereien für dich zusammengestellt. (Bei MotherBees empfehlen wir auch sehr gerne eine kleine Portion warme Eiercreme, so ähnlich wie die *Kokoscreme mit Gewürzen* aus *Die ersten vierzig Tage*, eigentlich eine sehr reichhaltige Eiscreme, die aber nicht eingefroren wird, um das gefürchtete Kältegefühl bei Müttern zu vermeiden.) Heute ist es leichter denn je, zuckerfrei zu leben, da es so viele neue Produkte gibt, die süß schmecken, ohne Zucker oder künstliche Süßstoffe zu enthalten. Wir verwenden anstelle von Zucker oft Swerve-Süßstoff oder Topinambur-Sirup, der zudem voller präbiotischem Inulin steckt.

Die traditionelle Sichtweise

Wenn eine chinesische Großmutter für eine Schwangere kocht, steht in ihrer Küche eine bunte Zutatenmischung bereit. In der chinesischen Tradition gibt es eine Lebensmittelgruppe, die »blutbildenden Lebensmittel«, die wir im Westen vermutlich als »eisenreich« bezeichnen würden (was aber nicht richtig herüberbringt, dass diese Lebensmittel an der Blutbildung beteiligt sind). Rindfleisch, Rinderknochenbrühe, Rote Bete, Eier, dunkles Blattgemüse, Melasse in Maßen, Leber, dunkle Beeren, Seetang (insbesondere Dulse), Mandeln, Pistazien, Datteln, Süßkartoffeln (violette Farbe), schwarzer Sesam und Pilze gelten als blutbildend. Eine weitere weniger bekannte Lebensmittelgruppe in der Ernährung von Schwangeren stellen die »stärkenden Lebensmittel« dar, die geschätzt werden, weil sie fähig sind, die Entwicklung der Organe des Babys im ersten und zweiten Trimester zu unterstützen. Diese Zuordnung mag ein wenig überraschen, da sie nicht alle auf den ersten Blick eine große »Nährstoffdichte« haben. Dazu gehören Frühlingskohl, Spinat, Sesam, Silberohr, Kokosnuss und Bohnen, einschließlich schwarzer Bohnen. Die Gerichte im Rezeptteil bieten ein paar kreative Vorschläge, einige dieser Lebensmittel zu verwenden – sogar Silberohr, der, so seltsam es auch klingen mag, einfach nur ein Pilz ist. Alles in allem gibt es in dieser besonderen Zeit eine Fülle von Lebensmitteln, die du genießen kannst. Leg einfach los! Viel Spaß!

6

Achte auf ausreichende Flüssigkeitszufuhr

Damit unterstützt du die Vergrößerung deines Blutvolumens und die Bildung des Fruchtwassers, in dem dein Baby schwimmt. Ein guter Richtwert sind etwa acht bis zehn Gläser (à 250 Milliliter) Wasser pro Tag, im Sommer etwas mehr, im Winter etwas weniger. Warmes oder heißes Wasser (oder zimmerwarm, aber niemals kalt, und bei Bedarf gefiltert) ist ideal. Das Nippen von heißem Wasser ist außerdem eine bewährte Maßnahme zum Ausgleich des *Vata*, das, falls im Übermaß vorhanden, Ärger verursachen kann. Frisches Gemüse und Obst liefern ebenfalls Flüssigkeit. Iss daher viele Suppen, Brühen und Eintöpfe. Bei der Geburt ausreichend zu trinken, hilft die Wehen in Gang zu halten. Achte für eine optimale Flüssigkeitsversorgung auch darauf, dass dein Essen hochwertiges Salz enthält. (Ich benutze ein gutes Meersalz, dem Jod beigefügt ist.) Natrium trägt zu einem ausgeglichenen Flüssigkeitshaushalt im Körper bei, während der übermäßige Verzicht auf Salz dieses Gleichgewicht durcheinanderbringt.

7

Iss im Einklang mit deiner Umwelt und der Natur

Die Schwangerschaft ist für viele Frauen eine der emotionalsten Phasen im Leben, in der sie besonders viel Mitgefühl und manchmal auch eine besonders intensive Verbindung mit der Natur verspüren. Diese etwa neun Monate sind daher eine tolle Gelegenheit, ein besonderes Augenmerk auf die Herkunft deines Essens zu legen. Zunächst solltest du Milchprodukte, Eier, Getreideprodukte und Hülsenfrüchte nur in Bio-Qualität verwenden, möglichst auch Gemüse und Obst (vor allem die Sorten, die zum besonders pestizidbelasteten »dreckigen Dutzend« gehören). Pestizide haben schwerwiegende Konsequenzen für das Baby im Mutterleib. Sie beeinflussen seinen Hormonhaushalt und seine kognitive Entwicklung. Besonders wichtig ist, dass du keine Getreideprodukte und Hülsenfrüchte zu dir nimmst, die mit dem berüchtigten Unkrautvernichtungsmittel Glyphosat behandelt wurden – das sind insbesondere Weizen, Mais und Soja aus konventionellem Anbau. Produkte aus biologischem Anbau sind per definitionem frei von diesem gefährlichen Stoff. Dies gilt auch für gentechnikfreie Produkte, wobei diese allerdings durchaus mit Pestiziden behandelt sein können. Diese unangenehme Tatsache solltest du nicht ignorieren, denn sie stellt einfach ein zu großes Risiko für die Gesundheit deines Babys dar. Bei Fleisch greifst du möglichst zu Produkten aus reiner

---

Du musst in der Schwangerschaft nicht für zwei essen!

Dein Kalorienbedarf steigt allmählich an, vor allem ab dem zweiten Trimester, aber nicht so stark, wie du vielleicht denkst. Eine um 15 bis 20 Prozent höhere Kalorienzufuhr gilt als angemessen, abhängig von deinem Stoffwechsel und deinem Aktivitätsniveau. Wenn du, so wie ich, noch nie in deinem Leben Kalorien gezählt hast, wird es vollkommen ausreichen, mit gesunden Mahlzeiten und Snacks deinen Hunger zu stillen, ohne nach dem Eintreten des Sättigungsgefühls weiterzuessen. Daran kannst du dich gut orientieren, wenn dein Speiseplan abwechslungsreich ist und hauptsächlich vollwertige (unverarbeitete) Lebensmittel, reichlich Proteine und nur kleine Mengen an raffinierten Kohlenhydraten und Zucker enthält. Achte darauf, dass das Essen auf deinem Teller farbenfroh ist! Ich würde mich lieber darauf konzentrieren, die Qualität der Nahrungsmittel zu erhöhen (und möglichst die Mikronährstoffzufuhr zu steigern) und es deinem Appetit überlassen, die Menge anzupassen. Wie immer solltest du die Expert:innen fragen, die deine Schwangerschaft betreuen, wenn du bezüglich einer gesunden Gewichtszunahme Unterstützung brauchst.

Goldenes Ghee

In Indien gilt Ghee seit Langem als Lebenselixier. Von allen Lebensmitteln, die in dieser »goldenen Zeit« verzehrt werden, ist Ghee (oder Butter, die geklärt, also aus der das Milcheiweiß entfernt wurde, sodass nur das Fett übrig bleibt) eines der meistgeschätzten. Um die Immunität und Vitalität des Babys zu fördern, wird oft empfohlen, während der Schwangerschaft täglich mindestens einen Löffel einzunehmen. Die tägliche Dosis Ghee unterstützt eine regelmäßige Verdauung, beruhigt die Nerven und lässt dich gut schlafen. Verwende es zum Braten und Dünsten proteinhaltiger Lebensmittel oder von Gemüse, mische es in warme Getränke, verteile es auf gekochtem Gemüse, rühre es in Reis, Quinoa und Couscous oder streiche es dir in kleinen Mengen auf eine getoastete Scheibe Vollkornbrot. Da Ghee keine Milchproteine enthält, können es in der Regel auch Menschen verzehren, die Milchprodukte nicht vertragen. Ghee selbst herzustellen, ist einfach und macht Freude!

Weidehaltung, die nach hohen Qualitätsstandards erzeugt wurden, frei von Chemikalien sind und ein besseres Nährwertprofil haben. Fleisch in dieser Qualität zu bevorzugen, ist allerdings eine echte finanzielle Herausforderung und für manche Frauen schlicht unerschwinglich. Leichter umsetzbar wird es, wenn man auf günstigere Fleischstücke zurückgreift, die geschmort oder gegart werden, die Knochen für Brühen verwendet oder zusammen mit Freunden Großbestellungen aufgibt. Der Verzehr von Fleisch ist eine ganz andere Erfahrung, wenn du Lieferanten findest, die ihre Tiere besonders gut behandeln und biologische oder regenerative Landbewirtschaftung betreiben.

Bei Meerestieren steht man dieser Tage vor einem Dilemma. Angesichts der Schäden, die die industriell betriebene Fischerei anrichtet, drängt sich die Frage auf, ob man überhaupt noch Fisch essen soll. Andererseits enthalten Fisch und Meeresfrüchte extrem viele wichtige Nährstoffe für dich und dein Baby. Ich denke, der beste Weg ist, sich so gut wie möglich über Überfischung und schädliche Praktiken zu informieren, eine wohlüberlegte Wahl zu treffen und sich die Nährstoffe für den Moment nicht entgehen zu lassen. In den Jahren nach der Geburt kannst du dich wieder ganz von deinem Gewissen leiten lassen und komplett auf Fischkonsum verzichten.

Auch wenn in der Schwangerschaft viel auf dem Spiel steht, ist es ratsam, die Dinge mit einer gewissen Gelassenheit zu betrachten. Wenn du beim Kochen diese sieben Leitsätze beachtest und die deinem Budget entsprechend bestmöglichen Zutaten verwendest, legst du ein solides Fundament. Du kannst natürlich noch eins draufsetzen und die Nährstoffdichte mit Lebensmitteln erhöhen, die während der Schwangerschaft besonders gut sind. Aber wenn du dich meist an die sieben Leitsätze hältst, machst du deine Sache auf jeden Fall sehr gut! Ich glaube, dass schlechte Gedanken genauso

DIE BESTEN LEBENSMITTEL IN DER SCHWANGERSCHAFT

Fischeier, auch bekannt als Rogen, Kaviar, Ikra oder Ikura: Sie sind wahrscheinlich die Nummer eins unter den besten Lebensmitteln für Fruchtbarkeit und Schwangerschaft. (Darüber hinaus gelten sie auch als das »erste Powerfood« für Babys!) Sie enthalten jede Menge Jod, Zink, Omega-3-Fettsäuren, fettlösliche Vitamine sowie gesundes Cholesterin. Probiere sie aus, wenn du dich benebelt oder unruhig fühlst! Versuche, sie in möglichst hoher Qualität zu bekommen. Gib den Kaviar auf mit Frischkäse bestrichene Cracker, genieße ihn mit hart- oder weichgekochten Eiern oder lass dir selbst etwas einfallen!

Blanchierte Mandeln gelten im Ayurveda als *Ojas*-bildendes Lebensmittel. Sie enthalten viele hochwertige Proteine und Fette und helfen gegen einen flauen Magen. Für einen guten Start in den Tag rät Dr. Padma Raju ihren schwangeren Patientinnen, jeden Morgen sechs bis acht davon zu essen. Nach einer schnellen YouTube-Recherche weißt du, wie du Mandeln leicht selbst blanchieren und schälen kannst (die Schalen gelten als reizend).

Ingwer kann Schwangeren gute Dienste erweisen, besonders im Kampf gegen Übelkeit. In Maßen genossen, kann er Übelkeit lindern, die Durchblutung fördern und die Wärme im Körper erhöhen. Probiere ihn im *Hirse-Ingwer-Congee* (Seite 182) oder im *Tee mit Nashi-Birne und Ingwer* (Seite 233).

Jujubes, auch »Chinesische« oder »Rote« Datteln, sind bei MotherBees der Hit. Genieße die knackigen Früchte frisch wie kleine Äpfel oder verwende sie luftgetrocknet in Suppen und Tees. Die rubinrote Frucht ist reich an Ballaststoffen, Vitamin C und Antioxidantien und wird in der TCM als Mittel für Verdauung, Schlaf und Anti-Aging eingesetzt. Wir lieben sie im *Wärmenden Jujube-Tee* (Seite 231).

Walnüsse nähren das Nieren-Yang (und dieses fördert die Bildung des wärmenden Hormons Progesteron), sie liefern wertvolle Fette und Proteine und können Schmerzen im unteren Rücken sowie Verstopfung lindern. Nasche sie über den Tag verteilt oder probiere sie in der *Frühstücksbowl mit Kardamom* (Seite 214). Bewahre sie im Kühlschrank auf, damit sie nicht ranzig werden.

schlimm sind wie schlechtes Essen – und wenn man zu hohe Anforderungen an sich selbst stellt, läuft man am Ende Gefahr, sich selbst zu sabotieren. Eines der besten Gefühle, von denen du zehren kannst, ist Liebe für all das, was du schaffst, und nicht Selbsthass für das, was du nicht hinbekommst.

Lass dich von deinem inneren Wissen leiten

ERNÄHRUNG IN DER SCHWANGERSCHAFT ALS EINMALIGE CHANCE

Essen verwandelt sich in etwas Nahrhaftes, durch einen Prozess, an dem die Verdauung beteiligt ist, aber nicht nur sie. Auch deine Psyche (bei der Verdauung und Aufnahme von Nährstoffen spielt es eine große Rolle, wie gestresst oder entspannt du bist), deine Sinne (sie lenken deine Aufmerksamkeit auf Lebensmittel, die du gerne kochen und essen würdest) und dein Herz (Selbstliebe und die Fähigkeit, etwas zu empfangen, sind ebenfalls von großer Bedeutung) sind daran beteiligt. In Schatz EINS erzählte ich dir von der Tradition, eine Schwangere zu verwöhnen, sie mit einem Netz der Fürsorge zu umfangen und ihr Halt zu geben. Ich würde mich freuen, wenn du dieses Gefühl zumindest manchmal auch beim Essen deiner täglichen Mahlzeiten hättest. Wie sich zeigt, gelten die **vier goldenen Einsichten**, die die klugen Menschen hinter diesem Buch ganz allgemein für die Schwangerschaft aufstellten (siehe Seiten 35—39), auch in der Küche.

1

Gehe behutsam mit dir selbst um

Nimm deine Ernährung ernst, aber sei nachsichtig mit dir. Tu dein Bestes, um beim Essen konsequent zu sein, aber verzeihe es dir, wenn es dir einmal nicht gelingt. Vor allem in der Frühschwangerschaft, in der sich dein Körper auf die neue Situation einstellt, können Empfindungen auftreten – Schwindel, Müdigkeit (oder regelrechte Erschöpfung), Konzentrationsschwäche und die berüchtigte Übelkeit in all ihren Ausprägungen (von leicht bis massiv) –, die deine Ernährungspläne vielleicht durchkreuzen. So paradox es klingen mag: Je öfter du ausgewogene, eiweißreiche Mahlzeiten zu dir nehmen kannst, desto besser wirst du dich wahrscheinlich fühlen. Jetzt heißt es, auf eher neutrales, wärmendes Essen zu setzen. Eine Möglichkeit ist eine einfache Hühnersuppe, oder – wenn dir das zu viel ist – trink ein paar Schlucke von der leicht gesalzenen *Goldenen Hühnerbrühe mit Ingwer* (Seite 185). An Tagen, an denen es dir schwerfällt, überhaupt etwas zu dir zu nehmen, iss einfach dann, wenn du kannst. »Versuche, regelmäßig zu essen und deinen Blutzuckerspiegel stabil zu halten«, empfiehlt Lauren Curtain. »So werden Magen und Milz unterstützt, was Blut und *Qi* produziert, sodass du dich energetischer fühlst.« (Wenn Übelkeit und Erbrechen bei dir sehr stark ausgeprägt sind, alarmiere bitte deine Schwangerschaftsbetreuer:innen.)

In den etwa vierzig Wochen kann sich die Art und Weise, was und wie du isst, stark verändern. Sei offen für diese Schwankungen. Die Größe und/oder Häufigkeit deiner Mahlzeiten kann von dem abweichen, was du gewohnt bist. Besonders im ersten Trimester sind viele kleine Snacks tagsüber (und sogar nachts auf deinem Nachttisch) vielleicht der einzige Weg für dich – und das ist völlig in Ordnung. Suppen und flüssige Nahrungsmittel sind in der fortgeschrittenen Schwangerschaft sehr wohltuend, wobei mehrere kleine Portionen Magen-Darm-Beschwerden lindern können, wenn dein Bauch schon recht groß ist.

Eine der freundlichsten Gesten dir selbst gegenüber ist es, immer gut für alles gerüstet zu sein. Im Idealfall stehen in deiner Speisekammer angenehm sättigende Happen und in deinem Kühlschrank sanft nährende Suppen parat. Das kann ein echter Segen sein und bringt dich durch Tage, an denen an Kochen nicht zu denken ist. Sei auf den Moment vorbereitet, wenn dein Appetit wiederkommt! Er kann dich in seiner Heftigkeit durchaus überraschen. Mein vielleicht wichtigster Ratschlag ist, immer einen Snack oder eine vollständige Mahlzeit in der Hinterhand zu haben, bevor der Heißhunger zuschlägt. In diesem Zustand kann es schwer sein, konsequent zu bleiben und sich für etwas Gesundes zu entscheiden – dein Hirn wird fordern, dass du dich mit irgendetwas vollstopfst, was gerade da ist! Gibt es jemanden, den du bitten kannst, für Essen zu sorgen? Den Hunger einer Schwangeren vorauszusehen und zu stillen, ist einer der größten Dienste, die man ihr erweisen kann. Du kannst diese wichtige Aufgabe deinem Partner übertragen, der sich vielleicht ohnehin fragt, welche Rolle er bei all dem spielen könnte. Einen geliebten Menschen zu haben, der vorausahnt, wann du Hunger hast, und dir auf die Schnelle ein Gericht zaubert, ist besonders in der fortgeschrittenen Schwangerschaft hilfreich, wenn du es kaum mehr aushalten wirst, lange auf eine Mahlzeit zu warten.

2

Federe deine Sorgen ab

Beim Blättern durch den nachfolgenden Rezeptteil wirst du feststellen, dass es sehr viele gekochte Speisen mit reichlich Flüssigkeit gibt. Einer der Gründe, warum ich warme Suppen, Brühen und Eintöpfe sowie gekochtes Gemüse so sehr schätze, besteht darin, dass sie leicht verdaulich sind. In der TCM ist das Organpaar Magen-Milz das

Deine Schilddrüse füttern

Die Schilddrüse, die eine zentrale Rolle bei der Steuerung von Stoffwechselprozessen im Körper spielt, wird bei schwangeren Frauen oft am stiefmütterlichsten versorgt. Nur wenige wissen, dass wir dieses Organ bewusst mit den Stoffen füttern müssen, die es für die Bildung von Schilddrüsenhormonen benötigt. Dies wiederum bedeutet, dass viele Schwangere hier erhebliche Mangelzustände aufweisen. Eine Schilddrüsenunterfunktion sollte frühzeitig erkannt und behoben werden, da sie nicht nur die Gehirnentwicklung des Babys beeinträchtigt, sondern auch deine Anfälligkeit für Gewichtsprobleme, Depressionen und Fruchtbarkeitsstörungen in der Zukunft erhöht. Klugerweise solltest du darauf achten, dass deine Ernährung genügend Jod enthält, das Mineral, das die Schilddrüse am effektivsten bei der Bildung ihrer Hormone unterstützt. Ich verwende jodiertes Meersalz zum Kochen und und esse mehrmals wöchentlich diverse Algen und Spirulina. Lebensmittel mit hohem Selengehalt wie Paranüsse, Hüttenkäse, Rindersteak, Sonnenblumenkerne und Sardinen sorgen nicht nur für ein gesundes Darmmilieu, sie helfen auch der Schilddrüse bei der Jodverwertung. Natürlich enthält auch ein hochwertiges Schwangerschaftsvitaminpräparat Jod und Selen, aber achte darauf, dass deine Nahrung ausreichende Mengen dieser beiden Mineralstoffe aufweist. Die weisen Menschen hinter diesem Buch empfehlen, bei der standardmäßigen Blutuntersuchung im ersten Trimester auch eine umfassende Schilddrüsenuntersuchung, einschließlich des Tests auf Schilddrüsenantikörper, vornehmen zu lassen. Eine Schilddrüsenunterfunktion in den Griff zu bekommen, hilft nicht nur deinem Baby, sondern kann dir in den Monaten nach der Geburt viel unnötiges Leid ersparen.

Epizentrum unseres Verdauungsfeuers. Es ist wie ein Kochtopf auf dem Herd, der die Zutaten, die du isst, in Energie und alle lebenswichtigen Bausteine für dich und dein Baby umwandelt. Wirft man kaltes oder tiefgefrorenes Essen in diesen inneren Topf, verlangsamt sich alles. Das kann zu Verdauungsproblemen (Blähungen, Völlegefühl, Verstopfung) und einem verlangsamten Blutfluss führen (was es deinen Organen erschwert, ihren Job zu erledigen) und sich auch auf deinen Gemütszustand auswirken. Wind im Körper verstärkt Angst und Unruhe und bewirkt, sich übermäßig viele Sorgen zu machen. Wählst du hingegen Essen, das die Wärme in deinem Magen hält und die Milz beruhigt – Suppen und ähnliche Gerichte sind dafür perfekt, da sie bereits gekocht sind! –, fühlst du dich geerdet, ruhig und gewärmt. Wenn du dich in der Schwangerschaft gut um dein Verdauungsfeuer kümmerst, bleibt auch die Gebärmutter (von meinen Tanten liebevoll »das Babyzimmer« genannt) gemütlich und warm. Je größer dein Baby wird, desto enger wird es drinnen, und dein Verdauungsapparat wird es immer mehr zu schätzen wissen, wenn du ihn durch leichte Kost unterstützt. Leber und Milz leisten Schwerstarbeit, um das, was du isst, in Energie umzuwandeln, doch jetzt lastet mehr

Kaffee-Ersatz

Der Verzicht auf Kaffee kann schwerfallen. Aber es besteht kein Grund zur Verzweiflung, da es köstliche Ersatzprodukte gibt. Wir bei MotherBees mögen die Kräuterkaffee-Alternativen von Rasa, die Pilzmischungen von Four Sigmatic, die Kurkuma-Latte-Mischungen von Vahdam Superfoods und Teeccino, eine leckere Gersten- und Zichorienkaffee-Alternative. Teeccino ist nicht nur ein Kaffeeersatz, sondern auch ein Präbiotikum. (Auch im deutschsprachigen Raum sind zahlreiche Kaffee-Ersatzprodukte auf dem Markt.) Außerdem trinken wir für einen guten Start in den Tag morgens gerne eine heiße Hühner- oder Fischbrühe!

Druck auf ihnen denn je. Spüre in dich hinein, wie gut verdaulich eine Mahlzeit für dich ist und zögere nicht, vor allem weiche, warme, suppige und flüssige Speisen zu essen, wie etwa die Suppen und Eintöpfe aus dem folgenden Rezeptteil, darunter auch mein bewährtes *Hirse-Ingwer-Congee* (Seite 182).

Interessanterweise entspricht die Milz in der Sichtweise der TCM dem Element Erde. Sie ist das Zentrum der fünf Elemente. Ihrem sonnenähnlichen Status entsprechend mag sie gelbe und orangefarbene Lebensmittel (die oft reich an Beta-Carotin sind, einer Vorstufe von Vitamin A) mit erdigem, süßem Geschmack – und diese eignen sich einfach perfekt für diese goldene Zeit deines Lebens! Manche Heilkundige bezeichnen die Milz als unser »inneres Kind« – sie möchte sich sicher und gut genährt fühlen, nicht verärgert und gereizt. In Zukunft weißt du, warum du dich friedvoll und angenehm gesättigt fühlst, nachdem du ein cremiges Süßkartoffelpüree, verfeinert mit etwas Weidebutter, oder eine dampfende Schüssel Pho mit Nudeln genossen hast – oder warum du umgekehrt vor lauter Hunger einen kleinen Tobsuchtsanfall bekommst, wenn du zu lange nichts gegessen hast. (Probiere mal die *Rote Linsensuppe mit Kabochakürbis und Kokosnusscreme* auf Seite 179). Was die Milz nicht mag, sind genau die Dinge, zu denen man greift, wenn man sich gestresst fühlt, wie Frittiertes und Fast Food. Sie lassen die Verdauung stagnieren und begünstigen entzündliche Prozesse. Die Milz empfindet auch große proteinreiche Mahlzeiten

> Eine werdende Mutter sollte sich nicht zu viel den Kopf zerbrechen oder sich vorwerfen, dass sie ihre Sache nicht gut macht. Manche können einfach vor lauter Übelkeit kein Essen ertragen. Iss einfach dann, wenn du kannst. Und iss dann, wenn dir nicht schlecht ist, ordentlich.
>
> DR. PADMA RAJU

am Abend als eine echte Belastung. Iss deswegen schon einige Stunden vor dem Schlafengehen zu Abend, auch wenn du dann noch einen kleinen Snack oder etwas warme Milch mit Ghee brauchst, bevor du die Augen schließt.

Das heißt aber nicht, dass kalte Speisen oder Getränke in der Schwangerschaft generell tabu sind! Tatsächlich ist es so, dass in der Schwangerschaft, besonders während der Wachstumsschübe des Babys im zweiten Trimester durch die enormen Entwicklungsprozesse viel innere Hitze entsteht, die du wahrscheinlich ausgleichen möchtest. (Übermäßige Hitze äußert sich in Durst, Schlaflosigkeit, Nachtschweiß, Sodbrennen, Verstopfung und anderen Symptomen.) Wie viel Kälte du verträgst, hängt von deiner persönlichen Konstitution ab. Jeder Mensch ist da anders. Bevor du allerdings zu sehr kalten Lebensmitteln und eisgekühlten Getränken greifst, probiere aus, ob kühlende Lebensmittel wie Gurke, Jicama, Sellerie und Wassermelone deine innere Hitze ausgleichen können. Allgemein solltest du die Regel beherzigen, dass Magen und Milz nur dann zufrieden sind, wenn dein Bauch nicht über längere Zeit unterkühlt ist.

3

Bringe Süße in dein Leben

Damit meine ich natürlich nicht Zucker! Es geht mir eher darum, dass dich das, was du isst, glücklich macht. Ich genieße in meiner Küche die Farben, Texturen und Aromen der Zutaten. Außerdem sorge ich dafür, dass der Arbeitsbereich in meiner Küche einladend und lichtdurchflutet ist. (Ich schneide mein Gemüse gern in akkurate Stückchen und kombiniere die bunten Würfel dann wie beim Malen eines Bildes. Sogar die Schalen in der Spüle sehen für mich wie Pinselstriche auf einer Leinwand aus.) Immer wenn wir unsere Sinne ansprechen, kommen wir meiner Meinung nach mit unserer Lebenskraft, der lodernden Shakti, in Kontakt. Farbenfrohes, aromatisches Essen kann Balsam für einen müden Geist sein. Manchmal sind wir so sehr darauf fokussiert, unseren grundlegenden Nährstoffbedarf zu decken, dass wir darüber den Genuss vergessen. Aber selbst dann, wenn dein Gericht sehr einfach ist (vielleicht sogar langweilig, wenn dir danach ist), kannst du den Akt des Essens zu einem sinnlichen Erlebnis werden lassen. Mache ein Ritual daraus. Deck ein Tischset auf und dein schönstes Geschirr, auch wenn du allein isst. Lass dich auf deinen Stuhl sinken und entspanne deine Schultern, indem du lange ausatmest. Nimm wahr, wie sich ein Gefühl der Erleichterung oder sogar der Vorfreude in dir breitmacht, weil du weißt, dass das Essen fertig ist. Lege zwischen den einzelnen Bissen immer wieder die Gabel beiseite und lass deinen Körper zur Ruhe kommen. Iss, bis du dich gesättigt fühlst, und gehe nicht über diesen Punkt hinaus, damit deine Verdauung nicht überlastet wird. Ein kleiner Spaziergang nach dem Essen sorgt dafür, dass dein Verdauungs-Qi absteigt, um seine Arbeit zu machen, anstatt aufzusteigen, was zu Sodbrennen und Unwohlsein führen kann.

Meine liebste Art, mich mit Süßem zu umgeben, ist wahrscheinlich das Kochen mit anderen. Meine Familie und ich merken immer, wie viel besser uns das Essen schmeckt, wenn wir es zusammen, mit einem gemeinsamen Ziel vor Augen, zubereitet haben. Schließlich schwingen all unsere Zellen, und ein paar »gute Schwingungen« in der Küche scheinen selbst einfache Gerichte köstlicher und bekömmlicher zu machen.

4

Beanspruche deinen Thron

Genauso wie du alles dafür tust, um eine gute Geburt zu haben, gibt es diesen einen Punkt, an dem du beschließt, dass du das jetzt durchziehst: Ich mache gute Ernährung jetzt zu meiner Sache. Die Entscheidung, dass du nur das Beste verdienst, und zwar einzig und allein aus dem Grund, weil du Mutter wirst, fällst du dann, wenn du dich stark und mächtig fühlst. Du hast jetzt alle Macht, die du verdienst. In der Küche kannst du sie auf verschiedene Arten einsetzen. Es beginnt damit, dass du mit ein paar entschiedenen Gesten die Kontrolle über dein Königreich übernimmst und all die Lebensmittel aus der Küche entfernst, die dich von deinem Vorsatz abbringen könnten. Ich schlage vor, schon in der Frühschwangerschaft jegliche Art von Junkfood, ungesunde Getränke und hochraffinierte, nährstoffarme Snacks hinauszuwerfen, zu denen man gerne greift, wenn man müde ist oder kein Essen vorbereitet hat. Sei mutig – verbanne sie! Nimm dir ein bisschen Zeit und mache eine Inventur. Wirf einen Blick auf die Packungen und überprüfe, ob die Produkte, die du bisher gerne gegessen hast, nährstoffarm oder viel zu stark gezuckert sind. Es sind genau die Dinge, nach denen du in Momenten greifst, in denen du dich zittrig und flau fühlst, daher ist es gut, wenn du sie verschwinden lässt. Ersetze sie durch sinnvollere Alternativen. Das mag jetzt nach einer gewaltigen Aufgabe klingen, aber es ist etwas Kreatives und macht Spaß. Schon bald wirst du der Gestaltung des Kinderzimmers oder einer Spielecke für dein Baby viel Aufmerksamkeit schenken. Warum nicht jetzt gleich die Regale in der Speisekammer und die Fächer im Kühlschrank mit ebenso großer Sorgfalt und Hingabe neu sortieren?

Staple darin die einfachen Zutaten, die du auf den nachfolgenden Rezeptseiten findest, und du kommst deinem Ziel, in Zukunft gesünder zu leben, ein ganzes Stück näher. Das Schöne daran: Die vielen neuen auf deine Bedürfnisse abgestimmten Vorräte in deiner Speisekammer passen gut zu deinem neuen Ich und zu der Rolle, die du in Zukunft einnehmen wirst. Ich mache werdende Mütter gerne auf innere Widerstände aufmerksam, die sich eventuell beim Kauf spezieller, in der Schwangerschaft nützlicher

Zutaten in ihnen regen werden. Manche Schwangere habe Schwierigkeiten damit, ein paar Euro mehr für Dinge auszugeben, die nur für sie bestimmt sind. Aber es ist absolut gerechtfertigt, einen Teil des Budgets für deine Bedürfnisse zu verwenden. Vielleicht kannst du ein oder zwei wenig genutzte Medienabonnements kündigen und mit diesen kleinen Beträgen deine Haushaltskasse aufstocken. Es setzt ein Umdenken in Gang, egal, wie klein die Summe ist! Manche Mütter legen schon in den ersten Wochen ein Sparkonto für Schwangerschaft und Wochenbett an und zahlen je nach Möglichkeit Geld darauf ein, sodass sie eine bestimmte Summe für Essen und Pflege zur Verfügung haben, die sie ohne schlechtes Gewissen für sich ausgeben können.

Deinen Thron zu beanspruchen, bedeutet auch, dich in der Kunst zu üben, um Hilfe zu bitten und sie anzunehmen. Es führt einfach kein Weg daran vorbei. Gesunde Mahlzeiten zuzubereiten, kostet Zeit und Mühe – auch wenn sie so supereinfach sind wie die im nachfolgenden Rezeptteil. Es braucht wirklich jede helfende Hand, um eine Schwangere gut zu versorgen. Und auch, wenn du vielleicht keine Familienmitglieder hast, die für dich kochen, findet sich vielleicht jemand bei dir zu Hause, der vorgekochtes Essen für dich aufwärmt oder dir mit einem Lächeln eine Tasse heiße Brühe reicht. Kleine Gesten wie diese tragen viel dazu bei, Erschöpfungszustände zu verhindern. Das Gefühl, umsorgt zu werden, nährt und stärkt Körper, Geist und Seele.

Investiere in dich selbst

Da es in unserer Gesellschaft ganz selbstverständlich scheint, dass schwangere Frauen Superheldinnen sind, die alles wuppen, fällt es dir vielleicht schwer wahrzunehmen, was dich davon abhält, gute Ernährung zu deiner obersten Priorität zu machen. Frage dich deshalb ganz bewusst, ob du es dir wert bist, so viel Zeit, Energie (und Geld) für deine speziellen Ernährungsbedürfnisse aufzuwenden – auch wenn diese etwas von den Bedürfnissen anderer Familienmitglieder abweichen. Hast du das Gefühl, dass du Hilfe verdienst beim Einkaufen, Kochen oder Abwaschen? Schonst du deine Kreditkarte lieber, anstatt dir ein besonderes heilsames Lebensmittel nur für dich zu gönnen – Ghee aus Weidebutter, Manuka-Honig oder eine Tüte Bio-Kürbiskerne –, während sich dein Partner, vielleicht ohne groß darüber nachzudenken, ein Craftbier oder einen Coffee-to-go gönnt? Wenn du eine diese Fragen mit Ja beantwortet hast, lohnt es sich, diese inneren Widerstände näher zu beleuchten und zu überlegen, wie du daran etwas ändern könntest. Wenn du dich mit diesen Themen auseinandersetzt, lässt du dich auf das ein, was ich als die »innere Arbeit der Mutterschaft« kennengelernt habe: diese sabotierende Stimme zum Schweigen zu bringen, die behauptet, du hättest noch nicht genug geleistet, und stattdessen jeden Moment zu nutzen, um für dich selbst zu sorgen. Wenn du erst mal mitten in der Mutterrolle steckst, ist diese Fähigkeit, dich selbst nicht hintanzustellen, unbezahlbar. Es gibt keinen besseren Zeitpunkt als jetzt, um dich darin zu üben.

Auch wenn du viele wertvolle Ernährungsratschläge befolgst, behalte eine Sache immer im Kopf: Keiner kennt deinen Körper besser als du. In der Schwangerschaft hast du besonders geschärfte Instinkte, auf die du dich verlassen kannst. Vielleicht verspürst du gegen irgendein Lebensmittel eine starke Aversion, obwohl dein Kopf dir sagt, dass du es essen solltest. Oder du empfindest ein riesiges Verlangen nach etwas, das dir zuvor noch nie in den Sinn gekommen ist. Diese Aversionen und Gelüste können hilfreiche Wegweiser sein, und ich denke, dass man ihnen – unter Vorbehalt – auch nachgeben sollte. (Interessanterweise wird das Verlangen nach Saurem zu Beginn der Schwangerschaft von TCM-Heilkundigen in Zusammenhang mit der Herausbildung des Lebermeridians des Babys gebracht – die Leber gedeiht mit dem Geschmack von Saurem und kommt langsam in die Gänge. Horche aufmerksam in dich hinein und besorge dir Sauerkraut oder schäle dir eine Grapefruit!)

In der Schwangerschaft intuitiv zu essen, heißt zuallererst, dann zu essen, wenn man Hunger hat. Warte nicht bis zur offiziellen Essenszeit. Stelle in einem nächsten Schritt fest, wie du dich ein bis zwei Stunden nach dem Essen fühlst. Ich persönlich erwarte, dass mir eine Mahlzeit das Gefühl gibt, als hätte ich eine leichte, warme Decke um meinen Bauch geschlungen. Wenn ich Rohkost, gekühltes Gemüse, eine kalte Banane oder Käse direkt aus dem Kühlschrank esse, fühlt sich mein Bauch kalt

---

Heißhungerattacken entschlüsseln

Die weisen Menschen hinter diesem Buch, darunter auch meine Tante Ou, haben eine hübsche Vorstellung: Ab dem zweiten Trimester flüstert das Baby seiner Mutter in Form von Gelüsten bestimmte Nahrungsmittel ein, um sie dazu zu bringen, bestimmte Nährstoffe zu sich zu nehmen, die es braucht. Enthält sie ihm diese vor, kann das in ihrem Körper Unruhe stiften (und sogar dazu führen, dass ihr Kind in seinem späteren Leben verstärkt zu diesen Lebensmitteln greift). Mir gefällt diese Idee, auch weil ich aus ganzem Herzen davon überzeugt bin, dass Babys sich nicht verstellen und ihre tiefsten Bedürfnisse von Anfang an mitteilen, sogar schon im Uterus. Allerdings sollten wir im Hinterkopf haben, dass diese in althergebrachten Traditionen verwurzelte Vorstellung weder Tiefkühlpizza noch Süßigkeiten voller Fruchtzucker inkludiert. Schenke starken Gelüsten nach bestimmten Lebensmitteln auf jeden Fall Beachtung. Halte dann aber zumindest einen Moment lang inne, vor allem, wenn sie dich in Richtung verarbeiteter Lebensmittel oder Süßigkeiten locken. Ist dieses Verlangen ein echter Wegweiser oder ein Zeichen für etwas anderes? Heißhunger auf Zucker entspringt oft einem dringenden Bedürfnis nach Proteinen, also probiere es zunächst damit und einem Glas Wasser oder Kräutertee.

---

an. Bald darauf merke ich, wie Stressbläschen sich ihren Weg nach oben bahnen, und ich beginne, mir Gedanken zu machen, ob mir nun Bauchschmerzen drohen – Bauch und Hirn sind miteinander verbunden! Das stark vereinfachte Konzept »warmer Bauch/kalter Bauch« ist meine persönliche Art, die traditionelle chinesische Lehre über wärmende und kühlende Lebensmittel (die, um ehrlich zu sein, ziemlich komplex ist!) in meine Ernährung zu integrieren. Kühlende Nahrungsmittel wie Bananen, Wassermelonen, Garnelen und Krabben wirken sich demnach verlangsamend auf die Blut- und Qi-Zirkulation aus und sollten während der Schwangerschaft nur in begrenztem Umfang verzehrt werden.

Scharfe und frittierte Gerichte gelten als übermäßig wärmend und verursachen inneres Feuer, das das Ungeborene reizt. Am Morgen lässt sich diese Theorie leicht testen. Beginne den Tag mit etwas zimmerwarmem Wasser, wahlweise mit einer Zitronenscheibe darin. Spürst du Wärme in dir? Iss Obst zum Frühstück. Ist dir danach ein bisschen kalt? Trinke danach einen wärmenden Ingwertee, gönne dir eine Schale *Congee* (Seite 182) oder sogar etwas fetten Fisch oder Avocado. Horche in dich hinein, wie du dich eine Stunde nach dem Essen fühlst. Fühlst du dich behaglich, ruhig und entspannt? Oder ganz im Gegenteil?

Erfahrene TCM-Ärzt:innen können dir bei der Lebensmittelauswahl gemäß diesen Grundsätzen (und abgestimmt auf deine Konstitution und Schwangerschaftsphase) helfen, doch du kannst dein Gespür für die Wirkung verschiedener Produkte auch selbst verfeinern, indem du bewusst wahrnimmst, wie du dich nach dem Essen bestimmter Nahrungsmittel fühlst. Dadurch übst du schon einmal für deine Rolle als Mutter – schließlich wirst du, sobald das Baby da ist, mit Argusaugen beobachten, wie es auf jeden seiner Schlucke und Bissen reagiert, immer darauf bedacht, Anpassungen vorzunehmen, damit es glücklich und zufrieden ist. Warum sollten wir bei uns selbst nicht die gleiche Sorgfalt an den Tag legen?

Eine schnelle Inspektion deiner Küche

Du kannst in deiner Küche einige grundlegende Dinge in Ordnung bringen, um etwas für dich und dein Baby zu tun. Wenn du euer Leitungswasser nicht ohnehin schon filterst, solltest du dich nach einem Filtersystem umsehen, das du dir leisten kannst. (Wie bereits in *Die ersten vierzig Tage* erwähnt, eignet sich ein guter Wasserfilter prima als vorgezogenes Geschenk zur Geburt.) Sieh dich in deiner Küche nach Behältern und Geschirr aus Plastik um und denke darüber nach, sie durch Glasgefäße zu ersetzen. Überprüfe deine antihaftbeschichteten Pfannen, falls du welche hast: Sind sie noch intakt? Aus zerkratzten Antihaftbeschichtungen können sehr giftige Chemikalien in dein Essen

DIE VORRATSKAMMER FÜR DIE SCHWANGERSCHAFT

Es gibt nichts Beruhigenderes, als zu wissen, dass man alles für eine gesunde Mahlzeit zu Hause hat, egal, ob man nach Rezept kocht oder es ganz simpel hält (z. B. Kürbis im Ofen backen, Butter und Salz darauf geben und genießen – siehe *Ofengerösteter Kabochakürbis*, Seite 195). Hier sind einige Lebensmittel, die du auf Vorrat haben solltest, weil ich weiß, dass sie hilfreich für dich sein werden. Behalte beim Durchblättern des Rezeptteils die Zutaten im Kopf, die du auf deine Einkaufsliste setzen willst.

PFLANZLICHE LEBENSMITTEL

Kohl/Kreuzblütler: Blattkohl, Blumenkohl, Brokkoli, Brokkolini, Brunnenkresse, Chinakohl, Cime di Rapa (Stängelkohl), Grünkohl, Kohlrabi, Pak Choi, Rosenkohl, Rotkohl, Rucola, Rutenkohl (Blattsenf), Weißkohl

Grünes Gemüse: Blattsalat, Chicorée, Endivien, Grüner Spargel, Löwenzahn, Mangold, Rote-Bete-Blätter, Spinat, Staudensellerie

Pilze: Champignons (weiße und braune), Enoki-Pilze, Igelstachelbart, Maitake (Klapperschwamm), Shiitake, Weißer Buchenpilz (Shimeji)

Knollen- und Wurzelgemüse: Fenchel, Ingwer, Karotten, Kartoffeln, Klettenwurzeln, Knoblauch, Knollensellerie, Rettich, Rote Bete, Speiserüben, Süßkartoffeln, Winterrettich, Zwiebeln

OBST

Äpfel, Aprikosen, Avocados, Bananen (Kochbananen), Birnen (grüne, rote, Nashi-), Brombeeren, Cranberrys, Drachenfrucht, Feigen (getrocknet oder frisch), Grapefruits, Gurken, Heidelbeeren, Himbeeren, Jujubes (Chinesische Datteln, getrocknet oder frisch), Kaki, Kokosnüsse (junge), Mandarinen, Maulbeeren, Medjool-Datteln, Papayas, Pflaumen, Rosinen, Stachelbeeren, Weintrauben, Wassermelonen, Zitronen

NÜSSE UND SAMEN

Nüsse: Cashewkerne, Erdnüsse, Macadamianüsse, Mandeln, Paranüsse, Pistazien, Walnüsse

Samen: Buchweizen, Chia, Granatapfelkerne, Hanfsamen, Kürbiskerne, Leinsamen, Mohn, Pinienkerne, Sesam, Sonnenblumenkerne

PROTEINREICHE LEBENSMITTEL

Knochen: Fischgräten, Hühnerkarkasse, Hühnerfüße, Ochsenschwanz, Rinderknochen, Rindermarkknochen

Landtiere: Büffelfleisch, Eier, Hühnerfleisch, Lammhackfleisch, Rindfleisch, Schweinefleisch (alle möglichst ausschließlich aus Weidehaltung und/oder Bio-Qualität)

Meerestiere: Austern, Bückling, Garnelen, Hering, Jakobsmuscheln, Lachs, Makrele, Miesmuscheln, Sardellen, Seezunge, Venusmuscheln

INNEREIEN

Rind: Herz, Kutteln, Leber, Niere, Ochsenschwanz, Zunge

Huhn: Herz, Leber, Magen

Lamm: Herz, Leber, Niere, Zunge

Schwein: Blut, Herz, Leber, Niere, Schwarte

Kalb: Bries, Herz, Hirn, Leber, Niere, Zunge

GEWÜRZE

Amino Kokoswürzsauce, Bragg Liquid Aminos, Fischsauce, Hefeflocken, Ketchup, Kreuzkümmelpulver, Meersalz (jodiertes), Schwarzer Pfeffer, Tamari

FERMENTIERTE LEBENSMITTEL

Joghurt, Kefir, Kimchi, Kombucha, Miso, Natto, Salzgurken, Sauerkonserven, Sauerkraut, Sauerteig, Tempeh

ÖLE UND FETTE

Avocadoöl, Ghee, Kokosöl, Natives Olivenöl Extra, Schmalz, Sesamöl, Rinderfett, Weidebutter

TROCKENE LEBENSMITTEL

Bohnen und Hülsenfrüchte: Azukibohnen, Cannellinibohnen, Grüne Erbsen, Kichererbsen, Linsen (rot, grün, gelb), Mungbohnen, Pintobohnen, Schwarzaugenbohnen, Schwarze Bohnen, Weiße Bohnen

Getreide: Gerste, Hafer, Hirse, Quinoa

Pulver: Kakaopulver, Kollagenpulver von Tieren aus Weidehaltung, Moringapulver, Proteinpulver (aus Bio-Molke, pflanzlichem oder Hanfprotein), Spirulina

Reis: Basmatireis, Jasminreis, Klebreis, Roter Reis, Schwarzer Reis, Sushireis

Algen: Hijiki, Kombu, Nori, Wakame

GETROCKNETE KRÄUTER FÜR TEES UND AUFGÜSSE

Zu deiner Sicherheit und der deines Babys wissen Geburtshelfer:innen und Hebammen gerne Bescheid über alle Kräuter, Nahrungsergänzungsmittel oder frei verkäuflichen Medikamente, die du einnimmst. Obwohl die in diesem Buch verwendeten Kräuter schon seit Jahrhunderten bewährt sind, ist es wichtig, dass du deine Ärztin oder deinen Arzt über alle Kräuter informierst, die du gerne ausprobieren möchtest.

Kräuter: Brennnesselblätter, Echinacea, Grüner Hafer, Haferstroh, Hagebutte, Himbeerblätter, Kamillenblüten, Lavendel, Löwenzahnblätter, Pfefferminzblätter, Rosenblütenblätter, Zitronenmelisse

ESSIGE UND SAURE SÄFTE

Apfelessig, Balsamico, Reisessig, Rotweinessig, Schwarzer Reisessig, Umeboshi-Würzsauce (Ume Su), Weißweinessig, Yuzu-Saft, Zitronensaft

MILCH- UND PFLANZENMILCHPRODUKTE

Cashew-Käse, Hafermilch, Hanfmilch, Hüttenkäse, Kokosmilch, Kokosnusscreme, Kuhmilch, Macadamiamilch, Mandelmilch, Reismilch, Ziegenmilch

SÜSSUNGSMITTEL

Ahornsirup, Allulose (in der EU bislang noch nicht zugelassenes Novel Food), Honig, Mönchsfrucht (Luo Han Guo, in der EU bislang noch nicht zugelassenes Novel Food), Rohrzucker, Stevia, Swerve-Süßstoff, Topinambursirup

NÜTZLICHE KÜCHENUTENSILIEN

Antihaftbeschichtete Pfanne (schadstofffrei), Backpapier, Bambusdämpfer, Einmachgläser in verschiedenen Größen, Entsafter, Keramik-Töpfe mit schwerem Boden, Küchenmaschine, Küchenzange, Messbecher, Multikocher (viele der Rezepte können problemlos im Schnellkochtopf zubereitet werden, wenn du mit dieser Methode vertraut bist), Reiskocher, Schongarer, Sieb, Standmixer, Stabmixer, Teesieb, Vorratsbehälter aus Glas, Wasserkocher ohne Plastik

HILFREICHE UND UMWELTSCHONENDE KÜCHEN- UND EINKAUFSUTENSILIEN

Bienenwachstücher (statt Alu- oder Plastikfolie), Einkaufskorb, Einkaufstaschen aus Stoff, Obst- und Gemüsenetze und damit auch auf dein ungeborenes Baby und in deine Muttermilch übergehen. Wenn du auf Nummer sicher gehen willst, steige auf Keramik- oder Edelstahlpfannen um und verwende reichlich Ghee oder Kokosöl, um einen Antihaft-Effekt zu erzielen!

Schnelle Hilfe bei Schwangerschaftsbeschwerden

Einige der häufigsten Schwangerschaftsbeschwerden lassen sich durch kleine Umstellungen bei Ernährung und Lebensstil lindern. Probier diese einfachen Tipps.

Verstopfung: Es ist wichtig, auf einen regelmäßigen Stuhlgang zu achten. Verstopfung in der Schwangerschaft ist – anfänglich infolge der Hormonveränderungen und später durch das wachsende Baby – ein häufiges Problem. Meine Akupunkteurin, Dr. Hu, empfiehlt, viel gekochten Spinat mit Olivenöl und Salz sowie eingeweichte Rosinen, Trockenpflaumen und -feigen zu essen und zudem das Einweichwasser zu trinken. Außerdem rät sie, Speisen mit weichschaligen Früchten zu kochen (siehe *Agni-Kompott mit Äpfeln und Pflaumen*, Seite 213, und *Rindereintopf mit Pflaumen*, Seite 192) und möglichst oft spazieren zu gehen. Mein warmes, beruhigendes *Hirse-Ingwer-Congee* (Seite 182) wirkt auf den Darm wie ein sanftes Schmiermittel, außerdem liebe ich gekochte, pürierte Süßkartoffeln (mit viel Kokosöl oder Butter!). Sie haben eine ähnlich lindernde Wirkung. Denke immer daran, dein Darmmikrobiom zu füttern! Präbiotische Lebensmittel und probiotische Nahrungsergänzungsmittel können ebenfalls helfen. Viele Schwangere nehmen zusätzlich noch ein gutes Magnesiumpräparat. Besprich diese und weitere Maßnahmen mit deiner Ärztin oder deinem Arzt.

Übelkeit: Wie bereits erklärt, isst du einfach dann, wenn du kannst. Und wenn neutral schmeckende kohlenhydrathaltige Lebensmittel alles sind, was du dann gerade verträgst, solltest du dir ein bisschen Zeit lassen. (Schau, ob das deinen Magen so weit beruhigt, dass du danach etwas Fett und Proteine zu dir nehmen kannst.) Ingwer ist ein altbewährtes Mittel gegen Übelkeit. Probiere den *Tee mit Nashi-Birne und Ingwer* (Seite 233). Ein anderer altbewährter Trick ist es, die Schale einer Zitrone abzuschaben und daran zu riechen. Ein paar Schlucke eines Elektrolytgetränks (zum Beispiel Recharge) haben schon vielen Frauen über die Übelkeit hinweggeholfen – obwohl ich auf das hausgemachte *Elixier gegen Morgenübelkeit* auf Seite 241 setze. Auch ein Schluck zuckerarmes Tonic Water kann notfalls helfen, nicht zu vergessen Robin Lims legendären *Rujak* (*Indonesischer Fruchtdip*, Seite 225), der schon unzählige Frauen in ihrer Obhut gerettet hat. Darüber hinaus ist es wichtig, auf einen ausgeglichenen Magnesiumspiegel zu achten. Karen Paul empfiehlt, eine geliebte Person zu bitten, für einige Minuten deinen

Nacken mit der Hand zu umfassen – dies stimuliert bestimmte Akupressurpunkte und lindert die Übelkeit. Zu den homöopathischen Mitteln gegen Morgenübelkeit gehören Nux vomica C30 und Pulsatilla C30. Wie immer gilt: Stimme dich mit deiner Ärztin oder deinem Arzt ab (frage auch nach einem Vitamin-B6-Präparat) oder suche eine erfahrene TCM-Ärztin auf, wenn dir die Übelkeit an die Substanz geht.

Sodbrennen: In der Schwangerschaft verliert der Verschlussmuskel zwischen Magen und Speiseröhre an Spannung. Dadurch kann Magensäure in die Speiseröhre zurückfließen, was Sodbrennen verursacht. Versuche, bei Sodbrennen kleinere und häufigere Mahlzeiten zu essen und vermeide stark säurehaltige Lebensmittel. Frische reife Papaya mit einem Spritzer Limettensaft oder mein *Erfrischender Papaya-Smoothie* auf Seite 219 sind gute Alternativen. Papaya-Enzym-Tabletten können ebenfalls Abhilfe schaffen. Du kannst es nach Rücksprache auch mit homöopathischen Mitteln wie Carbo vegetabilis C30 oder Nux vomica C30 versuchen – ohnehin können dir erfahrene Homöopath:innen oder Heilpraktiker:innen bei diesem Problem gut weiterhelfen.

Anämie: Blutarmut ist zwar ein häufiges Phänomen und kein Grund zur Panik, trotzdem solltest du sie behandeln, um Müdigkeit, Infektanfälligkeit und Niedergeschlagenheit zu vermeiden. Achte darauf, eisenreiche, blutbildende Lebensmittel zu dir zu nehmen. Probiere es beispielsweise mit der *Leberpastete mit Kokos und Apfel* auf Seite 210, dem *Smoothie mit Drachenfrucht* auf Seite 223, *Spinat mit Sesam und Knoblauch* auf Seite 197, dem *Gurken-Pfefferminz-Saft mit Rote Bete* auf Seite 240 oder nippe tagsüber immer mal wieder an einem Brennnesseltee (z. B. dem *Tee mit Brennnesseln und Zitronenmelisse* von Seite 238). Überprüfe, ob dein Schwangerschaftsvitaminpräparat ausreichend Eisen enthält (idealerweise als Eisen-Chelat, weil es in dieser Form nicht zu Verstopfung führt), oder sprich mit deiner Ärztin oder deinem Arzt über spezielle blutbildende Präparate.

Wassereinlagerungen: Ödeme in der Spätschwangerschaft wurden oft auf eine zu natriumreiche Ernährung zurückgeführt. Ernährungsgurus wie Dr. Tom Brewer gehen hingegen davon aus, dass häufig eine zu geringe Proteinzufuhr die Ursache ist. Achte darauf, ausreichend zu trinken und schlürfe das elektrolytreiche *Elixier gegen Morgenübelkeit* (Seite 241) oder das *Hydrierende Beeren-Elixir* (Seite 243). Cynthia Graham, eine brillante Gesundheitsberaterin und Unterstützerin von MotherBees, führt mit Schwangeren kurze Bewegungsrunden mit leichten Übungen durch, die bei geschwollenen Beinen überraschend gut helfen.

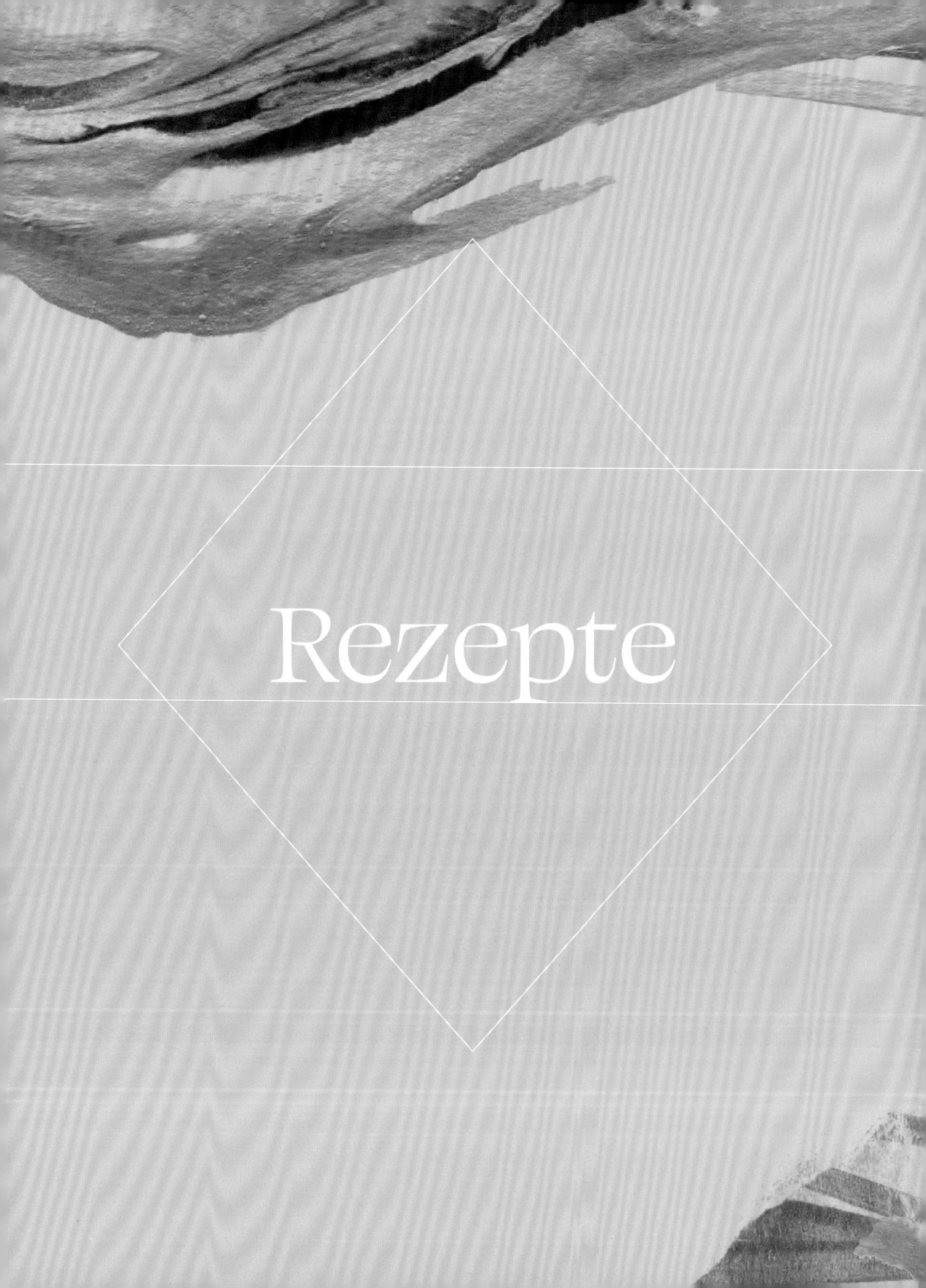

Rezepte

IMMER WENN ICH FÜR eine Schwangere koche oder bei einer frischgebackenen Mutter oder deren Familie in der Küche stehe, achte ich nicht allzu sehr darauf, was sie in ihrem Kühlschrank oder auf ihren Regalen gelagert hat. Ich werfe einen kurzen Blick darauf und entscheide intuitiv, was sie jetzt braucht, und lege dann fest, womit wir jetzt arbeiten. Im Idealfall sind ihre Vorratskammer und ihr Kühlschrank gut gefüllt – die Geheimwaffe für gesunde Ernährung. Aber selbst wenn etwas Wichtiges fehlt oder gerade ausgegangen ist – tja, so ist das Leben –, umschiffe ich dieses Hindernis. Es ist alles gut. Es ist keine Schande, nicht immer alles fein säuberlich aufgereiht im Regal stehen zu haben! Wir verwenden eben einfach etwas anderes.

Schwangerschaft und Geburt reduzieren die Dinge auf das Wesentliche. Ehe du dich's versiehst, befindest du dich mitten im Geburtsgeschehen, liegst nackt oder halbnackt in den Wehen, und es gibt nur noch dich und dein Baby. Das ist der Kern des Lebens, ohne jedes überflüssige Drumherum.

Dementsprechend glaube ich, dass die Lebensmittel, die du in der Schwangerschaft isst, auch auf das Wesentliche reduziert sein sollten. Halte dein Essen einfach, profitiere von den guten Inhaltsstoffen der Zutaten und bereite sie so zu, dass die Mahlzeiten für dich gut verdaulich sind. Das ist völlig ausreichend. Manchmal öffnet man ein Kochbuch, wirft einen Blick auf die Zutatenlisten, merkt, dass man nichts davon im Haus hat und schlägt es leicht beschämt wieder zu. »Heute nicht.« Mit diesem Buch soll dir das nicht passieren. Hier wirst du immer etwas finden, das du kinderleicht zubereiten kannst. Stress, Selbstzweifel oder Schamgefühle sollen gar nicht erst aufkommen. Du wirst feststellen, dass einige Rezepte extrem schlicht gehalten sind: wenige Zutaten, die unter Einsatz möglichst weniger Töpfe und Pfannen einfach nachzukochen sind. Das ist unsere volle Absicht! In dieser Zeit des Unvorhersehbaren haben Leichtigkeit und Einfachheit eine ganz neue Bedeutung. Du hast wahrscheinlich ohnehin genug um die Ohren. Wenn die Rezepte einfach umzusetzen sind, wird deine Küche ein Ort, an dem du tief durchatmen und ganz im Moment sein kannst. Für mich ist das ein Gewinn.

Meine Art zu kochen ist sehr intuitiv. Ich halte nicht viel von eisernen Regeln oder strengen Vorgaben beim Essen. Deshalb habe ich die Rezepte so gestaltet, dass sie dir einen gewissen Spielraum bieten, um deine eigenen Ideen einfließen zu lassen. Außerdem kannst du sie an die Zutaten anpassen, die du gerade zur Hand hast. Du willst ein Ei in deine Brühe geben, um dein Essen protein- und fettreicher zu machen ... und vielleicht noch etwas Spinat auf die Schnelle mitgaren? Nur zu! Du willst dein Congee lieber neutral zubereiten und es mit dem restlichen Huhn oder Fisch vom Vorabend essen? Dein Bauch wird sich darüber freuen! Nur ein Gefühl solltest du, wenn es nach mir geht, auf keinen Fall haben: *Es gibt nichts zu essen!* Stelle deine Zutaten frei zusammen und füge gerne Ingredienzien oder Gewürze hinzu. Ich werde dir noch ein paar Vorschläge machen, wie du herumexperimentieren kannst.

Die folgenden Rezepte sind nicht nur sehr einfach zuzubereiten, sie sind auch so konzipiert, dass für alle etwas dabei ist. Sie bieten dir eine ganze Reihe von Optionen, sowohl solche mit überwiegend pflanzlichen Zutaten als auch solche mit viel Fleisch oder einer Kombination aus beidem. Sie bieten Alternativen zu raffinierten Kohlenhydraten und helfen dir, Essen zu meiden, das deinen Blutzuckerspiegel in die Höhe schnellen lässt. Du findest jede Menge kohlenhydratarme Lebensmittel, viele Wurzeln und Knollen sowie kleine Portionen Reis. (Die Menge an Reis, Getreide usw. kannst du jederzeit anpassen, je nachdem, wie dein Körper auf die Schwangerschaft reagiert und was die Ärztin oder der Arzt deines Vertrauens empfiehlt.) Vielleicht bereitest du von manchen Rezepten die doppelte Menge zu und frierst die Hälfte ein, um irgendwann später eine fertige Mahlzeit zu haben. Eine abschließende Bemerkung noch: Ich schlage unter jedem Rezept eine positive Affirmation vor. Wenn du magst, kannst du sie einige Male laut aussprechen, während du kochst oder die Zutaten putzt und klein schneidest. Sie helfen dir dabei, dieses wunderschöne Gefühl der Verbundenheit zu spüren, wenn du in deiner Küche stehst. Vielleicht verankern sich diese Worte sogar in dir, bis du dich in herausfordernden Situationen wiederfindest – etwa, wenn die Wehen ihren Höhepunkt erreichen oder du durch Schlafentzug an einen Tiefpunkt gelangt bist –, in denen sie dir wieder in den Sinn kommen und sie dich daran erinnern, was dich ausmacht.

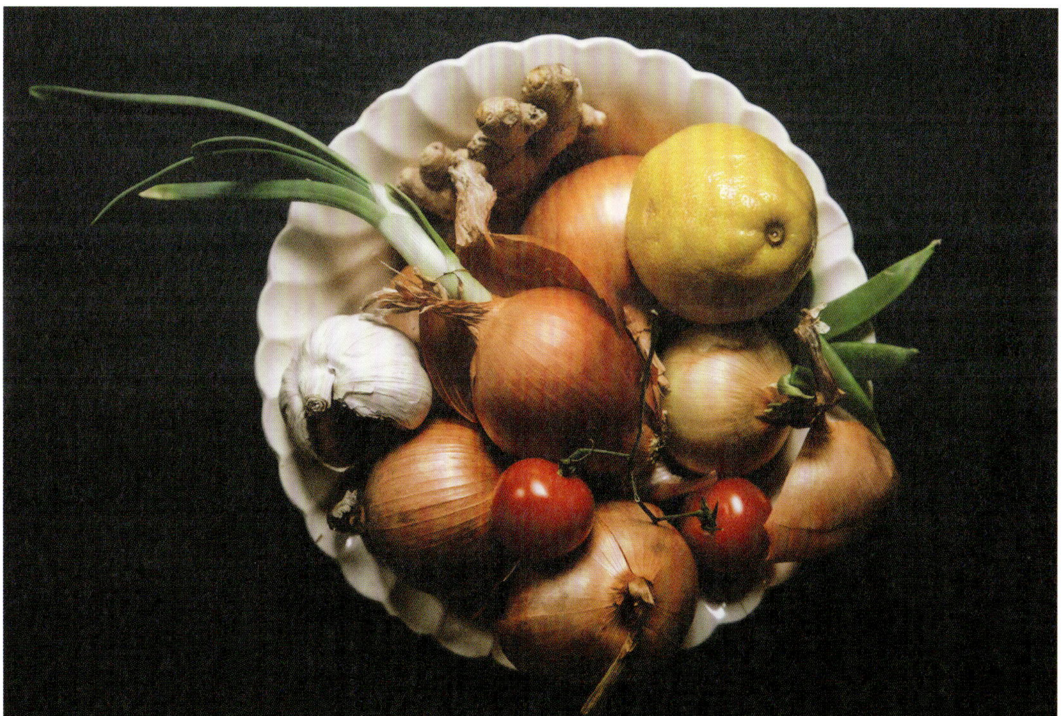

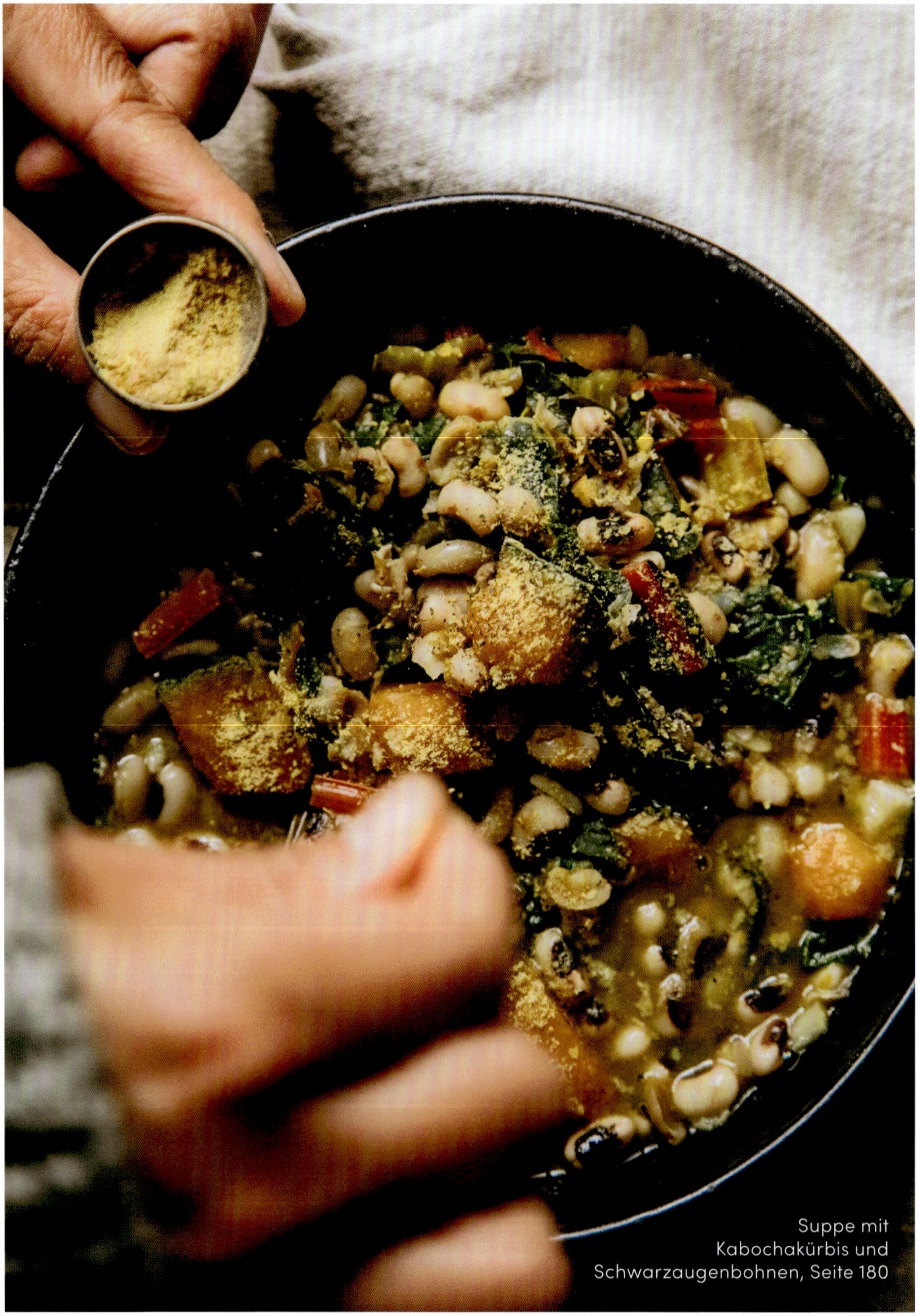

Suppe mit Kabochakürbis und Schwarzaugenbohnen, Seite 180

Ein Hinweis zu den Zutaten

Bei den verwendeten Zutaten versuche ich, dem ganzen Spektrum möglicher Weltanschauungen und finanzieller Gegebenheiten gerecht zu werden. Es muss ein gewisser Spielraum vorhanden sein, damit die Beschaffung der Zutaten und die Kosten dafür zu stemmen sind. In einer perfekten Welt könnten sich alle in Gemüse- und Kräutergärten bedienen, die auf gesunden, nährstoffreichen Böden wachsen und mit Quellwasser gegossen werden. Jede und jeder hätte Zugang zu tierischen Produkten, die auf Bio-Bauernhöfen nach höchsten Tierwohlstandards erzeugt werden (das ist gut für die Umwelt und unterstützt ländliche Gemeinschaften). In meinen Augen ist die Schwangerschaft als Phase großer Veränderungen eine hervorragende Gelegenheit, um dir und euch trotz des Mehraufwands auf Bauernmärkten Fleisch aus reiner Weidehaltung zu besorgen. (Dort einzukaufen, ist übrigens manchmal günstiger als gedacht.) Sollte das für dich keine Option sein, triff die für dich beste und am leichtesten umsetzbare Wahl. Sei offen, wenn in den Rezepten hier und da ungewöhnliche Zutaten aus der TCM enthalten sind – wenn du sie beschaffen kannst, großartig, wenn nicht, halte dich an die vorgeschlagenen Alternativen. Und bitte zögere nicht, die Zutaten deinem Ernährungsstil entsprechend anzupassen. Du findest auch ein paar Vorschläge für glutenfreie Nudeln und Kuhmilchersatz. In den wenigen Rezepten, in denen Rohrzucker verwendet wird, kannst du gerne ein anderes Süßungsmittel ausprobieren. Im Abschnitt **Die Vorratskammer für die Schwangerschaft** (Seiten 168–169) habe ich ein paar aufgeführt. Es gibt heute mehr Möglichkeiten als je zuvor, also nutze deine Kreativität und nimm meine Rezepte als Grundlage, um das zuzubereiten, was dir am besten schmeckt!

Oft hört man, dass Babys, deren Mütter sich in der Schwangerschaft vielfältig ernährt haben, besonders aufgeschlossen gegenüber neuen Lebensmitteln sind. Da ich selbst drei sehr abenteuerlustige Esser großgezogen habe, glaube ich das auch. Greife zu saisonalem Obst und Gemüse. Früchte, die nicht zu früh geerntet und nicht um die halbe Welt transportiert wurden, punkten mit mehr Geschmack, Süße und Nährstoffen. Zu guter Letzt rate ich dir, bei abgepackten Lebensmitteln immer einen Blick auf die Liste der Inhaltsstoffe zu werfen. Je weniger es sind und je vertrauter sie dir sind, desto besser. (Halte kurz inne und horche in dich hinein, ob ein bestimmtes Lebensmittel die Nährstoffe enthält, die dein Körper braucht. Du wirst überrascht sein, was dein Bauchgefühl dir sagt!)

Zögere nicht, dir in Sachen Ernährung Hilfe und Rat von den Expert:innen zu holen, die deine Schwangerschaft betreuen. Mit etwas Glück haben sie jede Menge guter Ratschläge.

SUPPEN, BRÜHEN UND EINTÖPFE

Rote Linsensuppe mit Kabochakürbis und Kokosnusscreme

Dieses Gericht ist eine leicht abgewandelte Version meiner Lieblingssuppe für die Zeit nach der Geburt. Es ist ein schönes, einfaches und gesundes Rezept, das ich auch meinen schwangeren Müttern gerne serviere. Kabochakürbis ist einer meiner Favoriten für Suppen und Eintöpfe. Beim Kochen zerfällt er in weiche Stücke, die Gerichten eine angenehme Sämigkeit verleihen. Kürbis liefert generell eine Reihe von Vitaminen, Mineral- und Ballaststoffen. Ich koche ihn am liebsten mit Schale, da sie für einen angenehmen Biss sorgt. Wunderschön orangefarben und leicht süßlich im Geschmack, regt der Kabocha die Milz an und verbessert dadurch die Blutzirkulation, um die Gebärmutter optimal mit Nährstoffen zu versorgen. Alternativ kannst du einen Hokkaidokürbis verwenden – auch ihn mitsamt der Schale.

4 EL Avocadoöl

1¼ TL Meersalz

½ (65 g) weiße Zwiebel, geschält und grob gehackt

1 EL Ingwer, geschält und gerieben

¼ TL gemahlener Kreuzkümmel

¼ TL gemahlener Zimt

650 g Kabocha- oder Hokkaidokürbis mit Schale, entkernt und in etwa 1 cm große Würfel geschnitten (siehe Hinweis)

2 l kaltes Wasser

190 g rote Linsen, gewaschen

3 EL Kokosnusscreme

4 EL Hefeflocken

Schwarzer Pfeffer zum Abschmecken

Das Öl und ¼ Teelöffel Meersalz in einem großen Topf auf mittlerer Stufe erhitzen. Zwiebeln unter gelegentlichem Rühren 3 Minuten darin anbraten, bis sie eine leicht goldbraune Farbe angenommen haben.

Ingwer, Kreuzkümmel, Zimt, Kürbis und kaltes Wasser hinzufügen. Zum Kochen bringen, dann auf mittlere bis niedrige Hitze herunterschalten und mit halb aufgelegtem Deckel 45 Minuten kochen.

Die Linsen hineingeben, 10 Minuten kochen, dann die Kokosnusscreme unterrühren und weitere 10 Minuten kochen. Anschließend den Herd ausschalten. Mit einem Stabmixer leicht pürieren oder den Kürbis mit einer Gabel zerdrücken, sodass die Suppe sämig und noch etwas stückig ist.

Mit Hefeflocken, Salz und Pfeffer abschmecken.

Hinweis: Kürbis zu schneiden ist mühsam, aber ich habe einen guten Trick: Schneide den Kürbis mehrmals mit einem scharfen Messer ein und lege ihn für etwa 4 bis 5 Minuten in die Mikrowelle. Lass ihn vor dem Schneiden leicht abkühlen.

Für 6 Portionen

Ich bin zutiefst dankbar für das, was ich heute habe.

Suppe mit Kabochakürbis und Schwarzaugenbohnen

In den Südstaaten sind Schwarzaugenbohnen eine Grundzutat für viele Gerichte, insbesondere traditionelle Neujahrsessen, da die Hülsenfrüchte als Glückssymbol gelten. Auch bei werdenden und frischgebackenen Müttern sind sie dort äußerst beliebt. Schwarzaugenbohnen sind blassgelb und haben einen schwarzen Fleck – daher der Name. 170 Gramm davon liefern 52 Prozent der empfohlenen Tagesdosis an Folsäure. Diese brauchst du zur Bildung roter Blutkörperchen, um einer Schwangerschaftsanämie vorzubeugen.

170 g getrocknete Schwarzaugenbohnen

1 Streifen getrocknete Kombu-Algen

3 EL Apfelessig

3,2 l kaltes Wasser (zum Einweichen der Bohnen)

4 Knoblauchzehen

320 g Kabocha- oder Hokkaidokürbis mit Schale, in ca. 2,5 cm große Würfel geschnitten

140 g Mangold, grob gehackt

2 EL Hefeflocken

Meersalz und schwarzer Pfeffer zum Abschmecken

Schwarzaugenbohnen, Kombu-Algen und 1 Esslöffel Apfelessig über Nacht in 1,2 Litern kaltem Wasser einweichen. Abgießen und unter fließendem Wasser gut abspülen.

In einem großen Topf 2 Liter kaltes Wasser, die abgeseihten Schwarzaugenbohnen, Kombu-Algen und die Knoblauchzehen zum Kochen bringen. Dann die Hitze auf mittlere bis niedrige Stufe reduzieren und alles mit halb aufgelegtem Deckel 45 Minuten köcheln lassen.

Wenn die Bohnen weich sind, den Kürbis hineingeben und alles weitere 40 Minuten kochen.

Mangold hinzufügen und weitere 20 Minuten kochen lassen. Herd ausschalten und die restlichen 2 Esslöffel Apfelessig und die Hefeflocken in die Suppe einrühren. Mit Salz und Pfeffer abschmecken und servieren.

Für 6 Portionen

Meine Meinung zählt.

Mungbohnen-Porridge

Die winzigen grünen Mungbohnen haben eine lange Tradition. In der asiatischen Küche wurden sie schon 1500 Jahre vor unserer Zeitrechnung erwähnt! Sie enthalten viel Folsäure, Eiweiß, Kalzium und Eisen; in der Traditionellen Chinesischen Medizin gelten sie als blutbildendes Lebensmittel, das Blutarmut vorbeugen kann. Laut TCM sind Mungbohnen »kalt« (Yin), und helfen daher, innere Hitze zu lindern, außerdem bei der Entgiftung von Mutter und Baby. Dieses Rezept ist ein einfacher, leichter Brei, den du pur oder mit den Toppings des *Hirse-Ingwer-Congee* (Seite 182) genießen kannst.

1 TL Sesamöl

3 EL gekeimte Mungbohnen

2 EL weißer Jasminreis

2 EL Sushireis

840 ml kaltes Wasser, *Goldene Hühnerbrühe mit Ingwer* (Seite 185) oder eine andere Brühe deiner Wahl

1 TL Ghee

Meersalz zum Abschmecken

OPTIONAL

Sauerkraut
Sesam

Öl, Mungbohnen, Jasmin- und Sushireis in einen mittelgroßen Topf geben. Bei mittlerer Hitze unter häufigem Rühren etwa 2 Minuten andünsten, bis der Reis glasig wird.

720 Milliliter kaltes Wasser (oder Brühe) hinzufügen und bei mittlerer Hitze 20 Minuten mit halb aufgelegtem Deckel (damit das Ganze nicht überkocht) köcheln lassen und immer wieder umrühren. Hitze auf niedrige Stufe zurückschalten, die übrigen 120 Milliliter Wasser (oder Brühe) angießen und weitere 30 Minuten kochen. Mit Ghee und Salz abschmecken.

Mit Sauerkraut und Sesam (falls verwendet) garnieren und warm servieren.

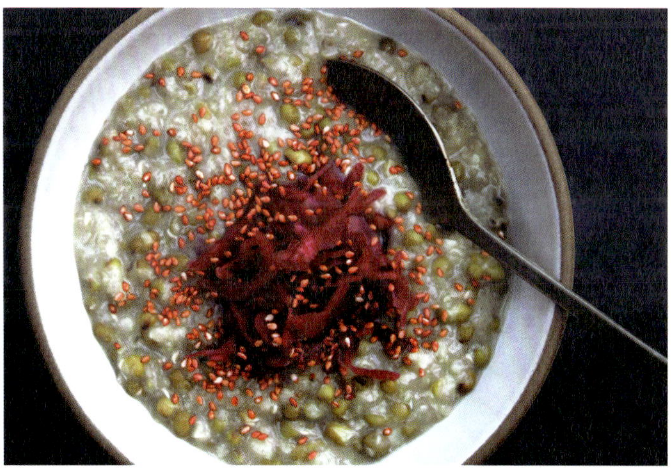

Für 2 Portionen

Mein Leben ist kostbar. Das Leben meines Babys ist kostbar.

Hirse-Ingwer-Congee

Congee oder Reisbrei ist in Asien ein traditionelles Frühstücksgericht. Häufig wird es aus Reisresten vom Vortag unter Zugabe von Wasser oder Brühe zubereitet. Bei diesem Rezept hingegen werden Reis und Hirse frisch gekocht. Congee ist weich, einfach und beruhigend. Es ist ein Trostessen für Bauch und Seele und hilft besonders gut bei Übelkeit. Mit seinem neutralen Geschmack und dem Hauch von Ingwer ist es ideal bei Appetitlosigkeit und flauem Magen. Seine feuchtigkeitsspendende Wirkung unterstützt eine regelmäßige Verdauung. Wenn dir nach einem ganz schlichten Congee ist, lass den Ingwer einfach weg. Du kannst das Grundrezept mit Toppings nach deinem Geschmack kombinieren.

2 EL (20 g) weißer Jasminreis

2 EL (20 g) Sushireis

3 EL (30 g) Hirse

1 Stück frische Ingwerknolle (ca. 5 cm) mit Schale, halbiert

720 ml kaltes Wasser, *Goldene Hühnerbrühe mit Ingwer* (Seite 185) oder eine andere Brühe deiner Wahl

Jasmin- und Sushireis, Hirse, Ingwer und 720 Milliliter kaltes Wasser (oder Brühe) in einem mittelgroßen Topf bei mittlerer bis hoher Temperatur aufkochen und etwa 20 Minuten köcheln lassen, dann auf niedriger Stufe unter gelegentlichem Umrühren 1 Stunde weiterkochen. Denke daran, dir einen Timer zu stellen.

Das Congee pur oder mit einem der unten vorgeschlagenen Toppings servieren.

Optionale Würzmittel: Bragg Liquid Aminos, Amino Kokoswürzsauce, Fischsauce, Meersalz

Optionale Toppings: kleingeschnittenes Hühnerfleisch von der *Hühnersuppe mit Ingwer und Reis* (Seite 186), *Ofengerösteter Kabochakürbis* (Seite 195), *Cime di Rapa mit Knoblauch* (Seite 196), *Spinat mit Sesam und Knoblauch* (Seite 197), *Powerpfanne mit Pilzen* (Seite 199), *Herzhafte Zucchinipuffer mit Dill* (Seite 200), *Steakhappen in Knoblauchbutter* (Seite 206); Spiegelei, Kimchi, Essiggurken, Sauerkraut

Für 2 Portionen

Ich feiere jeden Tag kleine Erfolge.

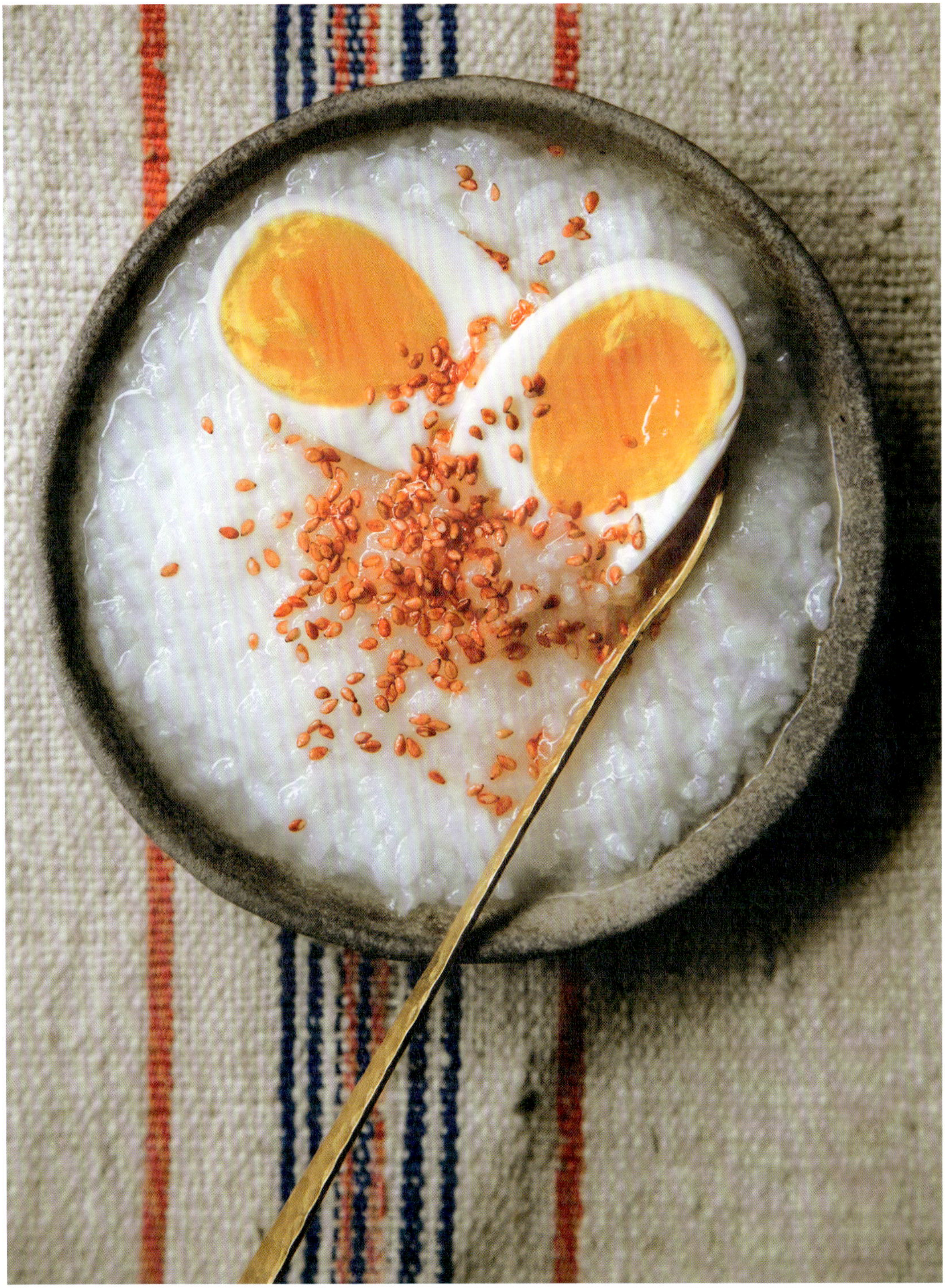

Lachskopfbrühe

Lachs gilt in der TCM als Lebensmittel, das die Milz stärkt und das *Qi* (die Lebenskraft) fördert. Außerdem vertreibt er Feuchtigkeit, die die Verdauung verlangsamt und zu Lethargie führt. Gräten, Köpfe, Knorpel und das Fett von Fischen wie Lachs sind in der Schwangerschaft dank ihres hohen Gehalts an Kalzium, Eisen, Zink, Omega-3-Fettsäuren und Gelatine (mit all ihrem fabelhaften Glycin) sehr wertvoll. Sie stärken nicht nur die Gesundheit der Mutter (und verleihen ihr einen strahlenden Teint), sondern fördern auch die Gehirnentwicklung des Babys – was so manche chinesische Tante oder Großmutter dazu veranlasst, die wertvollen Fischköpfe für die werdende Mutter zu reservieren! Am besten fragst du einen Fischhändler, der selbst filettiert, in deiner Nähe danach. Du wirst den Wert dieser Fischteile, die heute oft im Müll landen, in dieser einfachen, wärmenden Brühe schätzen lernen. Probiere die Brühe morgens, wenn du dich nach einem wohltuenden Heißgetränk sehnst, das dir Auftrieb gibt.

1 EL Avocadoöl

1 (120 g) weiße Zwiebel, halbiert

1 Stück frische Ingwerknolle (ca. 2,5 cm) mit Schale, in Scheiben geschnitten

2 Knoblauchzehen, mit der flachen Seite eines Messers angedrückt

1 große (ca. 375 g), Tomate, geviertelt

3 frische Lachsköpfe (insgesamt ca. 1 kg), Kiemen entfernt, abgespült

¼ TL Fenchelsamen

2 l kaltes Wasser

3 Frühlingszwiebeln, ganz

1 TL Meersalz zum Abschmecken

Öl in einem großen Topf auf mittlerer Stufe erhitzen. Zwiebeln, Ingwer und Knoblauch darin 10 Minuten leicht anbräunen lassen, dabei gelegentlich umrühren.

Tomate hinzufügen und weitere 2 Minuten köcheln lassen.

Fischköpfe, Fenchelsamen und kaltes Wasser hinzufügen. 2 Stunden bei mittlerer Hitze köcheln lassen, den entstehenden Schaum dabei mit einem Löffel abschöpfen.

Vor Ablauf der letzten 10 Minuten die Frühlingszwiebeln dazugeben und die Brühe mit Salz abschmecken. Abseihen und, wenn du möchtest, das Fischkopffleisch essen.

Tipp zum Einfrieren: Befülle zwei Einmachgläser mit ca. 0,5 Liter Füllmenge oder eines mit ca. 1 Liter Füllmenge so, dass nach oben etwa 2,5 Zentimeter Platz frei bleibt und stelle sie ohne Deckel in den Gefrierschrank. Sobald die Brühe gefroren ist, kannst du die Deckel aufschrauben. Dadurch verhinderst du, dass die Gläser platzen. Die Brühe ist im Gefrierschrank bis zu 2 Monate haltbar.

Für 4 Portionen

Ich nähre meinen Körper und mein Baby.

Goldene Hühnerbrühe mit Ingwer

Diese einfache Brühe kannst du als Fond verwenden oder schluckweise trinken. Sie ist so unkompliziert zuzubereiten, dass du sie jeden Sonntag kochen solltest, um sie die ganze Woche über vorrätig zu haben. Du kannst die Brühe zu deinem kurzgebratenen Gemüse geben, dir daraus schnelle Nudelsuppen mit Reisnudeln, Ei und Spinat machen oder einfach eine Tasse davon mit Zitronensaft, Fischsauce oder Sojasauce würzen und schlürfen. Ich empfehle dir, auch Hühnerfüße mitzukochen, da sie zusätzliches Kollagen liefern. Dieses verleiht der Haut rund um deinen wachsenden Bauch und am Damm, der während der Geburt sehr dehnbar sein muss, mehr Elastizität. (Kleiner Hinweis: Dammmassagen mit Bio-Kokosöl in den letzten Schwangerschaftswochen helfen zusätzlich!) Solltest du im letzten Trimester zu wenig Fruchtwasser haben, kann das tägliche Trinken der *Goldenen Hühnerbrühe* sehr hilfreich sein. Frage einen Metzger in deiner Nähe oder am Geflügelstand auf dem Bauernmarkt, ob man dir Hühnerkarkassen und -füße besorgen kann – in guten Geschäften wird das möglich sein.

1,4 kg Hühnerkarkassen

450 g Hühnerfüße

6,6 l kaltes Wasser

3 Stücke frische Ingwerknolle (je ca. 5 cm) mit Schale, in Scheiben geschnitten

1 TL Meersalz zum Abschmecken

Zunächst säuberst du die Hühnerkarkassen und -füße auf traditionelle Weise: Gib sie in einen großen Topf und fülle ihn mit 2,8 Litern kaltem Wasser auf. Schnell aufkochen und bei mittlerer Hitze 30 Minuten köcheln lassen. Das Wasser abgießen und wegschütten, dann die Hühnerknochen und -füße mehrmals mit frischem Wasser abspülen, bis das Wasser klar bleibt.

Hühnerkarkassen und -füße zusammen mit 3,8 Litern kaltem Wasser wieder in den Topf geben und den Ingwer hinzufügen. Auf mittlerer bis hoher Stufe erhitzen und etwa 30 Minuten kochen. Auf mittlere bis niedrige Stufe zurückdrehen und 3 Stunden mit halb aufgelegtem Deckel köcheln lassen, dabei Schaum mit einem Löffel abschöpfen.

Das war's! Die Brühe abseihen und mit Salz abschmecken. Sobald sie abgekühlt ist, füllst du die Brühe in Glasbehälter um und lagerst sie im Kühlschrank, um sie die Woche über zu verbrauchen.

Hinweis: Wenn du Lust hast, Gemüse klein zu schneiden, kannst du für weitere Geschmacksnoten gewürfelte Zwiebeln, Karotten und Sellerie oder Kräuter deiner Wahl hinzufügen. Wenn dir nicht nach Schnippeln ist, reichen die oben genannten Zutaten völlig aus.

Für 6 bis 8 Portionen

Ich lasse mir helfen und setze Grenzen, um mich selbst zu schützen.

Hühnersuppe mit Ingwer und Reis

Meine große Faszination für die Biologie der Schwangerschaft entstand bereits, als ich in die Highschool ging. Ich weiß noch, wie unglaublich ich es fand, dass der Fötus in der zehnten Woche beginnt, Urin zu produzieren, der in die Fruchtblase abgesondert wird – wow! Als Erwachsene recherchierte ich weiter und erfuhr, dass im zweiten und dritten Trimester, wenn sich das Fruchtwasservolumen vergrößert und die Nieren des Babys ihre Arbeit aufnehmen, ein ständiger Kreislauf stattfindet: Das Baby trinkt Fruchtwasser, scheidet es aus und schluckt es wieder. In der Spätschwangerschaft ist das Fruchtwasser klar oder strohgelb und besteht zu 98 Prozent aus Wasser sowie Elektrolyten, Peptiden, Kohlenhydraten, Lipiden und Hormonen. Damit das Baby genügend Flüssigkeit ausscheiden kann, muss seine Mutter viel Flüssigkeit zu sich nehmen, wie etwa diese *Hühnersuppe mit Ingwer und Reis*. Trinke in der Spätschwangerschaft mehrere Tassen pro Woche, um für ausreichend Fruchtwasser zu sorgen.

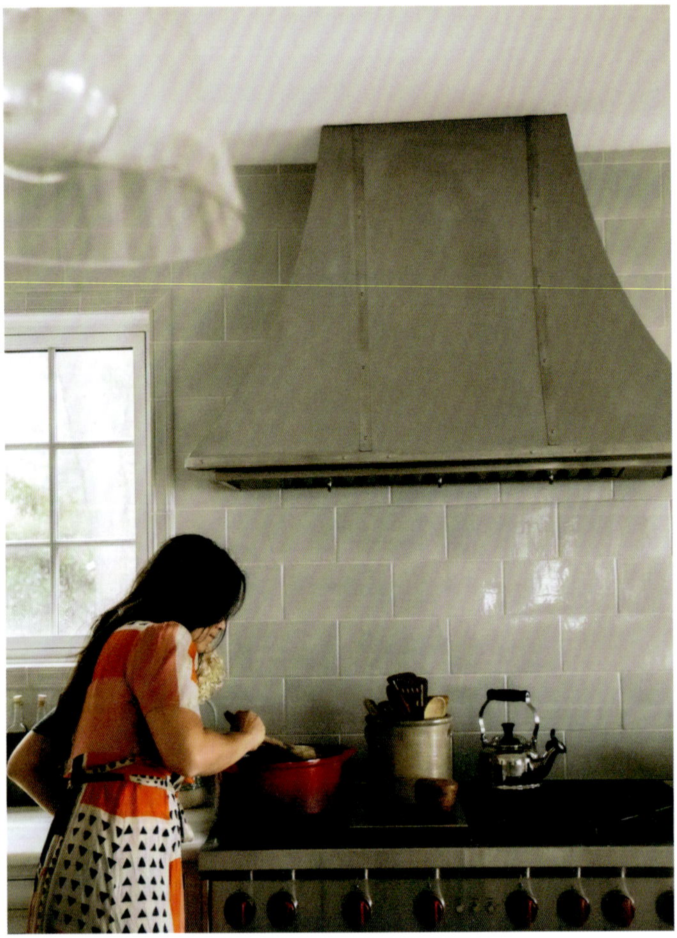

1 ganzes Huhn (ca. 2 kg), abgespült, ohne Innereien

5,6 l plus 250 ml kaltes Wasser

50 g Jasminreis

50 g Sushireis

2 Stücke frische Ingwerknolle (je ca. 5 cm) mit Schale, in Scheiben geschnitten

2 TL Meersalz

OPTIONAL

½ TL Fischsauce pro Portion
Schalotten, in dünne Scheiben geschnitten

Zunächst das Huhn vorbereiten und auf traditionelle Weise waschen: Lege es in einen großen Topf und fülle 2,8 Liter Wasser hinein. Schnell aufkochen und 30 Minuten bei mittlerer Hitze köcheln lassen. Das Wasser abgießen und wegschütten, dann das Huhn mehrmals mit frischem Wasser abspülen, bis das Wasser klar bleibt.

Das Huhn wieder in den Topf geben und mit 2,8 Litern kaltem Wasser auf mittlerer Stufe mit halb aufgelegtem Deckel erhitzen. Etwa 30 Minuten sanft köcheln lassen.

In der Zwischenzeit in einer kleinen Schüssel Jasmin- und Sushireis mit 250 Millilitern kaltem Wasser vermengen, zum Einweichen beiseitestellen.

Das Huhn mit einer Küchenzange aus dem Topf heben und auf eine große Platte legen. Mit zwei Gabeln das weiche Hühnerfleisch von der Karkasse lösen, beiseitestellen oder im Kühlschrank aufbewahren (oder einfrieren). Du kannst es zu den *Cremigen Nudeln mit Gemüse* (Seite 201) essen oder es als Topping über dein *Hirse-Ingwer-Congee* (Seite 182) geben.

Ausgelöste Karkasse und Knochen wieder in die Brühe legen und bei mittlerer Hitze weitere 40 Minuten kochen. Brühe abseihen, die Knochen entsorgen, die Brühe anschließend wieder in den Topf füllen.

Den eingeweichten Reis abgießen und abspülen.

Reis und Ingwerscheiben in die Brühe geben und auf mittlerer Stufe weitere 40 Minuten kochen. Häufig umrühren – denk daran, dir einen Timer zu stellen. Nach dem Ende der Kochzeit die Suppe mit Salz abschmecken.

Mit einem Spritzer Fischsauce und Schalotten (falls verwendet) servieren.

Für 6 bis 8 Portionen

Ich schaffe ein großzügiges Zuhause, in dem mein Baby ankommen kann.

Nährende Suppe mit Lotuswurzel und Meeresalgen

Wenn ich an qualitativ hochwertige Schweineknochen aus entsprechender Tierhaltung komme und frische Lotuswurzeln Saison haben, köchelt diese Suppe so gut wie immer auf meinem Herd bei MotherBees. Diese sanft stärkende Kombination aus Schweinefleisch, Algen, Lotuswurzeln, Ingwer und Goji-Beeren stärkt die Lebenskräfte, auch als *Qi* bekannt. Vielleicht inspiriert dich dieses Rezept ja dazu, es dir zu einem wöchentlichen Ritual zu machen, Suppe zu kochen: Du kommst vom Markt nach Hause, wirfst die Zutaten in einen Topf und lässt sie kochen. Besser noch: Diese Suppe lädt dazu ein, länger am Tisch herumzusitzen, dir saftige Fleischstücke herauszufischen und in einen leckeren Dip zu tunken. Sie könnte daher auch »Mach-mal-langsam-Suppe« heißen. Die Lotuswurzel ist, wie du dir vielleicht schon dachtest, die Wurzel der prächtigen Lotusblume, die in Asien seit jeher als Symbol der Erleuchtung gilt. Sie ist in der Regel in asiatischen Lebensmittelgeschäften erhältlich, wobei ihr hoher Gehalt an Vitamin D, Mineral- und Ballaststoffen die hohe Nährstoffdichte von Schweinefleisch, Algen und Brühe perfekt ergänzt. Traditionell servieren wir die Suppe zusammen mit Rippchen und Schweinefleischstücken in einer Schüssel, beim Essen wird das Fleisch dann von den Rippen gelöst und in eine Sauce gedippt, während die Suppe getrunken wird. Wenn dir das lieber ist, kannst du die Rippchen aber auch schon vorher aus der Suppe nehmen, das Fleisch von den Knochen lösen und es wieder in die Suppe geben.

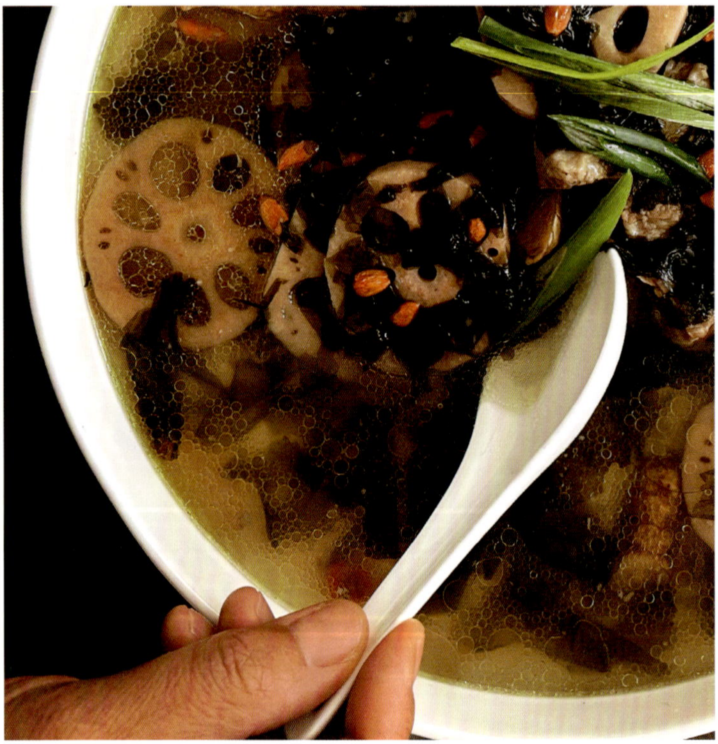

4 EL getrocknete Wakame-Algen

4 l plus 250 ml kaltes Wasser

450 g Schweinerippchen, in einzelne Rippen zerlegt

450 g Schweinenacken, in 5 cm große Würfel geschnitten

1 kleine (ca. 15 g) Lotuswurzel, gewaschen, geschält und in 6 mm dicke Scheiben geschnitten

1 Stück frische Ingwerknolle (ca. 5 cm) mit Schale, in Scheiben geschnitten

1 TL Goji-Beeren

½ TL Meersalz

DIP

2 EL weiße Zwiebel, geschält und fein gehackt

3 EL Sojasauce (Alternative: Bragg Liquid Aminos oder glutenfreie Tamarisauce)

2 EL Essig (schwarzer Reisessig, Apfelessig oder Weißweinessig)

1 EL Sesamöl

1 TL Rohrzucker

Die Wakame-Algen 20 Minuten in 250 Millilitern kaltem Wasser einweichen. Danach abseihen, abspülen und beiseitestellen.

Das Schweinefleisch auf traditionelle Weise waschen: Schweinerippen und -nacken in einen großen Topf geben. Mit 2 Litern kaltem Wasser auffüllen, schnell aufkochen und bei mittlerer Hitze 15 Minuten kochen. Abgießen, das Wasser wegschütten, dann das Fleisch mehrmals mit frischem Wasser abspülen, bis das Wasser klar bleibt.

Das Fleisch wieder in den großen Topf legen. Wakame-Algen, Lotuswurzel, Ingwer und 2 Liter kaltes Wasser hinzufügen. Aufkochen und 15 Minuten bei mittlerer Hitze köcheln lassen. Auf niedrige Stufe zurückschalten, mit halb aufgelegtem Deckel 1½ Stunden köcheln lassen.

Vor Ablauf der letzten 15 Minuten die Goji-Beeren hinzufügen und die Suppe weitersimmern lassen.

In der Zwischenzeit den Dip zubereiten: Alle Dip-Zutaten in einer kleinen Schüssel vermengen und beiseitestellen.

Nach Ablauf der Kochzeit die Suppe vom Herd nehmen und mit Salz abschmecken.

Profitipp: Wenn die Suppe vor dem Verzehr einen Tag lang im Kühlschrank stand, sind ihre Aromen noch intensiver.

Für 8 Portionen

Ich nehme Hilfe an – auf geistiger, körperlicher und spiritueller Ebene.

Herzhafter Eintopf mit Schweinefleisch und weißen Bohnen

Ich liebe diesen sättigenden, wärmenden und äußerst nahrhaften Eintopf. Er ist sehr einfach zuzubereiten und die perfekte Mischung aus stärkenden und gesundheitsfördernden Lebensmitteln. Wenn ich für eine werdende Mutter bei ihr zu Hause koche, ist dieser Eintopf einer meiner Favoriten. Ich gebe alle Zutaten in einen großen Topf, während wir uns alles Mögliche erzählen. Wenn ich gehe, kocht der Eintopf einfach weiter, und ich weiß, dass er der Schwangeren und ihrer Familie eine köstliche Mahlzeit liefern wird. Beim Essen dieses Gerichts werden meine Wangen immer ganz rosig, und ich merke, wie die Energie in meinen Körper zurückkehrt, weil das Eiweiß und das reichhaltige Fett des Schweinefleischs meine Zellen mit Nährstoffen versorgen. Probiere aus, ob es dir auch so geht.

450 g Schweinerippchen, in einzelne Rippen zerlegt

450 g Schweinenacken, in 5 cm große Würfel geschnitten

3,4 l kaltes Wasser

2 EL Avocadoöl

½ (55 g) weiße Zwiebel, geschält, grob gehackt

1 mittelgroße Stange Lauch, nur der weiße Teil, in Halbkreise geschnitten

2 kleine Knoblauchzehen, grob gehackt

½ TL gemahlener Kreuzkümmel

2 Dosen Cannellinibohnen (à 400 g), abgeseiht und abgespült

70 g Mangold oder Blattkohl, grob gehackt

1-2 TL Meersalz

1 Spritzer Zitronensaft

Zunächst das Schweinefleisch auf traditionelle Weise waschen: Zusammen mit 2 Litern kaltem Wasser in einen großen Topf geben, rasch aufkochen und bei mittlerer Hitze 15 Minuten kochen. Abgießen, das Wasser wegschütten und das Fleisch mehrmals mit frischem Wasser abspülen, bis das Wasser klar bleibt. Auf einem Teller beiseitestellen.

Im selben Topf Öl auf mittlerer Stufe erhitzen. Zwiebel, Lauch, Knoblauch und Kreuzkümmel hineingeben und unter gelegentlichem Rühren etwa 10 Minuten anbraten, bis alles leicht gebräunt ist.

Das Fleisch zum Gemüse geben, 1,4 Liter kaltes Wasser angießen, aufkochen und 15 Minuten kochen.

Bohnen hinzufügen und mit halb aufgelegtem Deckel bei mittlerer Hitze 1 Stunde simmern lassen.

Vor Ablauf der letzten 10 Minuten Kochzeit das Blattgemüse in den Topf geben und so lange mitkochen, bis es weich, aber noch leuchtend grün ist.

Mit Salz abschmecken und mit einem Spritzer Zitrone servieren.

Für 8 Portionen

Ich nehme einen tiefen Atemzug nach dem anderen..

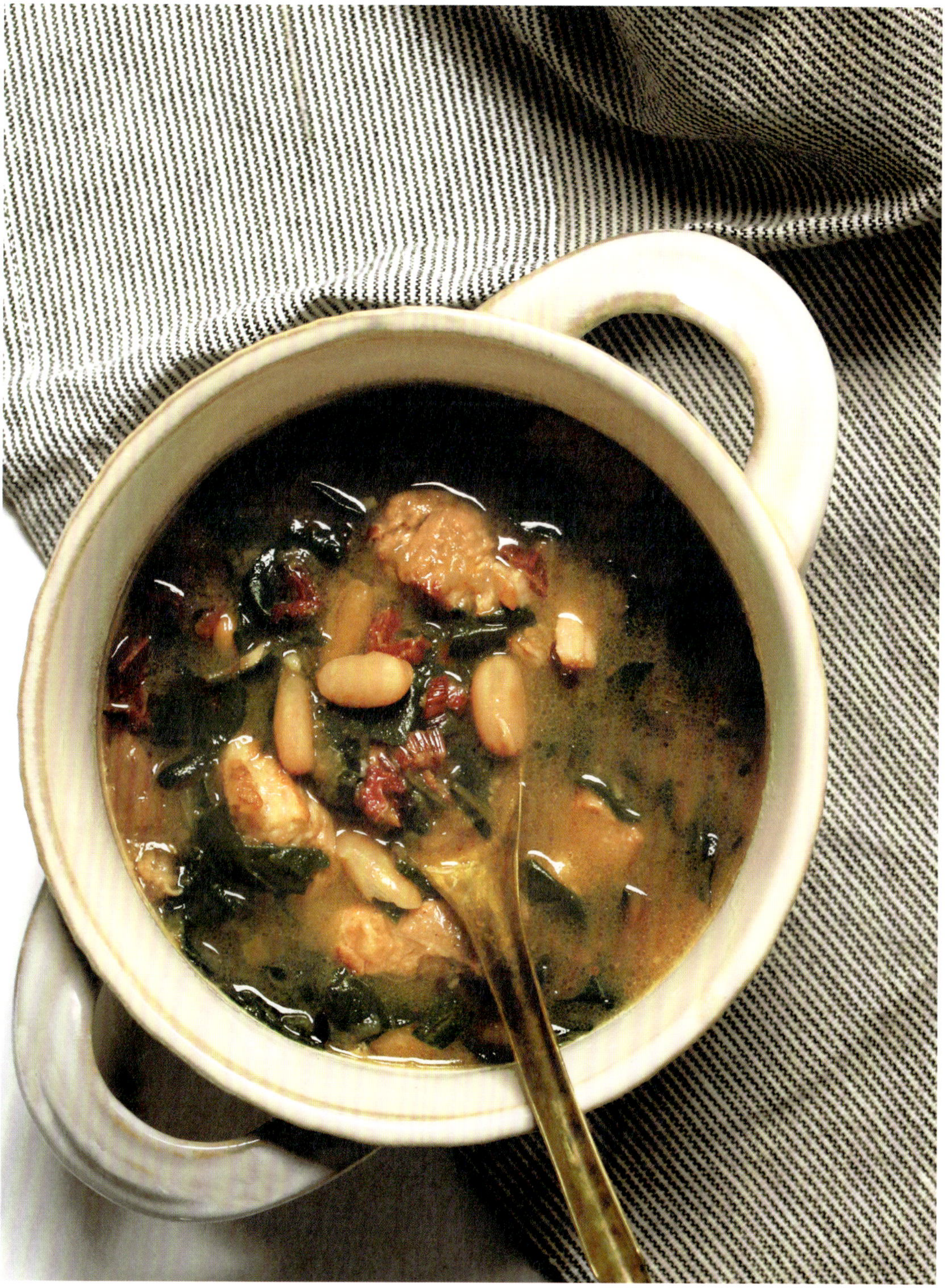

Rindereintopf mit Pflaumen

Während meiner ersten Schwangerschaft lebte ich noch in London und war begeistert, dass die örtlichen Metzger so gut über die Herkunft des Fleischs und die Aufzucht der Tiere Bescheid wussten und Tipps auf Lager hatten, wie man jedes Stück am besten zubereiten sollte. Diese Art von persönlichem Einkaufserlebnis ist perfekt! Sollte es dir möglich sein, Rindfleisch aus Bio-Landwirtschaft mit reiner Weidehaltung zu kaufen, ist das ideal! Damit unterstützt du die Umwelt und die lokale Landwirtschaft und tust gleichzeitig der Gesundheit deiner Familie etwas Gutes. Falls dich die Kombination aus Fleisch und Pflaumen abschreckt, solltest du wissen, dass sie in der traditionellen Küche Asiens und des Nahen Ostens beliebt ist. Die Früchte werden beim Kochen weich und geben ihren Saft ab, was dem Eintopf einen intensiven Geschmack und eine sämige Textur verleiht.

1 kg Rindfleisch ohne Knochen, vorzugsweise Rinderhals, in 5 cm große Würfel geschnitten

½ TL Meersalz plus etwas mehr zum Abschmecken

½ TL gemahlener schwarzer Pfeffer plus etwas mehr zum Abschmecken

5 EL (75 ml) Avocadoöl

1 große (160 g) weiße Zwiebel, geschält und grob gehackt

2 EL Tomatenmark

¼ TL gemahlener Zimt

2 Sternanis

720 ml kaltes Wasser oder Fond nach Wahl

2 EL Sojasauce (Alternative: Bragg Liquid Aminos oder glutenfreie Tamarisauce)

250 g Pflaumen, entsteint

1 Stück frische Ingwerknolle (ca. 5 cm) mit Schale, in Scheiben geschnitten

Rindfleischwürfel mit Salz und Pfeffer würzen und bei Bedarf zum Anbraten in zwei Portionen aufteilen. In einen großen, schweren Topf mit dickem Boden pro Portion 2 Esslöffel Avocadoöl geben, die Fleischwürfel bei mittlerer Hitze etwa 4 Minuten von allen Seiten anbraten und darauf achten, dass die Stücke nicht übereinander liegen. Wenn das gesamte Rindfleisch angebraten ist, auf einem großen Teller beiseitestellen.

1 Esslöffel Öl in denselben Topf geben und die Zwiebel mit etwas Salz bei mittlerer Hitze 3 Minuten anbräunen.

Herd auf mittlere bis niedrige Stufe herunterschalten und Tomatenmark, Zimt, Sternanis, kaltes Wasser (oder Fond), Sojasauce, Pflaumen, Ingwer und das angebratene Fleisch zu der Zwiebel in den Topf geben. Bei mittlerer Hitze mit halb aufgelegtem Deckel langsam aufkochen, die Hitze herunterschalten und den Eintopf 2 Stunden köcheln lassen, dabei gelegentlich umrühren. Denke daran, dir einen Timer zu stellen. Mit Salz und Pfeffer abschmecken.

Für 6 bis 8 Portionen

Ich bin einzigartig.

Ochsenschwanzeintopf mit Sternanis

Während deiner Schwangerschaft kann es Tage geben, an denen dir alles wehtut, deine Stimmung schwankt und du angesichts der Ungewissheit deiner Zukunft den Halt zu verlieren drohst. Sollte das passieren, dann probiere dieses erdende, nährstoffreiche Rezept! Ich koche unheimlich gerne mit Ochsenschwanz. Er ist eine ziemlich altmodische Zutat und erinnert mich an die Rezepte der Matriarchinnen meiner Familie. Die Zubereitung dieses Gerichts nimmt einige Stunden in Anspruch, aber der Duft, der durchs Haus zieht, schenkt dir hoffentlich ein Gefühl der Gelassenheit und Ruhe, ganz zu schweigen vom Vergnügen, die köstlichen Knochen abzuknabbern.

1,4 kg Ochsenschwanz, in Scheiben zerlegt

4 l kaltes Wasser

1 Stück frische Ingwerknolle (ca. 5 cm) mit Schale, in Scheiben geschnitten

1 Sternanis

2 Lorbeerblätter

4 Knoblauchzehen

1 große Tomate, geviertelt

1 große Kartoffel beliebiger Sorte, geschält und gewürfelt

1-2 TL Meersalz

Schwarzer Pfeffer zum Abschmecken

Zunächst die Ochsenschwanzscheiben auf traditionelle Weise waschen: in einen großen Topf geben und mit 2 Litern kaltem Wasser auffüllen. Aufkochen und bei mittlerer Hitze 15 Minuten kochen. Wasser abgießen und entsorgen, dann die Scheiben mehrmals mit frischem Wasser spülen, bis das Wasser klar bleibt.

In denselben Topf den Ochsenschwanz, Ingwer, Sternanis, Lorbeerblätter, Knoblauch geben und mit 2 Litern kaltem Wasser auffüllen. Bei starker Hitze aufkochen und 25 Minuten weiterkochen, dann auf mittlere bis niedrige Stufe herunterschalten. Nach 1 Stunde Tomate und Kartoffel hinzufügen und alles weitere 3 Stunden kochen. Mit Salz und Pfeffer abschmecken.

Für 6 Portionen

Ich füttere meinem Baby mit gutem Essen und guten Gedanken.

GEMÜSE

Ofengerösteter Kabochakürbis

Darmträgheit und Verstopfung sind in der Schwangerschaft relativ häufig. Aber wenn du diesen ballaststoffreichen Kürbis in deinen Speiseplan aufnimmst und genügend trinkst, sollte deine Verdauung schnell wieder in Schwung kommen. Kabocha ist wohlschmeckend, sättigend und voller guter Nährstoffe wie Betacarotin, Vitamin C, Eisen und Kalzium. Er schmeckt ein bisschen wie eine Mischung aus Kürbis, Süßkartoffel und Esskastanien – süßlich und herzhaft zugleich, und er hat einen weichen, aber fleischigen Biss. Ich persönlich esse die Schale gerne mit, deshalb schrubbe ich sie vor dem Kochen immer gut ab! Wenn du ofengeröstete Kürbisspalten im Kühlschrank vorrätig hast, kannst du sie als Topping für ein Congee verwenden. Zusammen mit einem Spiegelei und ein paar Resten vom Vorabend hast du dir im Nu eine unkomplizierte Bowl zubereitet.

1 mittelgroßer (ca. 1,2 kg) Kabocha- oder Hokkaidokürbis (siehe Hinweis auf Seite 179)

75 ml Avocadoöl

½ TL Meersalz

Schwarzer Pfeffer zum Abschmecken

4 ganze Knoblauchzehen, ungeschält

Ofen auf 200 °C (Ober-/Unterhitze, 180 °C Umluft) vorheizen.

Den Kürbis waschen, dann unterhalb des harten Stiels ansetzen und mit einem großen Messer von oben nach unten in zwei Hälften schneiden. Kerne entfernen und entsorgen. Dann die Hälften mit Schale in 2,5 Zentimeter dicke Spalten schneiden.

In einer großen Schüssel alle Zutaten mit den Händen vermischen.

Lege ein großes Backblech mit Backpapier aus und verteile die Kürbismischung auf dem Backpapier: Lege die Kürbisspalten seitlich auf und schichte sie nicht übereinander. 30 Minuten im Ofen rösten.

Die Kürbisspalten sind fertig, wenn sie sich an den Kanten goldbraun färben und die Schale Blasen schlägt. Warm genießen!

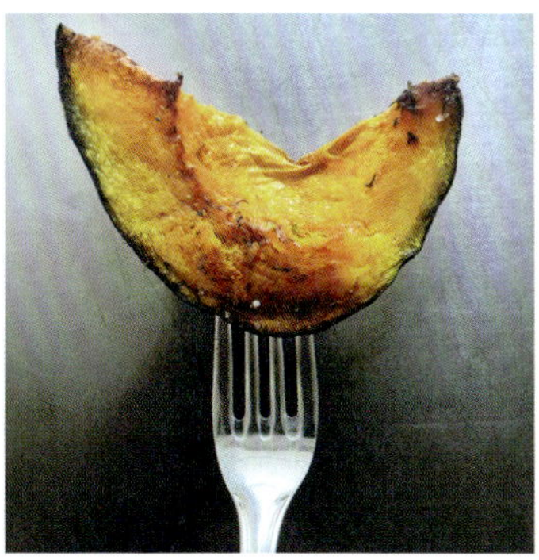

Für 4 Portionen

Ich bin stolz auf meinen Körper.

Cime di Rapa mit Knoblauch

Cime di Rapa (auch Stängelkohl oder Wilder Brokkoli genannt), ist eines meiner Lieblingsgemüse. Er hat einen schönen Biss und schmeckt angenehm bitter-süß. Er ähnelt dem Brokkoli, ist aber viel herzhafter. Da du täglich mehrere Portionen Gemüse essen solltest – und bitte auf keinen Fall nur kalten Blattsalat aus dem Kühlschrank –, kannst du dir eine große Portion grünes Gemüse voller Ballaststoffe auf den Teller laden. Cime di Rapa enthält auch sehr viel Eisen. Iss ihn zusammen mit einer Schüssel *Steakhappen in Knoblauchbutter* (Seite 206) oder einer Portion *Hirse-Ingwer-Congee* (Seite 182). Wenn du ihn in der Schwangerschaft oft genießt, wird dein Kind später vielleicht auch auf den Geschmack kommen.

2 l kaltes Wasser

1 TL Meersalz plus mehr zum Abschmecken

1 Bund (250 g) Cime di Rapa, Stängel der Länge nach halbiert

1 EL Avocadoöl

1 Knoblauchzehe, gehackt

1 EL Butter oder Ghee (alternativ vegane Butter)

Schwarzer Pfeffer zum Abschmecken

In einem mittelgroßen Topf bei mittlerer Hitze 2 Liter kaltes Wasser zum Kochen bringen, dann salzen. Cime di Rapa hinzufügen und 5 Minuten kochen, bis die Stiele weich sind. Abgießen und das Gemüse unter kaltem laufendem Wasser abschrecken.

Im selben Topf das Avocadoöl auf mittlerer Stufe erhitzen. Knoblauch hineingeben und 1 Minute leicht anbräunen.

Butter (oder Ghee) und Cime di Rapa hinzufügen und 1 Minute durchschwenken. Mit Salz und Pfeffer abschmecken, umrühren und genießen.

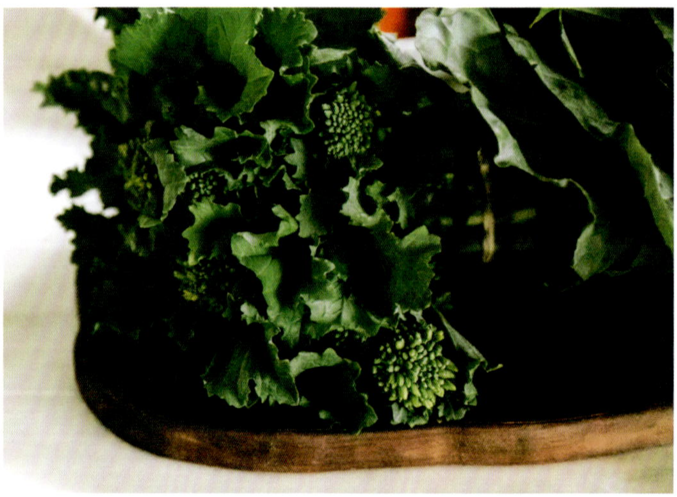

Für 2 Portionen

Mein Baby und ich gedeihen in goldenem Licht.

Spinat mit Sesam und Knoblauch

Vor allem im ersten und zweiten Trimester ist es wichtig, grünes Blattgemüse wie Spinat zu essen. In der TCM gilt Spinat als »stärkendes Lebensmittel«, was bedeutet, dass es jene Organe und Organsysteme intensiv unterstützt, die beim Entstehungsprozess deines Babys Schwerstarbeit leisten. Ich füge immer etwas Yuzu-Saft hinzu, weil er so schön spritzig ist. Solltest du keinen zur Hand haben, kannst du auch normalen Zitronensaft verwenden. Yuzu ist eine Zitrusfrucht, die für ihre entzündungslindernden, blutgerinnungshemmenden und immunstärkenden Fähigkeiten geschätzt wird. Ich persönlich bekomme schon bei ihrem Geruch gute Laune. Vielleicht geht es dir ja genauso.

3,8 l kaltes Wasser

1 EL Meersalz

2 Bund (ca. 450 g) Spinat, gewaschen

2 EL Sesamöl

1 Knoblauchzehe, gehackt

2 EL Sesam

1 EL Sojasauce (Alternative: Bragg Liquid Aminos oder glutenfreie Tamarisauce)

1 EL Zitronensaft

OPTIONAL

1 EL Yuzu-Saft (in japanischen Lebensmittelgeschäften erhältlich)

In einer großen Rührschüssel ein Eisbad aus Eiswürfeln und Wasser herstellen und beiseitestellen. (Wenn du dir diesen Schritt sparen möchtest, den Spinat nach dem Blanchieren einfach unter fließendem kaltem Wasser abspülen.)

In einem großen Topf bei mittlerer Hitze etwas kaltes Wasser und das Meersalz zum Kochen bringen. Spinat hinzufügen und 1½ Minuten blanchieren.

Wasser abgießen und Spinat 1 Minute in das Eisbad legen (oder unter fließendem kaltem Wasser abspülen). So behält er seine leuchtend grüne Farbe.

Überschüssiges Wasser herausdrücken, den Spinat zu einer Kugel formen und diese in Viertel schneiden.

Im selben großen Topf das Sesamöl erhitzen, Knoblauch und Sesam hinzufügen und bei mittlerer Hitze 1 Minute leicht anbräunen.

Den Herd ausschalten und Spinat, Sojasauce, Zitronensaft und Yuzu-Saft (falls verwendet) zu Knoblauch und Sesam geben und alles gut miteinander vermischen.

Für 6 Portionen

Ich bin für mein Leben und meinen Körper verantwortlich.

Blumenkohl-Hirse-Püree

Blumenkohl gehört zur Familie der Kreuzblütler, die reich an Folsäure, Mineralstoffen und Antioxidantien sind. Diese wirken sich positiv auf die Entwicklung des Fötus aus. 200 Gramm Blumenkohl decken 11 Prozent unseres täglichen Bedarfs an Cholin, er ist eine der besten pflanzlichen Quellen für diesen äußerst wichtigen Nährstoff. Cholin ist wichtig für den Aufbau des Rückenmarks deines Babys. Studien konnten zeigen, dass Babys, deren Mütter im letzten Trimester täglich etwa das Doppelte der empfohlenen Menge an Cholin (450 Milligramm) zu sich nahmen, auf der kognitiven Ebene signifikante Vorteile hatten. Das ist eine Menge Blumenkohl! Hirse gehört zur Familie der Süßgräser, ist von Natur aus glutenfrei, reich an Ballaststoffen und wirkt präbiotisch. Sie braucht zwar ein wenig Zeit zum Kochen, wird dann aber schön weich und lässt sich gut pürieren.

720 ml kaltes Wasser

220 g Blumenkohl, grob gehackt

100 g Hirse, abgespült

½ TL Meersalz

15 g Hefeflocken

1 EL Zitronensaft

25 g Parmesan, frisch gerieben

In einem mittelgroßen Topf bei mittlerer bis hoher Hitze kaltes Wasser zum Kochen bringen, dann Blumenkohl, Hirse und Salz hinzufügen. Auf mittlere bis niedrige Stufe herunterschalten und die Mischung 30 Minuten kochen, dabei häufig umrühren (damit die Hirse nicht am Topfboden kleben bleibt), bis das Wasser eingekocht und die Hirse weich ist.

Wenn Hirse und Blumenkohl schön weich sind, den Topf vom Herd nehmen. Mit einer Gabel Hefeflocken und Zitronensaft einrühren, dann für 5 Minuten ziehen lassen. Vor dem Servieren den geriebenen Parmesan unterheben.

Für 4 Portionen

Im bin in meinem Körper präsent. Ich achte meine Gebärmutter, Plazenta, Nabelschnur und mein Baby.

Powerpfanne mit Pilzen

Ich empfehle, dieses wohltuende Gericht zusammen mit Rührei, *Herzhaften Zucchinipuffern mit Dill* (Seite 200) oder *Spinat mit Sesam und Knoblauch* (Seite 197) zu essen. Viele Leute kochen nicht regelmäßig mit Pilzen, dabei sind sie wahre Kraftpakete voller Nährstoffe wie Eisen, Vitamin B und D und vielen wichtigen Mineralstoffen, die die Entwicklung deines Babys fördern. Shiitake-Pilze mag ich besonders gern, auch wegen ihrer immunstärkenden Wirkung. Gut sortierte Bio-Supermärkte und Läden bieten eine Vielzahl von Pilzen an, darunter auch den Weißen Buchenpilz (Shimeji). Solltest du nicht alle hier vorgeschlagenen Pilzsorten bekommen, kannst du sie durch grob gehackte braune Champignons ersetzen. Ein weiterer meiner persönlichen Favoriten ist der pelzige Igelstachelbart oder Pom-Pom blanc, der unter anderem die kognitiven Funktionen unterstützt. Leider ist er nur selten auf Wochenmärkten und in Naturkostläden zu finden. Falls du einen bekommst, dann probiere ihn in Scheiben geschnitten und in Butter gebraten!

3 EL Avocadoöl, Kokosnöl oder Ghee

200 g Shiitake-Pilze oder 120 g braune Champignons, grob gehackt

120 g Weiße Buchenpilze (Shimeji), grob gehackt

2 Knoblauchzehen, fein gehackt

Meersalz und schwarzer Pfeffer zum Abschmecken

Das Öl in einer großen antihaftbeschichteten Pfanne auf mittlerer Stufe erhitzen. Sobald die Pfanne sehr heiß ist, Pilze und Knoblauch hineingeben. Die Pilze von allen Seiten anbraten, dabei darauf achten, dass sie nicht übereinander liegen.

Mit Salz und Pfeffer abschmecken.

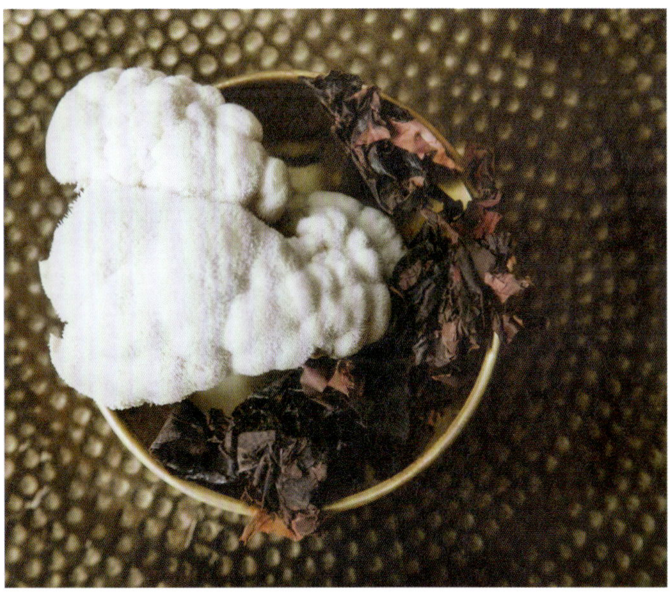

Für 2 bis 3 Portionen

Ich bin offen für alles Gute.

Herzhafte Zucchinipuffer mit Dill

Im Westen schätzen wir bestimmte Gemüsesorten vor allem wegen der darin enthaltenen Mineral- und Ballaststoffe. In der TCM wird auch ihre kühlende Wirkung auf den Körper betont. Besonders im Übergang zum zweiten Trimester, wenn die erhöhte Blutzirkulation übermäßige Hitze hervorruft (die sich in Form von übermäßigem Durst, Hitzewallungen, Schlaflosigkeit, Nachtschweiß, Sodbrennen und Verstopfung äußert), kann dieser kühlende Effekt sehr hilfreich sein. Zucchini und andere kühlende Lebensmittel wie Pilze, Spargel, Brokkoli und Artischocken können hier gegensteuern. Wenn es schnell gehen muss, kannst du sie einfach salzen und in Butter dünsten. Solltest du aber ein bisschen mehr Zeit haben, versuche diese Puffer – damit habe ich altes Wissen in eine moderne Form übersetzt, und sie sind genau das Richtige, wenn du einmal Lust auf Frittiertes hast!

250 g Zucchini, grob geraspelt

50 g weiße Zwiebel, geschält und fein gehackt

1 Knoblauchzehe, gehackt

2 EL frischer Dill, fein geschnitten

1 EL Hefeflocken

1 große Prise Meersalz und schwarzer Pfeffer

1 EL Kokosmehl

2 Eier, verquirlt

3 EL Avocadoöl

Eine Schüssel mit einem sauberen Küchentuch auslegen. Die geraspelten Zucchini auf das Tuch geben, fest zusammendrücken und die überschüssige Flüssigkeit herauspressen. Zucchini in eine große Schüssel umfüllen.

Zwiebel, Knoblauch, Dill, Hefeflocken, Salz und Pfeffer hinzufügen. Das Kokosmehl hineinsieben, damit es keine Klumpen bildet.

Die verquirlten Eier hinzufügen und alles gut vermengen.

Eine große antihaftbeschichtete Pfanne auf mittlerer Stufe erhitzen. Wenn sie heiß ist, mit Avocadoöl ausstreichen und 1 weitere Minute aufheizen.

Die Puffer in zwei Chargen von jeweils drei Stück braten: Entnimm dazu mit einem Löffel jeweils ca. 60 Gramm der Gemüsemischung, gib sie in die Pfanne und drücke sie mit einem Pfannenwender flach. Auf jeder Seite 3 bis 4 Minuten goldbraun braten.

Für 2 Portionen (ergibt 6 Stück)

Ich ernähre mich bewusst gesund – mir und meinem Baby zuliebe.

Cremige Nudeln mit Gemüse

Obwohl du dich während der Schwangerschaft nicht von kohlenhydratreicher Pasta und asiatischen Nudeln ernähren solltest, sind sie manchmal genau das, worauf du Heißhunger hast. Mit meinem Rezept kannst du ihn auf gesunde Art und Weise stillen. Du kannst noch mehr Gemüse nehmen oder das übrige Hühnerfleisch von der *Hühnersuppe mit Ingwer und Reis* (Seite 186) hinzufügen.

NUDELSAUCE

2 EL Erdnuss- oder Mandelbutter (Bio-Qualität)

1½ EL Sojasauce (Alternative: Bragg Liquid Aminos oder glutenfreie Tamarisauce)

1 EL Sesamöl

½ TL Rohrzucker

1 EL Wasser

---

1 Handvoll (ca. 170 g) ungekochte Nudeln nach Wahl (siehe Hinweis)

1 EL Frühlingszwiebeln, in dünne Scheiben geschnitten

1 kleine (ca. 225 g) persische Gurke, ungeschält und in dünne Scheiben geschnitten

25 g Rotkohl, gerieben

½ mittelgroße Karotte, in Stifte geschnitten

2 Korianderstiele, Blätter abgezupft

2 EL frische Pfefferminzblätter, fein gehackt

2 EL Limettensaft

Für die Sauce in einer kleinen Schüssel Erdnuss- oder Mandelbutter, Sojasauce, Sesamöl, Rohrzucker und Wasser glatt rühren.

In einem mittelgroßen Topf 2 Liter Wasser bei mittlerer Hitze zum Kochen bringen. Nudeln hineingeben und nach Packungsanweisung kochen. Nudeln abgießen und in eine große Schüssel füllen.

Mit der Sauce vermengen.

Frühlingszwiebeln, Gurke, Rotkohl, Karotte, Koriander, Minze und Limettensaft darüber verteilen.

Hinweis: Probiere auch mal Nudeln, die aus Algen, Zucchini, Palmherzen oder Konjakwurzel hergestellt sind, zum Beispiel die japanischen Shirataki.

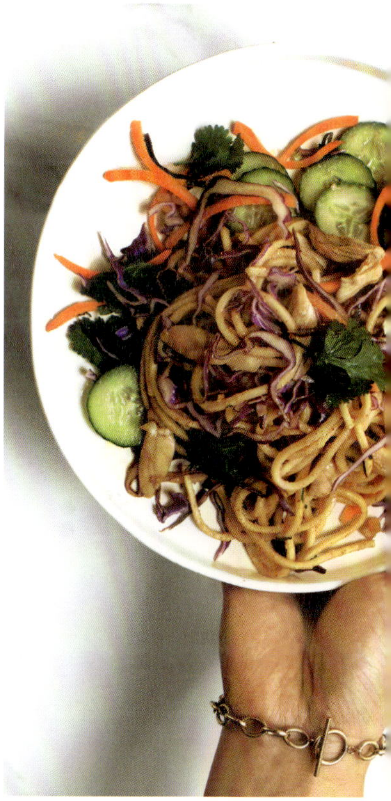

Für 2 Portionen

Ich vertraue meiner Intuition.

PROTEINE

Großmutters gebratener Reis

Zu besonderen Anlässen bereiteten meine Großmütter mütterlicher- und väterlicherseits gebratenen Reis nach ihren eigenen Rezepten zu. Es ist ein schnelles, simples Gericht, in dem alles drin ist, was du brauchst: Eiweiß, Kohlenhydrate und Gemüse. Man kann den Reis als Hauptgericht oder Beilage essen. Die Zutaten für gebratenen Reis sind oft Reste aus dem Kühlschrank: Gib einfach übrig gebliebenen Reis in eine Pfanne und schaue, welche Zutaten du gerade zur Hand hast. Spinat und Würstchen gehören zu meinen Lieblingszutaten, aber deiner Fantasie sind keine Grenzen gesetzt! Lass den Reis rundherum anbräunen, damit er schön knusprig wird und mische, wenn du magst, einen Klacks Ketchup hinein.

160 g kurzkörniger weißer Reis, gekocht

2 Eier

½ TL Rohrzucker

1 EL Avocadoöl

30 g weiße Zwiebel, geschält und grob gehackt

¼ TL Meersalz

1 Stück frische Ingwerknolle (ca. 6 mm), geschält, gerieben oder gehackt

100 g Würstchen oder vegane Würstchen, in Scheiben geschnitten oder

2 Scheiben Speck, gewürfelt

1 Frühlingszwiebel, weißer und grüner Teil voneinander getrennt, fein geschnitten

OPTIONAL

2 EL Ketchup

Achte darauf, dass der Reis nicht nass und matschig ist. Dies lässt sich am besten verhindern, indem man den gekochten Reis über Nacht im Kühlschrank aufbewahrt. Sobald er schön trocken ist, Eier und Zucker verquirlen und daruntermischen, sodass jedes Korn bedeckt ist. Beiseitestellen.

Eine große antihaftbeschichtete Pfanne auf mittlerer bis hoher Stufe anwärmen, Öl hineingeben und ein paar Sekunden erhitzen. Zwiebel, Salz, Ingwer und Würstchen hinzufügen, die Hitze auf mittlere bis niedrige Stufe herunterschalten und alles anbraten, bis es leicht gebräunt ist. Würstchen, Zwiebel und Ingwer herausnehmen und eventuell überschüssiges Fett entsorgen; es sollte etwa 1 Esslöffel Fett für den Reis in der Pfanne bleiben.

Die Eier-Reis-Mischung in die Pfanne geben. 2 Minuten unter ständigem Rühren anbraten, dabei die Pfanne schwenken und die Zutaten oft wenden. Den weißen Teil der Frühlingszwiebel hinzufügen und weitere 2 Minuten braten, anschließend das Ketchup unterrühren (falls verwendet).

Den grünen Teil der Frühlingszwiebel unterrühren und den gebratenen Reis sofort servieren.

Für 2 Portionen

Ich bin offen für gute Gedanken, Worte und Liebe.

Bowl mit Nudeln, Shiitake und Huhn

Wenn dich in deiner Schwangerschaft plötzlich Heißhunger auf eine große Schale leckere Nudeln überfällt, bist du nicht die Einzige! Solche Gelüste kennen viele Schwangere, und sie sind ein Zeichen dafür, dass dein Körper viel Energie für die Entwicklung deines Babys verbraucht. Dieses Gericht ist mit seiner ausgewogenen Zusammensetzung aus Kohlenhydraten (Nudeln), Eiweiß (Hähnchen) und Fett (in den Hähnchenschenkeln) eine hervorragende Möglichkeit, diesen Energiebedarf zu decken. Shiitake-Pilze, Rotkohl, Ingwer, Knoblauch und schwarzer Essig (der wegen seines hohen Anteils an Antioxidantien und seiner Dickflüssigkeit, ähnlich der von Balsamico, geschätzt wird) runden den Nährstoffgehalt ab.

MARINADE FÜR DAS HUHN

3 EL Reisessig

2 EL Sojasauce (Alternative: Bragg Liquid Aminos oder glutenfreie Tamarisauce)

2 EL Ingwer, geschält und gerieben

1 Knoblauchzehe, gerieben

NUDELSAUCE

2 EL Sojasauce (Alternative: Bragg Liquid Aminos oder glutenfreie Tamarisauce)

1 EL Sesamöl

2 EL schwarzer Reisessig (Alternative: Reisessig, Balsamico, Apfelessig)

1 TL Rohrzucker

---

2 Hühneroberkeulen, wenn möglich ausgelöst und mit Haut

20 g frische Shiitake-Pilze, in dünne Scheiben geschnitten (ersatzweise 40 g getrocknete Shiitake-Pilze)

Die Zutaten für die Marinade miteinander vermischen und in eine Schüssel über die Hühnerkeulen gießen. Abdecken und 1 Stunde in den Kühlschrank stellen.

Zutaten für die Nudelsauce vermengen und beiseitestellen.

Falls du getrocknete Shiitake-Pilze verwendest, diese bei Raumtemperatur in lauwarmem Wasser einweichen, während die Marinade in die Hähnchenschenkel einzieht. Anschließend abseihen und gut ausdrücken.

Eine große Pfanne bei mittlerer bis hoher Temperatur anwärmen. 2 Esslöffel Avocadoöl hineingeben und einige Sekunden erhitzen. Rotkohl hinzufügen und 10 Minuten leicht anbraten. Aus der Pfanne nehmen und beiseitestellen.

In dieselbe Pfanne 2 Esslöffel Avocadoöl gießen und die Zwiebeln 7 bis 10 Minuten darin anbräunen. Frische oder eingeweichte, ausgedrückte Shiitake-Pilze und bei Bedarf mehr Öl hinzugeben. 5 bis 7 Minuten braten, anschließend in eine kleine Schüssel füllen und beiseitestellen.

Die restlichen 2 Esslöffel Avocadoöl in die Pfanne geben. Die Hühnerkeulen (mit der Hautseite nach unten) in die Pfanne legen, die Marinade darübergießen und bei mittlerer Hitze 5 Minuten braten, bis sie gebräunt sind. Dann umdrehen und weitere 5 bis 7 Minuten braten, bis das Fleisch durchgegart ist. Aus der Pfanne nehmen, in dünne Scheiben schneiden und mit dem Fond aus der Pfanne beträufeln. Beiseitestellen.

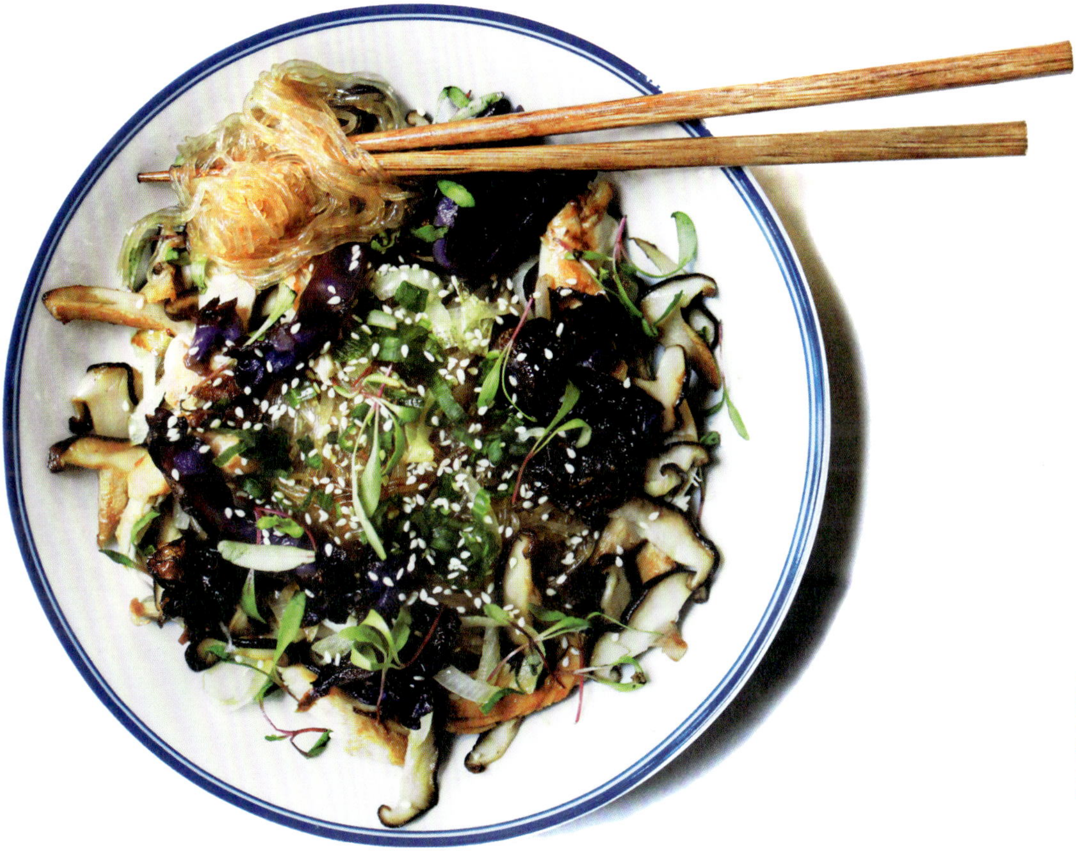

6 EL Avocadoöl plus mehr nach Bedarf

100 g Rotkohl, fein geraspelt

1 EL Ahornsirup

30 g weiße Zwiebel, geschält und in dünne Scheiben geschnitten

1 Handvoll (ca. 170 g) ungekochte Nudeln nach Wahl (siehe Hinweis auf Seite 201)

1 Frühlingszwiebel, fein gehackt

In einem mittelgroßen Topf bei mittlerer bis hoher Hitze 2 Liter Wasser zum Kochen bringen. Nudeln hineingeben, nach Packungsanweisung kochen, dann abgießen.

Nudeln, Nudelsauce, Rotkohl, Zwiebeln, Champignons und Hühnchen in einer ausreichend großen Bowl vermischen. Mit Frühlingszwiebeln garnieren und warm genießen.

Für 2 Portionen

Ich freue mich über Veränderungen.

Steakhappen in Knoblauchbutter

Falls dich in der Schwangerschaft einmal das Verlangen auf Steak überkommen sollte, ist dieses Gericht eine hervorragende Art, ihn zu stillen. Iss die kleinen Happen je nach Gusto mit Gemüse oder Getreide deiner Wahl. Der buttrige Knoblauchgeschmack mit einem Hauch von Rosmarin ist einfach köstlich und die Zubereitung ein Kinderspiel! Das Gericht ist einige Tage lang haltbar; du kannst die doppelte Menge vorbereiten, um später in der Woche ein schnelles Mittag- oder Abendessen parat zu haben. Zusammen mit *Cime di Rapa mit Knoblauch* (Seite 196), dem *Blumenkohl-Hirse-Püree* (Seite 198) und einem Löffel Sauerkraut ergeben die Happen eine äußerst nahrhafte Mahlzeit, die in wenigen Minuten fertig ist.

¾ TL Meersalz

½ TL schwarzer Pfeffer

450 g Rib-Eye-Steak ohne Knochen, in Würfel (2,5 cm) geschnitten

85 g Butter plus mehr zum Anbraten

(ersatzweise vegane Butter)

2 Knoblauchzehen, fein gehackt

1 EL frischer Rosmarin, fein gehackt

Die Steakhappen von allen Seiten mit Salz und Pfeffer würzen und beiseitestellen.

In einer großen Keramik- oder Edelstahlpfanne bei mittlerer Hitze die Butter zerlassen. Knoblauch und Rosmarin hinzugeben und 20 Sekunden leicht anbräunen.

Die Happen in der Pfanne 3 bis 4 Minuten von allen Seiten kurzbraten, bis sie an den Rändern braun werden, dabei darauf achten, dass sie nicht übereinander liegen.

Steakhappen auf einem Teller anrichten, mit der Rosmarin-Knoblauch-Butter aus der Pfanne beträufeln und heiß servieren.

Für 2 Portionen

Heute kümmere ich mich um mich selbst.

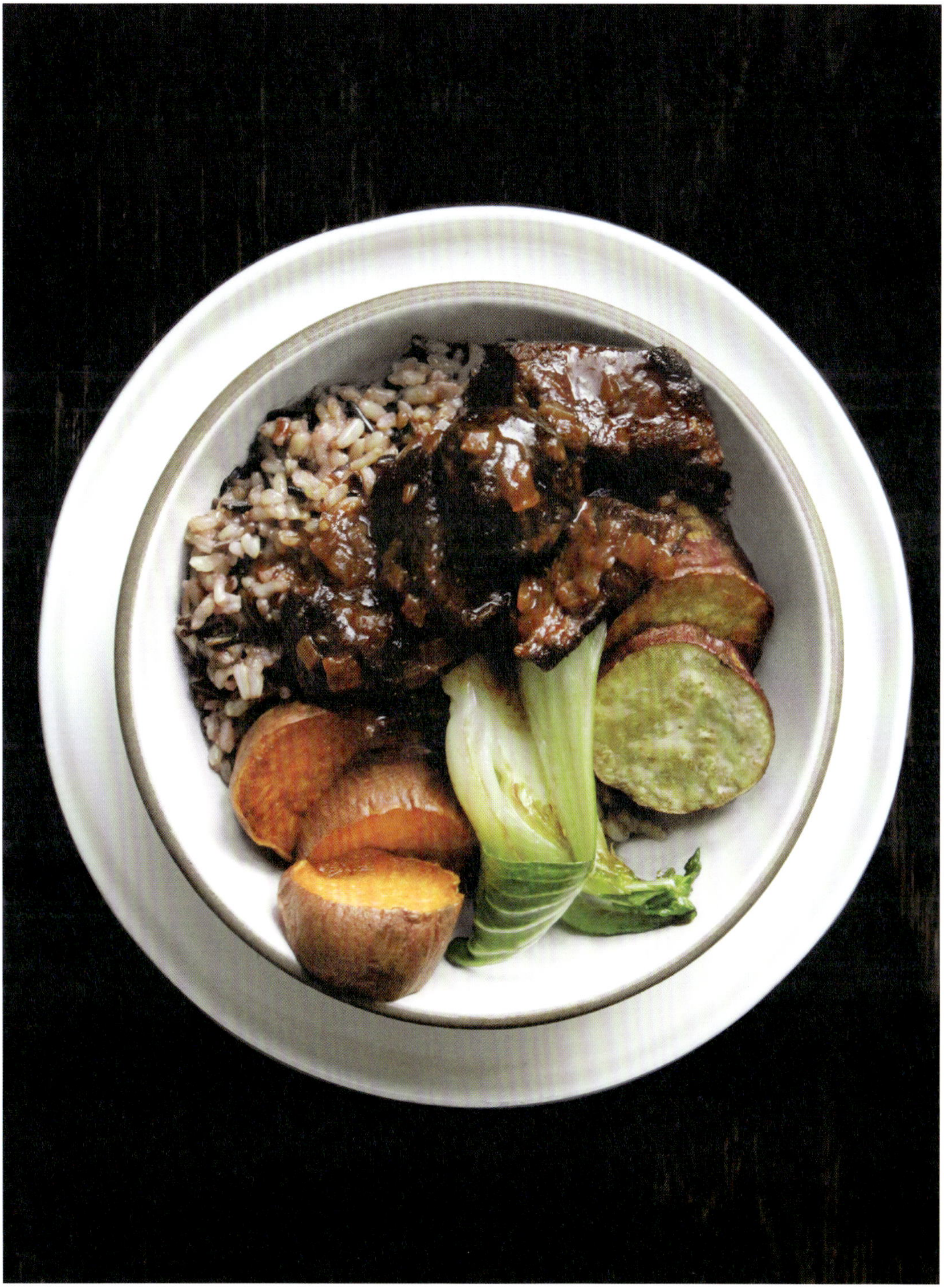

Zitroniges Brathuhn

Dieses Gericht habe ich gerne zubereitet, als ich noch in England lebte und mit meiner Tochter Khefri schwanger war. Ich kann mich noch sehr gut an die Hühnchen erinnern, die ich im Ganzen beim Metzger kaufte. Sie waren kleiner und magerer als die amerikanischen, weil sie im Freien aufgewachsen waren, Insekten gefressen und im mineralstoffreichen Boden gepickt hatten. Mir läuft heute noch das Wasser im Mund zusammen, wenn ich an ihren mit den Aromen von Zitrone, Kapern und kleinen saisonalen Tomaten vermischten Geschmack denke – Essen ist eben Erinnerung, und jede wunderbare Mahlzeit ist Teil deiner Lebensgeschichte. Die Sauce dickt von der Gelatine aus den Schenkelknochen an – ein zusätzlicher Pluspunkt in der Schwangerschaft. Wenn du dieses sättigende Gericht an einem Sonntag vorbereitest, hast du unter der Woche ein schnelles Abendessen parat. Es passt besonders gut zum *Blumenkohl-Hirse-Püree* (Seite 198), weil das den aromatischen Bratensaft gut aufnimmt.

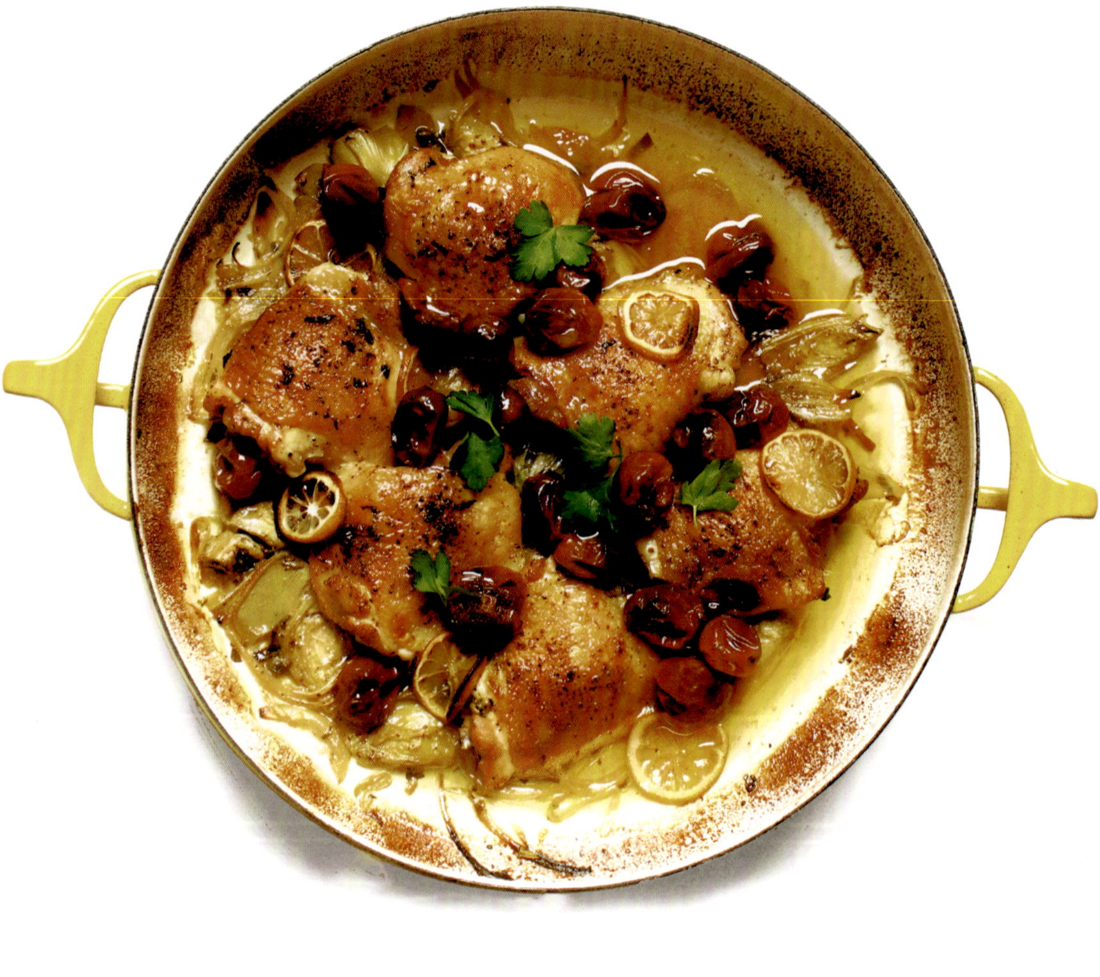

2 Bio-Zitronen

4 EL Avocadoöl plus mehr nach Bedarf

2 EL Kapern

90 g grüne Oliven, mit Kern

1 Glas Artischockenherzen in Wasser (400 g), abgetropft und abgespült

1 (120 g) weiße Zwiebel, geschält, halbiert und in dünne Scheiben geschnitten

2 Knoblauchzehen, grob gehackt

2 TL Petersilie, grob gehackt

2 EL schwarze Senfkörner, mit dem Nudelholz zerstoßen

2 TL Meersalz plus mehr nach Bedarf

1 TL schwarzer Pfeffer

6 Hühneroberkeulen (ca. 750 g) mit Knochen und Haut, abgespült und trocken getupft

250 ml Brühe nach Wahl

300 g kleine Kirschtomaten

Den Ofen auf 220 °C (Ober-/Unterhitze, 200 °C Umluft) vorheizen.

In eine große gusseiserne Pfanne oder einen Schmortopf den Saft von 1 Zitrone, 2 Esslöffel Öl, Kapern, Oliven, Artischockenherzen, Zwiebel, Knoblauch und Petersilie geben. Achte darauf, die Zutaten flach auszulegen.

In einer kleinen Schüssel die zerstoßenen Senfkörner, Salz, Pfeffer und die restlichen 2 Esslöffel Öl vermengen und das Hähnchen damit einreiben.

Die zweite Zitrone mit Schale in 6 Scheiben schneiden und beiseitestellen.

Die Hühneroberkeulen (mit der Hautseite nach oben) nebeneinander auf der Artischockenmischung anrichten und mit den Zitronenscheiben belegen. Pfanne oder Schmortopf auf die oberste Schiene des Ofens stellen und das Huhn 20 Minuten garen (Timer stellen nicht vergessen!). Nach 20 Minuten die Brühe angießen.

Die Tomaten auf ein mit Backpapier ausgelegtes Blech geben, mit Öl beträufeln und eine Prise Salz darüberstreuen. Blech auf die unterste Schiene zu dem Huhn in den Ofen stellen. Etwa 20 Minuten garen (Timer stellen), bis die Tomaten leicht karamellisiert sind. Aus dem Ofen nehmen und beiseitestellen.

Das Huhn etwa 30 Minuten weiterbraten, bis die Haut goldbraun ist. Pfanne oder Schmortopf aus dem Ofen nehmen, die Hähnchenteile mit den karamellisierten Tomaten belegen, ihren Saft darübergeben und das Gericht servieren.

Für 2 bis 3 Portionen

Ich bin ein Mensch und bewege etwas in dieser Welt.

Leberpastete mit Kokos und Apfel

Leber ist ein wahres Superfood für Schwangere. Viele Frauen nehmen sich vor, davon zu essen, setzen diesen Plan aber nicht immer um. Vielleicht liegt es daran, dass Leber in der heutigen Zeit nicht mehr regelmäßig auf unserem Speiseplan steht und wir deshalb nie auf den Geschmack gekommen sind. Rinderleber ist die nährstoffreichste (und geschmacksintensivste) Sorte. Falls du dich gerne behutsam an den Geschmack von Leber herantasten möchtest, versuche es mit dieser Pastete. Ich habe darin milde Hühnerleber mit süßem Apfel und neutralisierender Kokosnusscreme kombiniert, um sie besonders schmackhaft zu machen. Sie eignet sich auf Crackern oder Roggenbrot hervorragend als Nachmittagssnack und ist, wenn man den Dreh einmal raushat, ganz einfach zuzubereiten. Versuche, jede Woche etwas Leber zu essen – schon eine kleine Portion reicht aus, um deinem Baby wertvolle Nährstoffe für seine Entwicklung zu liefern! Du kannst diese Pastete in einem Glasgefäß bis zu einer Woche im Kühlschrank aufbewahren.

2 EL Ghee oder Butter

½ TL Meersalz

1 (120 g) weiße, Zwiebel grob gehackt

1 (130 g) Apfel, geschält und in Würfel (ca. 6 mm) geschnitten

1 Msp. gemahlene Muskatnuss

120 ml kaltes Wasser

225 g Hühnerleber, abgespült und grob gehackt

150 ml Kokosnusscreme

Ghee (oder Butter), Salz und Zwiebel in eine große Pfanne geben und auf mittlerer Stufe erhitzen. Etwa 7 Minuten braten, bis die Zwiebel leicht gebräunt ist. Apfel, Muskatnuss und kaltes Wasser hinzufügen, auf niedrige Hitze zurückschalten und 10 Minuten zugedeckt kochen, bis die Äpfel weich sind.

Gehackte Hühnerleber dazugeben, Herd auf mittlere bis große Hitze hochschalten und alles 10 Minuten ohne Deckel kochen.

Die Kokosnusscreme einrühren und alles weitere 10 Minuten kochen, dabei regelmäßig umrühren. Bei Bedarf die Flüssigkeit einkochen lassen. Die Mischung sollte saftig, aber nicht zu flüssig sein.

Die Masse in eine Küchenmaschine umfüllen und glatt pürieren. Gleich warm genießen – oder in ein Schraubglas füllen, abkühlen lassen und im Kühlschrank aufbewahren.

Für 2 Portionen

Jede Zelle meines Körpers arbeitet dafür, dass sich mein Baby gesund entwickelt.

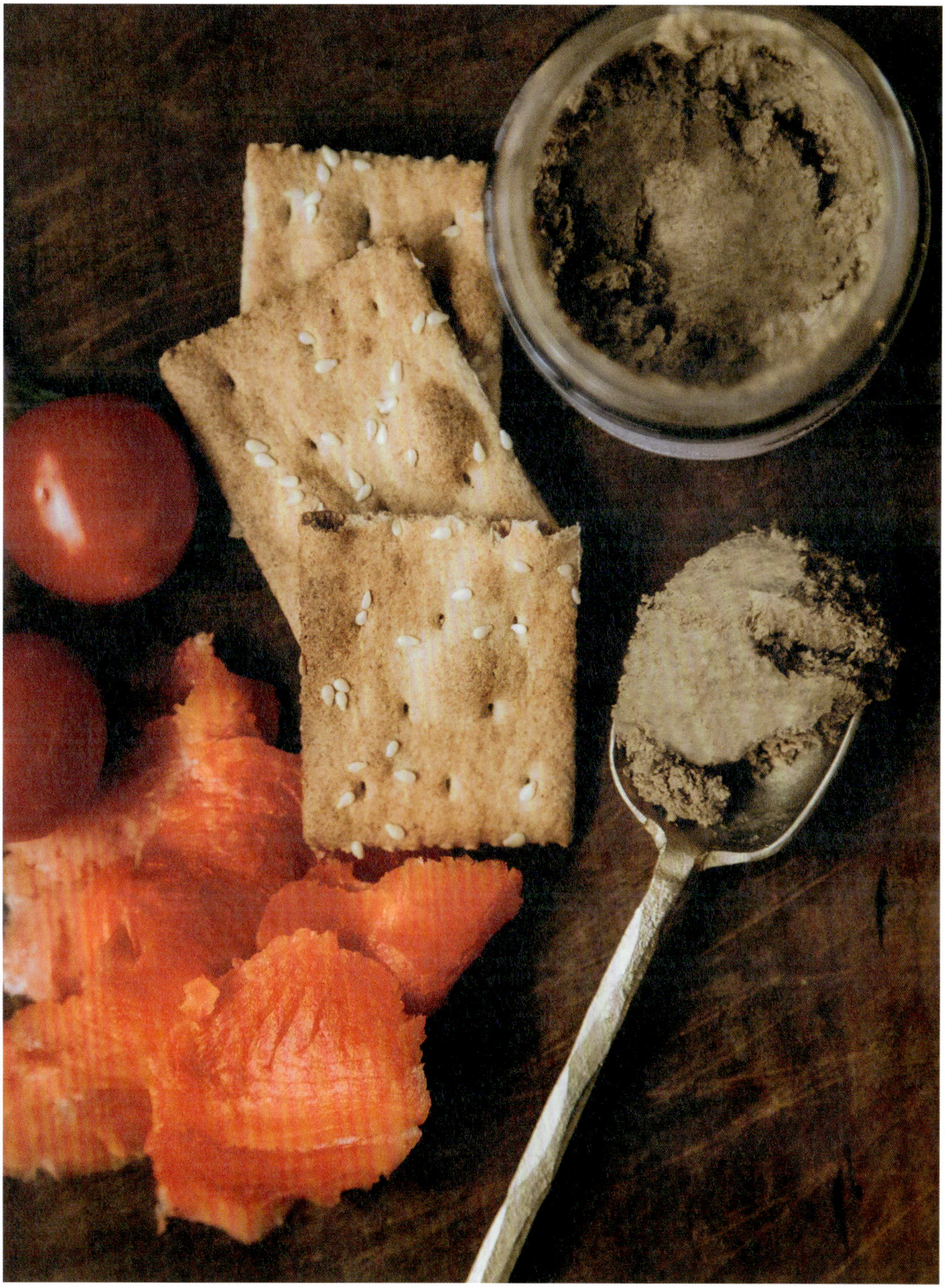

FRÜHSTÜCK

Agni-Kompott mit Äpfeln und Pflaumen

Gedünstete Früchte sind ein wunderbares Mittel, um morgens die Verdauung sanft in Schwung zu bringen. Sie sind feuchtigkeitsspendend, süß und enthalten reichlich Ballaststoffe, die dafür sorgen, dass alles in Bewegung bleibt. In Kombination mit etwas *Hirse-Ingwer-Congee* (Seite 182) ist dieses wärmende Kompott ein köstliches Frühstück, das das Verdauungsfeuer (im Ayurveda *agni* genannt) sanft entfacht, ohne es gleich zu überfordern. Mach es dir zu einem Morgenritual, zuerst ein Glas Wasser zu trinken und dann dieses Frühstück zu dir zu nehmen, oder, falls du noch nichts hinunterbringst, einen frisch gepressten Saft (siehe Seite 240) zu trinken.

1 Apfel, geschält und in Würfel (ca. 6 mm) geschnitten

7 Pflaumen, entsteint

¼ TL gemahlener Zimt

1 Gewürznelke

¼ TL gemahlener Kardamom

480 ml kaltes Wasser

1 EL Butter oder Ghee

Äpfel, Pflaumen, Zimt, Nelke, Kardamom und kaltes Wasser in einem kleinen Topf vermengen. Mit halb aufgelegtem Deckel 1 Stunde bei mittlerer Hitze kochen.

Herd ausschalten und Butter (oder Ghee) einrühren.

Warm essen und viel dazu trinken, um deine Verdauung zu unterstützen.

Hinweis: Dieses Frühstück enthält nicht viel Eiweiß, daher ist ein proteinreicher Snack am Vormittag ratsam.

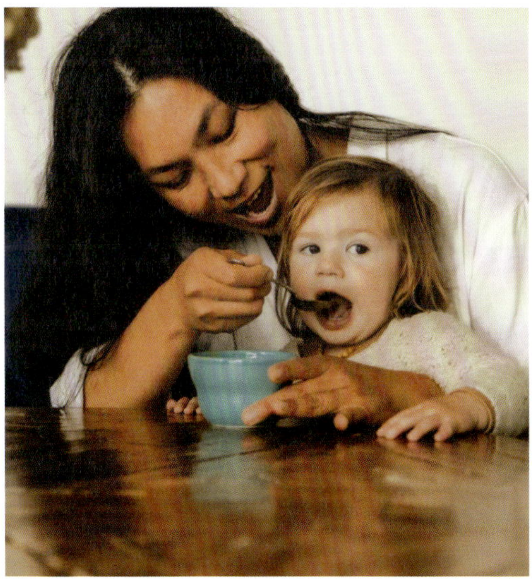

Für 2 Portionen

Ich bin dankbar für das Essen, das ich gleich genießen werde. Auch mein Baby ist dankbar.

Frühstücksbowl mit Kardamom

Schon eine kleine Portion dieses getreidefreien Frühstücks mit eingeweichten Nüssen und Samen hält stundenlang satt. Es ist wie ein weiches Granola, stückig und nussig, und schmeckt am besten mit frischem Obst, Milch, Joghurt oder Kefir. Die Zubereitung am Vorabend dauert nur fünf Minuten, und du hast morgens eine schnelle, nahrhafte Mahlzeit parat. Vielleicht sogar ein Frühstück im Bett?

54 g Mandeln

55 g Walnüsse

30 g Kürbiskerne

2 Medjool-Datteln, entkernt

2 EL Hanfsamen

2 EL Chiasamen

1 Prise Meersalz

475 ml kaltes Wasser

120 ml Milch nach Wahl (Mandel-, Kokos-, Macadamia-, Hafer-, Reis-, Kuh- oder Ziegenmilch) plus etwas mehr zum Anrichten

1 TL Bio-Vanilleextrakt

1 TL gemahlener Kardamom

MÖGLICHE TOPPINGS

Frische Beeren, Aprikosen, Pfirsiche, gemahlener Zimt

In einer Küchenmaschine oder einem Zerkleinerer Mandeln, Walnüsse, Kürbiskerne und Datteln grob zerkleinern und anschließend in eine große Schüssel umfüllen.

Hanf-, Chiasamen und Salz unterrühren. Kaltes Wasser hinzufügen, abdecken und über Nacht in den Kühlschrank stellen.

Am nächsten Morgen die Mischung durch ein feines Sieb abseihen und wieder in die Schüssel geben (diese eventuell vorher ausspülen). Milch nach Wahl, Vanilleextrakt und gemahlenen Kardamom hinzufügen und umrühren. 30 Minuten ziehen lassen.

Genieße die Bowl heiß oder mit Raumtemperatur, mit einem Schuss Milch und deinen Lieblingstoppings.

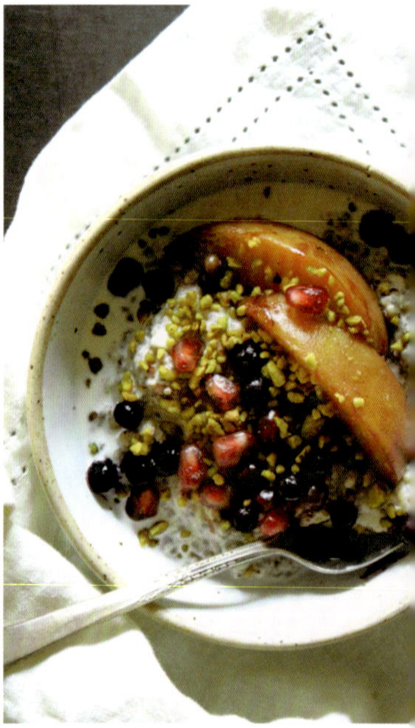

Für 2 bis 3 Portionen

Ich bin neugierig, offen und verletzlich.

Heidelbeercrêpes mit Hüttenkäse

Heidelbeeren (wenn möglich wilde!) auf Vorrat in den Gefrierschrank zu packen, ist eine gute Idee, damit du jederzeit welche für diese köstlichen Crêpes, aber auch für andere Beerenkompotte und Smoothies auf Lager hast. Dank ihres hohen Anteils an Ballaststoffen und Polyphenolen sind Heidelbeeren ein herausragendes präbiotisches Lebensmittel: Sie bieten gesundheitsfördernden probiotischen Bakterien in deinem Magen-Darm-Trakt Nahrung. Und wenn du ein gesundes Darmmikrobiom hast, ist das auch für das Mikrobiom und das Immunsystem deines Babys förderlich, da eure Mikrobiome in enger Beziehung zueinander stehen. (Bei einer vaginalen Entbindung erhält das Baby seine erste Dosis Darmflora von seiner Mutter.) Daher wirkt es sich auf die Darm- und Immungesundheit deines Babys enorm positiv aus, wenn du in der Schwangerschaft reichlich präbiotisches Obst und grünes Gemüse isst.

WILDHEIDELBEERENKOMPOTT

560 g frische (oder tiefgefrorene) Wildheidelbeeren

60 ml Zitronensaft

100 g Rohrzucker

120 ml kaltes Wasser

CRÊPES

225 g Hüttenkäse (siehe Hinweis)

4 mittelgroße Bio-Eier

½ TL Bio-Vanilleextrakt

¼ TL Meersalz

1 Prise gemahlener Kardamom

1 EL Butter

(ersatzweise vegane Butter)

In einem kleinen Topf bei mittlerer Hitze Heidelbeeren, Zitronensaft, Zucker und kaltes Wasser 5 bis 7 Minuten köcheln lassen. Beeren mit einer Gabel zerdrücken, dann weitere 15 Minuten kochen, bis die Masse große Blasen wirft. Das Kompott mithilfe eines festen Gummispatels in eine Schüssel umfüllen und zum Abkühlen beiseitestellen.

In einer mittelgroßen Schüssel Hüttenkäse, Eier, Vanilleextrakt, Salz und Kardamom zu einem Crêpeteig verrühren.

In einer großen antihaftbeschichteten Pfanne bei mittlerer Hitze die Butter zerlassen. 120 Milliliter Crêpeteig in die Pfanne gießen. Sobald sich Blasen bilden, auf niedrige Hitze zurückschalten und die Crêpe weitere 4 Minuten backen, bis die Unterseite goldbraun ist. Dann umdrehen und auf der anderen Seite goldbraun backen. Auf einem Teller beiseitestellen und vorsichtig aufrollen. Achtung, nicht die Finger verbrennen! Mit dem restlichen Teig ebenso verfahren.

Heidelbeerkompott über die Crêpes löffeln und warm servieren.

Hinweis: Ich empfehle, einen Bio-Hüttenkäse aus Weidemilch zu verwenden, da er lebende, aktive probiotische Kulturen zur Unterstützung der Darmgesundheit enthält. Das Blaubeerkompott kann warm oder kalt genossen werden. Reste des Kompotts lassen sich in einem Glas im Kühlschrank bis zu 2 Wochen aufbewahren.

Für 4 Portionen

Ich nehme mir diesen Moment, um mich mit meinem Essen, meinem Körper und meinem Baby zu verbinden.

Seidige Eiercreme

Diese Creme ist eine weitere Möglichkeit für werdende Mütter, Eier als kleinen Snack zu genießen. Sie wird ein paar Minuten gedämpft, dann kommt etwas Sauce darüber, und du kannst loslöffeln. Die Creme hat eine weiche Konsistenz, sie ist eine Art herzhafter Pudding. Es ist ein traditionelles chinesisches Gericht, und du brauchst vielleicht etwas Geduld, bis es dir perfekt gelingt, aber es liefert dir eine gesunde Dosis Cholin, die die Gehirnentwicklung deines Babys unterstützt. Ein Eigelb enthält etwa 35 Prozent des Tagesbedarfs.

3 Eier

¼ TL Meersalz

300 ml warmes Wasser plus mehr zum Dämpfen

TOPPINGS

1 TL Sesamöl

1 TL Sojasauce (Alternative: Bragg Liquid Aminos oder glutenfreie Tamarisauce)

½ Frühlingszwiebel, in feine Ringe geschnitten

In einen Dampfgarer 2,5 Zentimeter hoch Wasser einfüllen und bei mittlerer Hitze zum Kochen bringen. Sobald das Wasser kocht, die Hitze auf mittlere bis niedrige Stufe zurückschalten.

Du brauchst zwei Schüsseln: eine, um Eier, Salz und Wasser darin zu vermischen, und eine weitere (die am besten breit, flach und hitzebeständig ist, um ein gleichmäßiges Erhitzen zu garantieren), die du in den Dampfgarer setzen kannst.

In der ersten Schüssel die Eier mit einer Gabel (oder – wenn du magst – mit Essstäbchen) gut verquirlen, bis die Masse sehr glatt ist. Salz hinzufügen, warmes Wasser hinzufügen und nochmals gut durchrühren.

Die Eimasse durch ein Sieb in die zweite Schüssel gießen, die du später in den Dampfgarer stellst. Wenn die Mischung Blasen wirft, bring diese mit einem Löffel zum Platzen. Dadurch erhältst du eine glatte Puddingtextur.

Die Schüssel vorsichtig in den Dampfgarer setzen und mit einem Teller abdecken, der so leicht ist, dass der Dampf darunter entweichen kann. Dann den Deckel auf den Dampfgarer setzen und die Masse 10 Minuten bei niedriger Hitze dämpfen (Timer stellen). Hitze ausschalten und weitere 5 Minuten dämpfen lassen (wieder Timer stellen). Das Ei sollte angedickt, von seidiger Konsistenz und vollständig durcherhitzt sein.

Nimm die Schüssel mit Küchentüchern oder Topflappen aus dem Dampfgarer. Dann 2 Minuten ruhen lassen. Schneide die Oberseite der Eiercreme in Quadrate, damit die Sauce in die Ritzen rinnen kann.

Öl, Sojasauce und Frühlingszwiebel darübergeben. Heiß servieren.

Für 2 bis 4 Portionen

Ich liebe meinen Körper, auch dafür, dass er mein Baby und mich nährt.

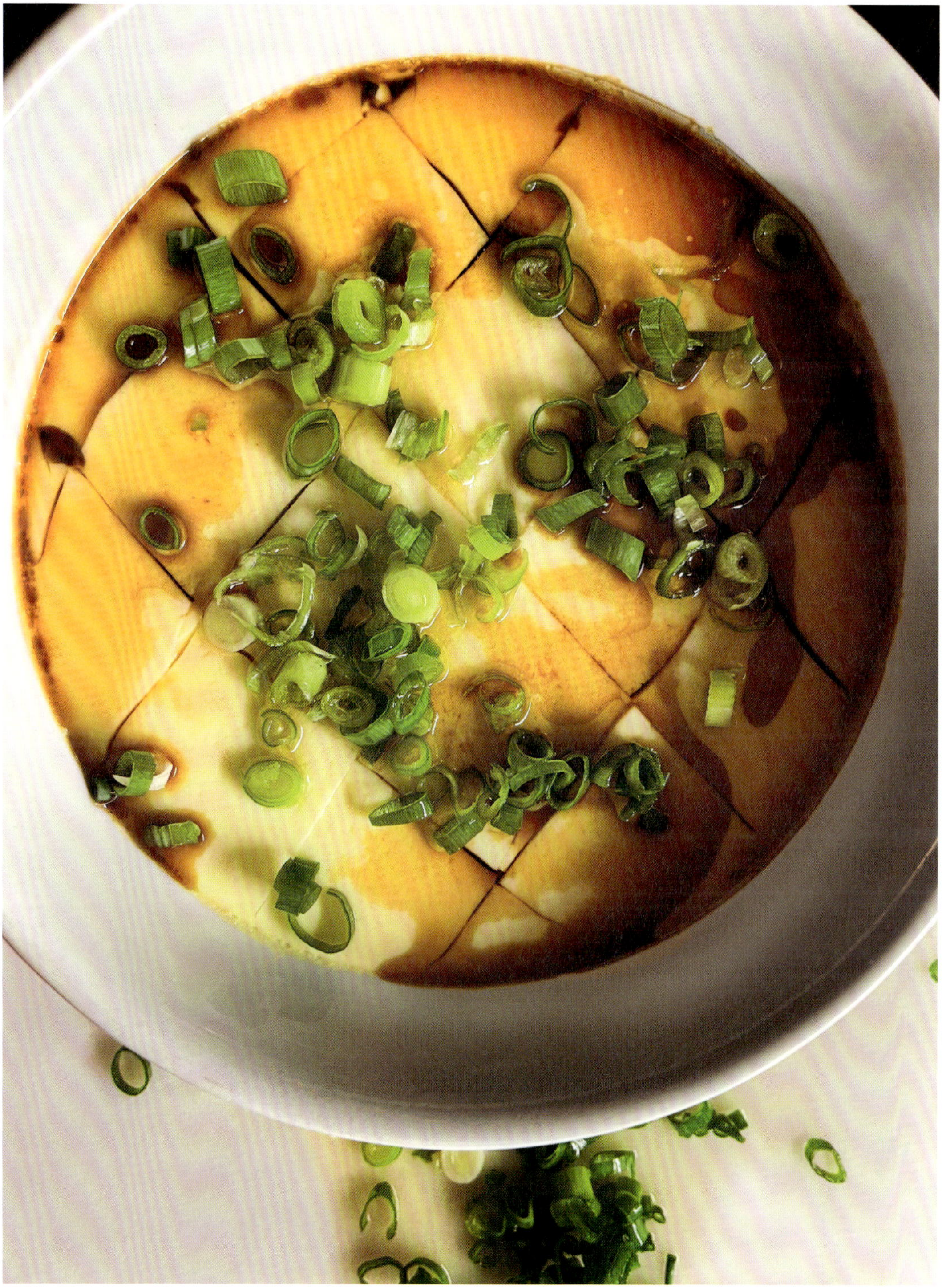

SMOOTHIES

Erfrischender Papaya-Smoothie

Schwangerschaft und Sodbrennen gehen oft Hand in Hand, vor allem im dritten Trimester, wenn der Magen von der wachsenden Gebärmutter eingeengt wird. Viele Schwangere empfinden frische Papaya als reizlindernd, außerdem unterstützt die Frucht eine regelmäßige Verdauung. In diesem Rezept wird sie mit Limettensaft und einer Prise Salz zu einem köstlichen Smoothie verarbeitet. Du kannst ihn mit dem Gefühl genießen, deinem Körper (und deinem Baby) etwas Gutes zu tun – reife Papaya ist reich an Betacarotin (der Vorstufe von Vitamin A), Vitamin C, Kalzium, Magnesium, Kalium, Folsäure und Ballaststoffen für deine Darmflora.

1 kleine reife Papaya, entkernt und das Fruchtfleisch ausgelöst

250 ml Wasser oder ungesüßte Milch (Mandel-, Macadamia-, Kokos-, Reis- oder Hafermilch)

1 TL Honig

1 TL Limettensaft

1 Prise Meersalz

OPTIONAL

Eine Portion deines liebsten Protein- und/oder Kollagenpulvers plus ein Schuss Wasser oder Milch

Alle Zutaten in einen Standmixer geben und das Gerät laufen lassen, bis der Smoothie die gewünschte Konsistenz erreicht hat. Sofort genießen.

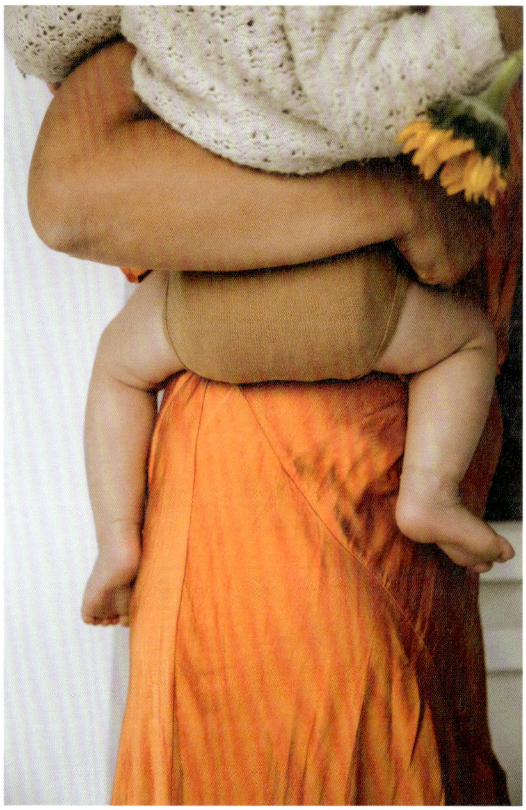

Für 1 Portion

Ich wachse. Mein Baby wächst.

Smoothie mit Kokos und schwarzem Sesam

Dieses Smoothie-Rezept hat mir eine ehemalige Kundin verraten, die eine Zeit lang auf Hawaii lebte. Schon seit Jahren mixe ich ihn mir als reichhaltiges Frühstück oder gesunden Snack. Dieser Smoothie ist so sättigend, cremig und lecker wie ein Milchshake! Obwohl du auch tiefgefrorenes Kokosnussfleisch (aus dem Asia-Laden) und abgepacktes Kokosnusswasser verwenden kannst, solltest du den Smoothie mit frischen Kokosnüssen ausprobieren, falls du welche bekommst. Die Mühe des Öffnens wird reich belohnt, da Kokosnüsse eine hervorragende Quelle für Elektrolyte, gute Fette und Ballaststoffe sind. Schwarzer Sesam ist heutzutage immer leichter erhältlich. In der chinesischen Küche wird er regelmäßig verwendet, vor allem für Desserts. Er enthält Kalzium, Eisen, Magnesium und jede Menge Antioxidantien, die die Entwicklung und Gesundheit deines ungeborenen Babys fördern. Um von seinen Vorteilen zu profitieren, muss man allerdings viel davon essen. Lass dich durch dieses Rezept an den Geschmack von schwarzem Sesam heranführen. In meinem Buch *Die ersten vierzig Tage* findest du weitere Verwendungsmöglichkeiten dafür.

180 ml frisches Kokosnusswasser

180 g frisches Kokosnussfleisch

2 TL schwarzer Sesam

35 g Macadamianüsse, ungesalzen

½ TL Bio-Vanilleextrakt

1 Prise gemahlener Zimt

OPTIONAL

Eine Portion deines liebsten Protein- und/ oder Kollagenpulvers plus ein Extra-Schuss Kokosnusswasser

Alle Zutaten in einem Standmixer vermixen, bis der Smoothie die gewünschte Konsistenz erreicht hat. Sofort genießen.

Für 1 Portion

Ich bin gut genug. Ich werde unterstützt und geliebt.

Smoothie mit Kakao, Avocado und Spirulina

Ich mag nährstoffreiche Smoothies, weil sie so praktisch sind. Zu Hause verwende ich alles, was ich gerade dahabe und vermixe Früchte mit Nussmus oder Avocado und etwas Kokosnusswasser zu einer gesunden kleinen Mahlzeit zum Mitnehmen oder einem Snack. Smoothies laden zum Experimentieren ein: Man nimmt ein bisschen mehr von diesem, ein bisschen weniger von jenem und probiert einfach aus, welche Geschmacksrichtungen und Konsistenzen man toll findet. Dieser Smoothie ist sättigend, angenehm süß, und sein leuchtendes Blaugrün macht ihn zu einem echten Hingucker. Spirulina wird häufig als »Mikroalge« bezeichnet, sie gehört jedoch zur Gattung der Cyanobakterien, enthält viel Chlorophyll und unterstützt deine Blutzellen beim Sauerstofftransport.

360 ml ungesüßte Milch nach Wahl (Mandel-, Macadamia-, Kokosnuss-, Reis- oder Hafermilch)

2 Medjool-Datteln, entsteint

½ mittelgroße Avocado, entkernt

1 EL Kakaopulver

1 TL Spirulinapulver (siehe Hinweis)

¼ TL Bio-Vanilleextrakt

OPTIONAL

Eine Portion deines liebsten Protein- und/oder Kollagenpulvers plus ein Extra-Schuss Milch

Alle Zutaten in einem Standmixer mixen, bis der Smoothie die gewünschte Konsistenz erreicht hat. Sofort genießen.

Hinweis: In der Regel ist Spirulinapulver im Reformhaus und in Bio-Supermärkten erhältlich. Wir mögen die Marke Pure Hawaiian Spirulina besonders gern.

Für 1 Portion

Ich bin mutig.

Smoothie mit Wildheidelbeeren und Nussmus

Wildheidelbeeren verbinden sich mit knusprigen Kakaonibs und den gesunden Fetten deines Lieblingsnussmuses zu einer köstlichen Mahlzeit, die dich zufrieden macht und aufmuntert. Dieser Smoothie sorgt auch dafür, dass du ausreichend Flüssigkeit bekommst. Schon nichtschwangere Frauen dehydrieren nur allzu leicht, Schwangeren passiert das noch viel öfter.

250 ml ungesüßte Milch nach Wahl (Mandel-, Macadamia-, Kokosnuss-, Reis- oder Hafermilch)

2 Medjool-Datteln, entsteint

1 Banane

100 g frische (oder tiefgefrorene) Wildheidelbeeren

¼ Avocado, entkernt

2 EL Nussmus nach Wahl

1 TL rohe Kakaonibs

1 TL Chiasamen

OPTIONAL

Eine Portion deines liebsten Protein- und/oder Kollagenpulvers plus einen Extra-Schuss Milch

Alle Zutaten in einem Standmixer mixen, bis der Smoothie die gewünschte Konsistenz erreicht hat. Sofort genießen.

Für 1 Portion

Ich bin schön – innerlich und äußerlich.

Smoothie mit Drachenfrucht

Die exotische Drachenfrucht oder Pitaya ist von innen und von außen eine Schönheit – und sie hat ein ebenso beeindruckendes Nährstoffprofil. Wenn du die weiche, stachelige rosafarbene Schale aufschneidest und deinen Löffel in das süß-säuerliche, mit schwarzen Samen gesprenkelte Fruchtfleisch versenkst, holst du dir eine Extra-Dosis an Vitamin C, Kalzium, Eiweiß, Eisen und Kalium. Drachenfrüchte sind nicht überall erhältlich, aber inzwischen gibt es sie in gut sortierten Lebensmittelläden und gelegentlich auch im Tiefkühlregal. Falls du keine bekommst, ist das Fleisch junger Kokosnüsse ein hervorragender Ersatz.

200 g frische (oder tiefgefrorene) Drachenfrucht

80 g frische (oder tiefgefrorene) Wildheidelbeeren

2 Medjool-Datteln, entsteint

250 ml ungesüßte Milch nach Wahl (Mandel-, Macadamia-, Kokosnuss-, Reis- oder Hafermilch)

OPTIONAL

Eine Portion deines liebsten Protein- und/oder Kollagenpulvers plus ein Extra-Schuss Milch

Alle Zutaten in einem Standmixer mixen, bis der Smoothie die gewünschte Konsistenz erreicht hat. Sofort genießen.

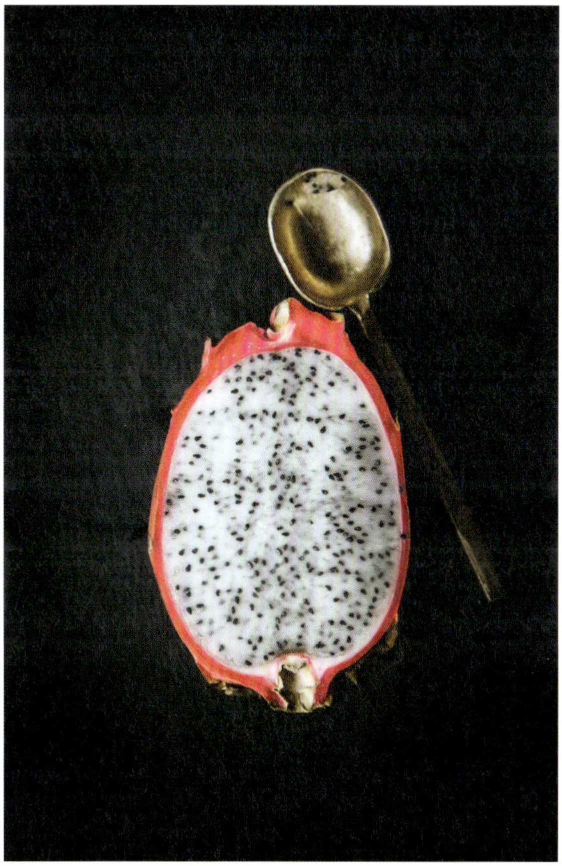

Für 1 Portion

Mein Geist, mein Körper und meine Seele sind miteinander verbunden.

SÜSSES

Rujak (Indonesischer Fruchtdip)

Die erfahrene Hebamme Robin Lim, eine unserer weisen Frauen, ermutigt in ihrer Klinik auf Bali werdende Mütter, immer wieder einmal Rujak zu essen. Dieser geschmacksintensive Dip ist äußerst beliebt, weil er keine Wünsche offenlässt: Er ist süß, salzig und sauer zugleich. Wenn man ihn auf traditionelle Weise mit frischen Früchten kombiniert, liefert er Vitamine, Ballaststoffe und Flüssigkeit. In Indonesien gilt Rujak als Mittel gegen Schwangerschaftsübelkeit. Am besten schmeckt er, wenn man zusammen mit seinen Liebsten am Küchentisch sitzt, dippt, redet, isst und lacht.

DIP

2 EL Tamarindenpaste (online oder in Asiamärkten erhältlich)

1 TL Kokosblüten- oder brauner Zucker plus mehr zum Abschmecken

60 ml Wasser plus mehr nach Bedarf

MÖGLICHE OBST- UND GEMÜSESORTEN

Grüne Mango, geschält, in Spalten geschnitten

Jicama (Yambohnen), geschält, in Stifte geschnitten

Apfel, in Spalten geschnitten

Gurke, in Stifte geschnitten

Birne, in Spalten geschnitten

Tamarindenpaste, Kokosblütenzucker (oder braunen Zucker) und Wasser in einer kleinen Schüssel verrühren, bei Bedarf mehr Wasser zugeben, bis der Dip eine dicke, zähflüssige Konsistenz hat. Bei Bedarf mehr Zucker hinzufügen, da Tamarinde von Natur aus säuerlich schmeckt.

Obst und Gemüse deiner Wahl in Stücke schneiden, in die Soße dippen und genießen!

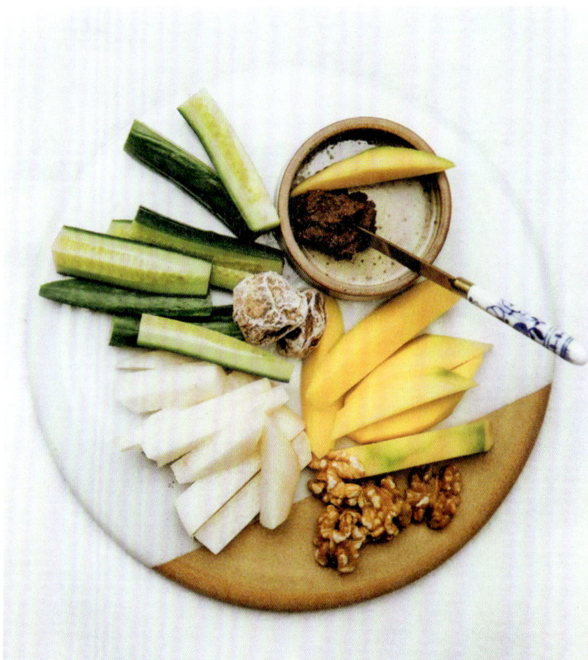

Für 2 Portionen

Ich vertraue meinem Körper. Ich vertraue darauf, dass die Geburt meines Babys gut verläuft.

Chia-Pudding mit Kakao

Manchmal braucht es nur einen kleinen Leckerbissen, um bessere Laune zu bekommen. Mir hilft dabei oft Schokolade. Dieser köstliche Pudding ist schnell zubereitet – und nahrhafter, als es scheint. Chiasamen verleihen ihm seine Konsistenz. Sie quellen beim Einweichen auf und sind reich an Ballaststoffen, Antioxidantien und Omega-3-Fettsäuren. Sobald du ihn einmal zubereitet hast, wirst du diesen Pudding immer auf Vorrat dahaben wollen, um dir selbst Löffel für Löffel kleine Glücksmomente zu bescheren.

170 g Chiasamen

½ TL gemahlener Zimt

2 TL ungesüßtes Kakaopulver

½ TL Bio-Vanilleextrakt

1 Prise Meersalz

480 ml ungesüßte Milch nach Wahl (Mandel-, Macadamia-, Kokosnuss-, Reis-, Hafer- oder Kuhmilch) plus mehr nach Bedarf

1 EL Ahornsirup

MÖGLICHE TOPPINGS
Apfelspalten, Beeren, Steinobst, Walnüsse, Kokosraspel

In einer Rührschüssel Chiasamen, Zimt, Kakaopulver, Vanilleextrakt, Salz und Milch gut verquirlen. Sobald der Pudding nach etwa 1 Stunde durch das Aufquellen der Chiasamen dickflüssig geworden ist, Ahornsirup hinzufügen und die Masse nochmal durchrühren.

Sollte der Pudding zu fest sein, etwas Milch einrühren. Toppings darübergeben und servieren.

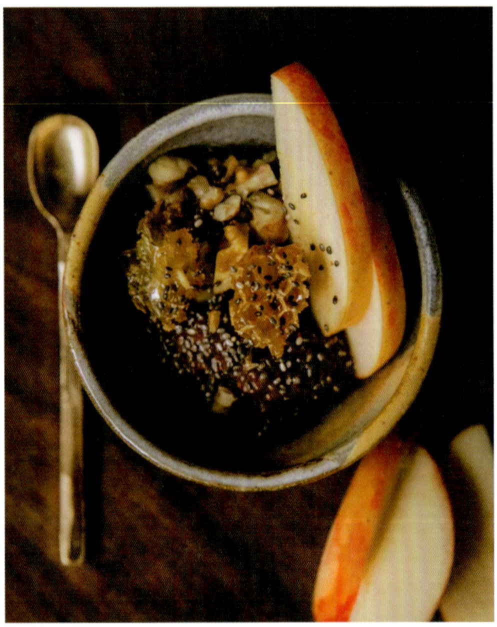

Für 4 Portionen

Ich stehe fest auf meinen Füßen und nehme einen langen, tiefen Atemzug.

Schokokekse à la India

Mit meiner zweitgeborenen Tochter India zu kochen, ist eine wahre Freude. India ist ein echtes Talent. Fischgerichte und Backwaren sind ihre Spezialgebiete, und ich überlasse ihr nur zu gerne die Führung! India backte diese gesunden Schokokekse immer, damit wir uns an turbulenten Wochentagen auf die Schnelle daran bedienen konnten. Die Kekse sind glutenfrei, eifrei und absolut köstlich. Wenn es einem Teenager Spaß macht, sie zu backen, gehe ich davon aus, dass es dir genauso ergehen wird. Falls du einen proteinreicheren, sättigenden Snack daraus machen möchtest, bestreiche sie einfach mit etwas Nussmus. Du kannst statt des Kokosblütenzuckers auch einen der Süßstoffe verwenden, die im Abschnitt **Vorratskammer für die Schwangerschaft** (Seite 169) aufgeführt sind.

- 70 g Kokosöl (in festem Zustand)
- 110 g Kokosblütenzucker
- 2 TL Bio-Vanilleextrakt
- 2 EL Mandelmilch
- 100 g Mandelmehl
- 125 g Hafermehl
- ½ TL Natron
- ½ TL Backpulver
- ¼ TL Meersalz
- 85 g dunkle Schokoladenchips

Ofen auf 180 °C (Ober-/Unterhitze, 160 °C Umluft) vorheizen. Ein Backblech mit Backpapier auslegen.

Kokosöl und Kokosblütenzucker in der Schüssel einer Küchenmaschine mit dem Flachrührer vermengen (oder in einer Rührschüssel mit einem Stabmixer). Auf höchster Stufe 1 Minute schlagen, dann Vanilleextrakt und Milch zugeben und weitere 30 Sekunden mixen.

Das Mandelmehl hinzufügen und 10 Sekunden mixen. Hafermehl, Backpulver, Natron und Salz hinzufügen. Etwa 20 Sekunden weitermixen und dabei Seiten und Boden der Schüssel mit einem Spatel abkratzen, bis sich eine große Teigkugel bildet. Zum Schluss die Schokoladenstückchen mit einem Spatel untermengen.

Jeweils etwa 1½ Esslöffel Teig abnehmen und in etwa 5 Zentimeter Abstand auf dem vorbereiteten Backblech verteilen. Im Ofen 12 Minuten backen, bis die Ränder leicht anbräunen. Timer stellen nicht vergessen!

Aus dem Ofen nehmen und das Blech 10 Minuten abkühlen lassen. Warm genießen!

Ergibt 8 Kekse

Mein Kind und ich entdecken gerade gemeinsam die Welt.

TEES, TONIKA UND ELIXIERE

Wir bei MotherBees sind stolz darauf, ungewöhnliche Zutaten aus aller Welt zu verwenden. Wir wissen es sehr zu schätzen, dass jede Zutat einen anderen gesundheitlichen Nutzen bietet und uns zugleich einen Einblick in die Welt derjenigen eröffnet, die diese Heilpflanzen anbauen. Im folgenden Abschnitt mit Rezepten für Tees, Tonika und Elixiere kommen einige der exotischeren Zutaten aus der Vorratskammer von MotherBees zum Einsatz, obwohl auch diese inzwischen ziemlich leicht zu beschaffen sein dürften. Die Rezepte selbst sind simpel und bestehen lediglich aus einer oder zwei Hauptzutaten – einem besonderen Heilkraut oder einer weniger bekannten Frucht. Ich habe alle Inhaltsstoffe wegen ihrer sanft heilenden Eigenschaften ausgewählt. Wie in den Rezepten angegeben, sind sie, in Maßen genossen, für Schwangere sicher. Ich kann dich nur ermutigen, offen zu sein und Dinge einfach auszuprobieren, auch wenn sie dir zunächst ungewohnt erscheinen sollten. Vielleicht findest du auf diese Weise neue Verbündete auf deinem Weg durch die Schwangerschaft.

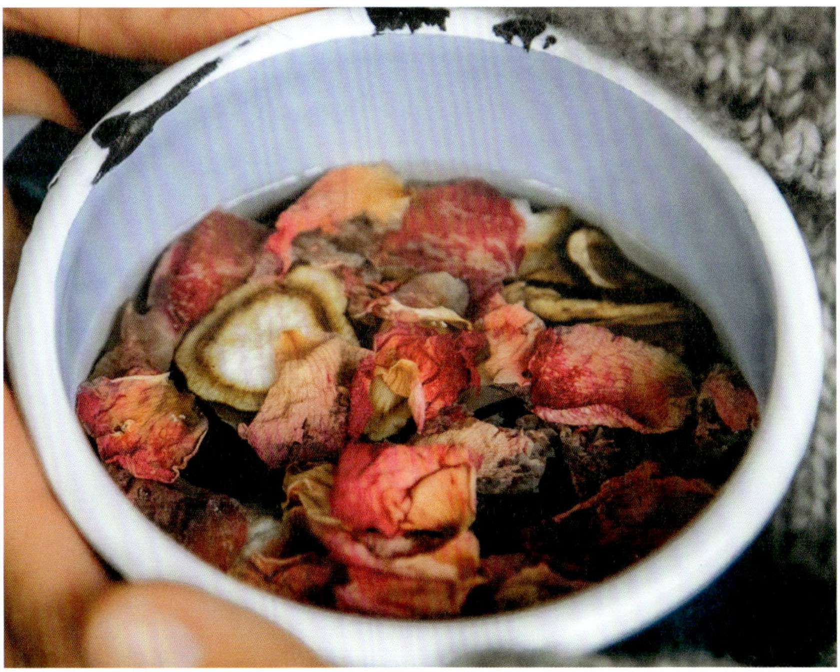

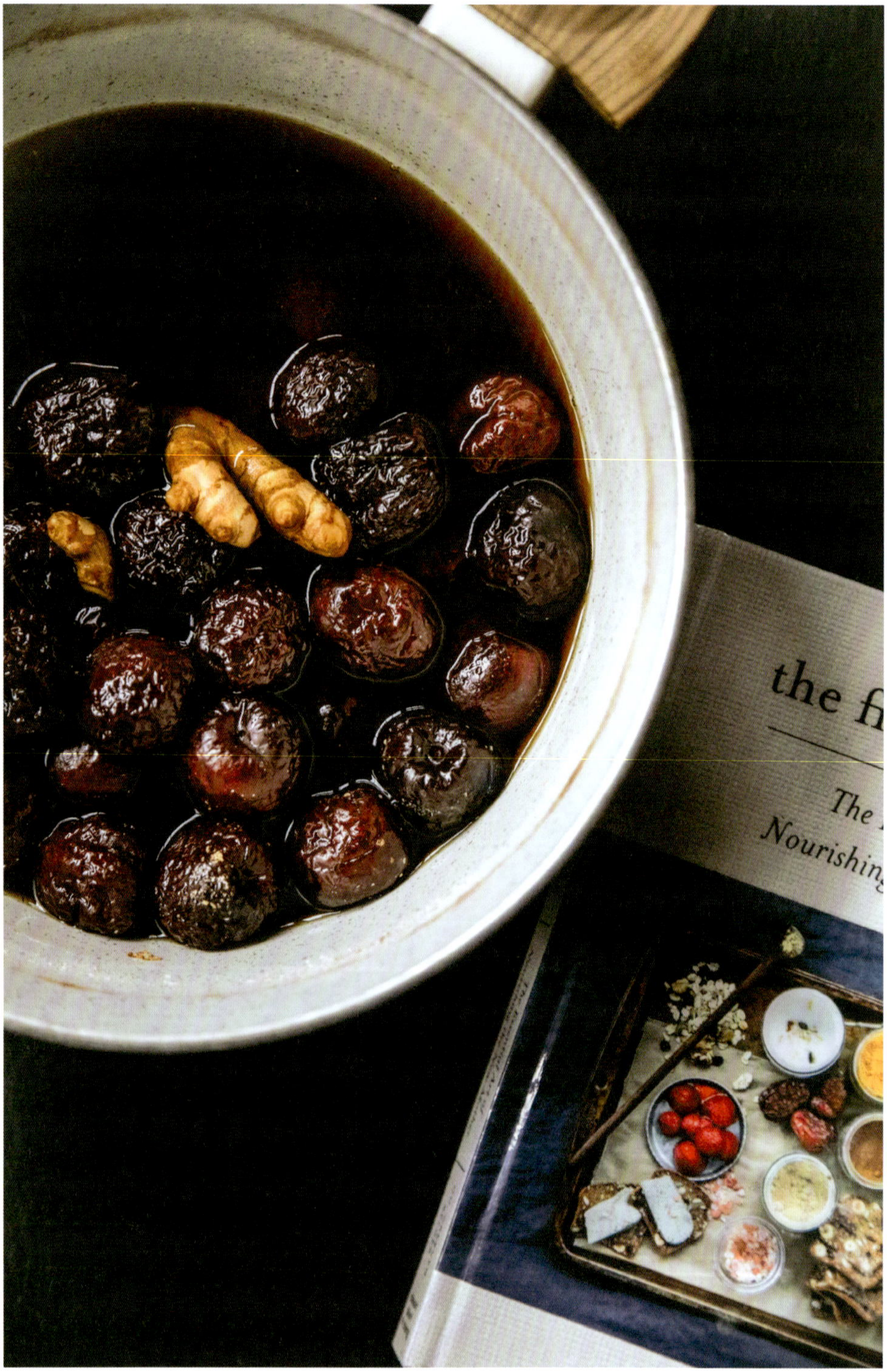
the fi
The
Nourishing

Wärmender Jujube-Tee

Wir sind große Fans von Jujubes. Diese kleinen Steinfrüchte, auch als »rote« oder »Chinesische« Datteln bekannt, werden in China seit Langem wegen ihres hohen Gehalts an Antioxidantien, Vitamin C und Mineralstoffen geschätzt, die sich positiv auf Schlaf, Haut, Kreislauf und vieles mehr auswirken. Da die Anbausaison von Jujubes nur kurz ist, verwendet man sie meist in getrockneter Form, um sie in Tees, Brühen und Suppen zu kochen, wo sie ihre süßliche, leicht karamellige Note entfalten.

3 getrocknete Jujubes, abgespült und entsteint

1 Stück frische Ingwerknolle (ca. 12 mm), mit Schale, in zwei Hälften geschnitten

1 EL Rosinen

½ TL gemahlener Zimt

½ TL Vollrohrzucker

480 ml kaltes Wasser

Alle Zutaten in einen kleinen Topf geben und bei mittlerer Hitze 15 Minuten köcheln lassen.

Den Tee abseihen und die Flüssigkeit mit einem Löffel aus den Jujubes drücken, damit nichts von ihren wertvollen Inhaltsstoffen verloren geht. Ausgedrückte Jujubes entsorgen.

Den Tee warm genießen!

Hinweis: Beim Kochen von Jujubes kann sich weißer Schaum auf dem Tee bilden, aber das ist normal. Schöpfe ihn vor dem Trinken einfach ab.

Für 1 Portion. Ideal für das dritte Trimester

Positive Gedanken und Worte sind mein Fundament.

Jujube-Tee mit Azukibohnen

Azukibohnen sind ein nährstoffreiches, energetisierendes Lebensmittel. Sie sind reich an Proteinen, komplexen Kohlenhydraten und Antioxidantien, die Zellwachstum und -erneuerung bei Mutter und Kind anregen. Im asiatischen Kulturraum werden Jujubes und Azukibohnen verwendet, um den Milchfluss anzuregen und die Gesundheit der Mutter nach der Geburt zu fördern. In diesem Rezept habe ich die beiden Zutaten in einem hübschen rosa Tee mit leicht süßlicher Note kombiniert. Ein Hauch von Kombu-Algen verleiht ihm ein subtiles Umami-Aroma und liefert gleichzeitig das für schwangere und stillende Frauen so wichtige Jod. Die gekochten Azukibohnen kannst du essen, damit bekommst du eine Extraportion Ballaststoffe.

1,4 l kaltes Wasser

3 getrocknete Jujubes, abgespült und entsteint

1 Dose (400 g) Azukibohnen, abgeseiht und abgespült

1 Streifen (7,5 cm) getrocknete Kombu-Alge

1 Stück frische Ingwerknolle (ca. 2,5 cm), mit Schale, in Scheiben geschnitten

1 Prise Meersalz

2 EL Honig

In einem kleinen Topf bei mittlerer Hitze das kalte Wasser zum Köcheln bringen. Getrocknete Jujubes, Azukibohnen, Kombu-Alge, Ingwer und Salz hineingeben. Auf niedrige Stufe zurückschalten und 2 Stunden köcheln lassen. (Siehe Hinweis auf Seite 231.)

Vom Herd nehmen, die Flüssigkeit abseihen, Honig einrühren und den Tee warm trinken.

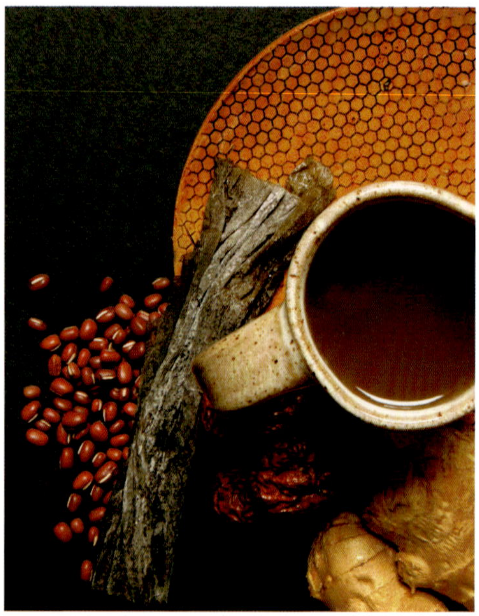

Ergibt 3 bis 4 Tassen. Ideal für das dritte Trimester

Ich kümmere mich um meinen lebenspendenden Körper.

Tee mit Nashi-Birne und Ingwer

Nashi-Birnen sind superknackig und haben einen frischen, leicht süßen Geschmack. In der Traditionellen Chinesischen Medizin wird die Frucht gegen überschüssigen Schleim und zur Beruhigung der Lunge eingesetzt, des Organs, in dem sich Traurigkeit oder Kummer einnisten können. Mit einem starken Lungen-Qi können wir klar denken und sind offen für neue Ideen – hervorragende Voraussetzungen für das heranwachsende Baby. Ich liebe den subtilen Geschmack von eingekochten Nashi-Birnen, Jujubes und Ingwer, lege mir aber auch immer eine rohe Birne zur Seite, um sie über den Tag verteilt zu naschen.

2 l kaltes Wasser

3 getrocknete Jujubes, gewaschen und entkernt

1 Nashi-Birne, gewaschen, geschält, Kerngehäuse entfernt und in Scheiben geschnitten

1 Stück frische Ingwerknolle (ca. 2,5 cm) mit Schale, gewaschen, in Scheiben geschnitten

Das kalte Wasser, die Jujubes, Nashi-Birne und Ingwer in einen mittelgroßen Topf geben und mit halb aufgelegtem Deckel 30 Minuten kochen. Die Hitze auf mittlere bis niedrige Stufe zurückschalten und weitere 2 Stunden köcheln lassen. (Siehe Hinweis auf Seite 231.)

Topf vom Herd nehmen. Abseihen, den Tee trinken und die gekochten Birnenspalten dazu genießen.

Für 2 Portionen. Ideal für das zweite und dritte Trimester

Ich bin dankbar, schwanger zu sein.

Tonikum mit Silberohr und Lotussamen

Silberohr wird seit Jahrhunderten als Tonikum in der Spätschwangerschaft verwendet. Der Pilz steigert die Elastizität der Haut an Bauch und Brüsten sowie die Dehnbarkeit des Dammes, um ihn für die Geburt vorzubereiten. Der Pilz ist in den meisten chinesischen Lebensmittelläden oder online zu finden. Lotussamen stammen von der fantastischen Lotusblume, einem Symbol für Erleuchtung und Wiedergeburt. Sie gelten als Superfood für Schwangere, da sie Milz und Nieren kräftigen, was sich positiv auf ihre Energie auswirkt. Wenn du das Getränk nur mit Wasser zubereitest, ist es leicht süß; für mehr Geschmack kannst du auch den *Tee mit Nashi-Birne und Ingwer* dafür verwenden.

20 g getrocknetes Silberohr (siehe Hinweise)

1,4 l kaltes Wasser oder *Tee mit Nashi-Birne und Ingwer* (Seite 233)

2 EL getrocknete Lotussamen, gewaschen

1 Ei, verquirlt

1 EL Honig (weglassen, falls du *Tee mit Nashi-Birne und Ingwer* verwendest)

In einer mittelgroßen Schüssel das Silberohr mit so viel Wasser aufgießen, dass der Pilz damit bedeckt ist. 20 Minuten einweichen, bis er vollständig aufgeweicht ist. Einweichwasser wegschütten und den Pilz mit frischem Wasser abspülen. Die leicht dunkelgelbe Mitte herausschneiden und entsorgen, den Pilz dann in kleine mundgerechte Stücke zerteilen.

Kaltes Wasser (oder Tee) mit Silberohr und Lotussamen in einem mittelgroßen Topf auf mittlerer bis hoher Stufe zum Sieden bringen. Auf mittlere bis niedrige Stufe zurückschalten und die Mischung 2 Stunden zugedeckt köcheln lassen, bis das Silberohr weich und gallertartig ist und die Lotussamen weich sind. Bei Bedarf zwischendurch Wasser nachgießen.

Wieder auf mittlere bis hohe Stufe schalten, bis sich Blasen bilden. Das verquirlte Ei einrühren und 2 Minuten köcheln lassen. Herd ausschalten und Honig (falls verwendet) vor dem Trinken einrühren.

Hinweise: Das gekochte Silberohr sollte eine glitschige, gallertartige Konsistenz haben. Achte beim Einkauf darauf, dass der Pilz nicht weiß, sondern eher gelb gefärbt ist.

Um in den vollen Genuss dieses Tonikums zu kommen, isst du das aufgeweichte Silberohr und die Lotussamen mit. Viel Spaß mit den verschiedenen Texturen in deiner Tasse!

Für 3 Portionen. Ideal in den letzten beiden Schwangerschaftswochen

Mein Baby sonnt sich in meiner goldenen Liebe.

Wärmende Milch mit Kardamom und Rosenblüten

Im Ayurveda wird warme Milch mit Ghee empfohlen, um ein Ungleichgewicht zwischen dem *Vata-* und *Pitta-Dosha* (was oft zu Schlafstörungen führt) auszubalancieren. Dieser Trunk ist ein wahrer Seelentröster! Genieße die himmlische Kombination aus warmer Milch, Ghee, Kardamom und Rosenblättern vor dem Schlafengehen und merke, wie sich deine Schultern und deine Stirn entspannen. Nimm dafür die Art von Milch, die du magst und gut verträgst.

250 ml Milch nach Wahl (Kuh-, Ziegen-, Mandel-, Macadamia-, Kokosnuss-, Reis- oder Hafermilch)

1 TL Ghee

¼ TL Kardamompulver

1 EL getrocknete Rosenblütenblätter oder 5 Tropfen Rosenwasser

1 Prise Meersalz

OPTIONAL

Honig

Rote-Bete-Pulver für eine hellrosa Färbung, falls gewünscht

Die Milch in einem kleinen Topf bei mittlerer Hitze kurz aufkochen. Herd ausschalten und Ghee, Kardamom, Rosenblütenblätter (oder Rosenwasser) und Salz hinzufügen. Zugedeckt 20 Minuten ziehen lassen. Abseihen, Honig und Rote-Bete-Pulver (falls verwendet) hinzufügen und die Milch warm trinken.

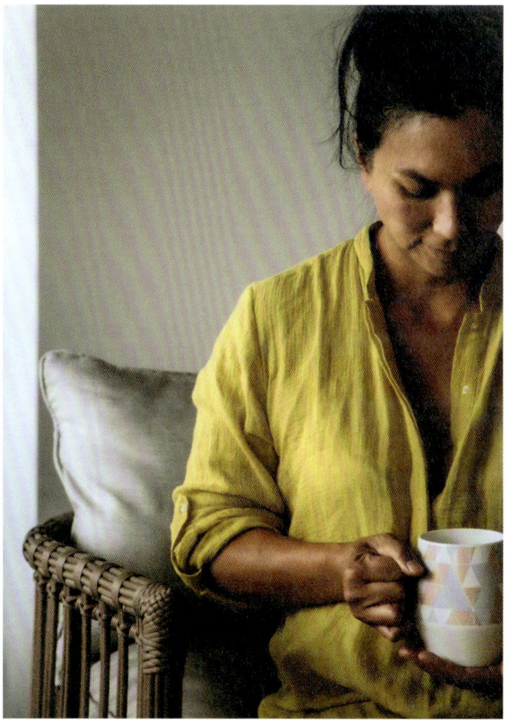

Für 1 Portion. Für jedes Trimester geeignet

Mein Baby fühlt und hört mich.

Klettenwurzel-Rosen-Tee für das dritte Trimester

Als ich unsere Fotografin Jenny in ihrem Haus in Maine besuchte, entdeckte ich einen Beutel voll Klettenwurzeln in ihrer Speisekammer. Jennys Freundin, die Kräuterspezialistin Melissa Boynton, hatte sie angebaut und getrocknet. Mir kam sofort die Idee, daraus einen Tee zuzubereiten. Die mineralstoffreiche Klettenwurzel ist dafür bekannt, den Blutzucker zu regulieren, die Verdauung anzuregen, die Bauchspeicheldrüse zu unterstützen und sanft abführend zu wirken. Für eine ausgeglichene Teemischung haben wir die Wurzel mit zarten Rosenblütenblättern kombiniert. Klettenwurzel hilft dir, dich zu erden, während dein Körper den kontinuierlichen Veränderungsprozess der Schwangerschaft durchläuft. Die Rose hilft dir dabei, dein Herz zu öffnen und ein neues Kapitel deines Lebens aufzuschlagen. Diesen Tee genießt du am besten in der Spätschwangerschaft, wenn du dich auf die bevorstehende Geburt und darauf vorbereitest, dich zu öffnen und loszulassen.

840 ml Wasser

1 EL getrocknete Klettenwurzel

1 EL getrocknete Rosenblütenblätter

Option 1: Wasser in einem mittelgroßen Topf bei mittlerer bis hoher Hitze zum Kochen bringen. Klettenwurzel und Rosenblütenblätter hineingeben, den Herd ausschalten und die Mischung 20 Minuten zugedeckt ziehen lassen. Abseihen und über den Tag verteilt trinken.

Option 2 (für einen intensiveren Geschmack): Wasser in einem mittelgroßen Topf bei mittlerer bis hoher Hitze zum Kochen bringen. Klettenwurzel und Rosenblütenblätter in ein Einmachglas (ca. 1 Liter) geben und mit dem heißen Wasser aufgießen. Über Nacht ziehen lassen, am nächsten Morgen abseihen und den Tee über den Tag verteilt trinken.

Für 2 Portionen. Ideal für das dritte Trimester

Ich bin gesund.

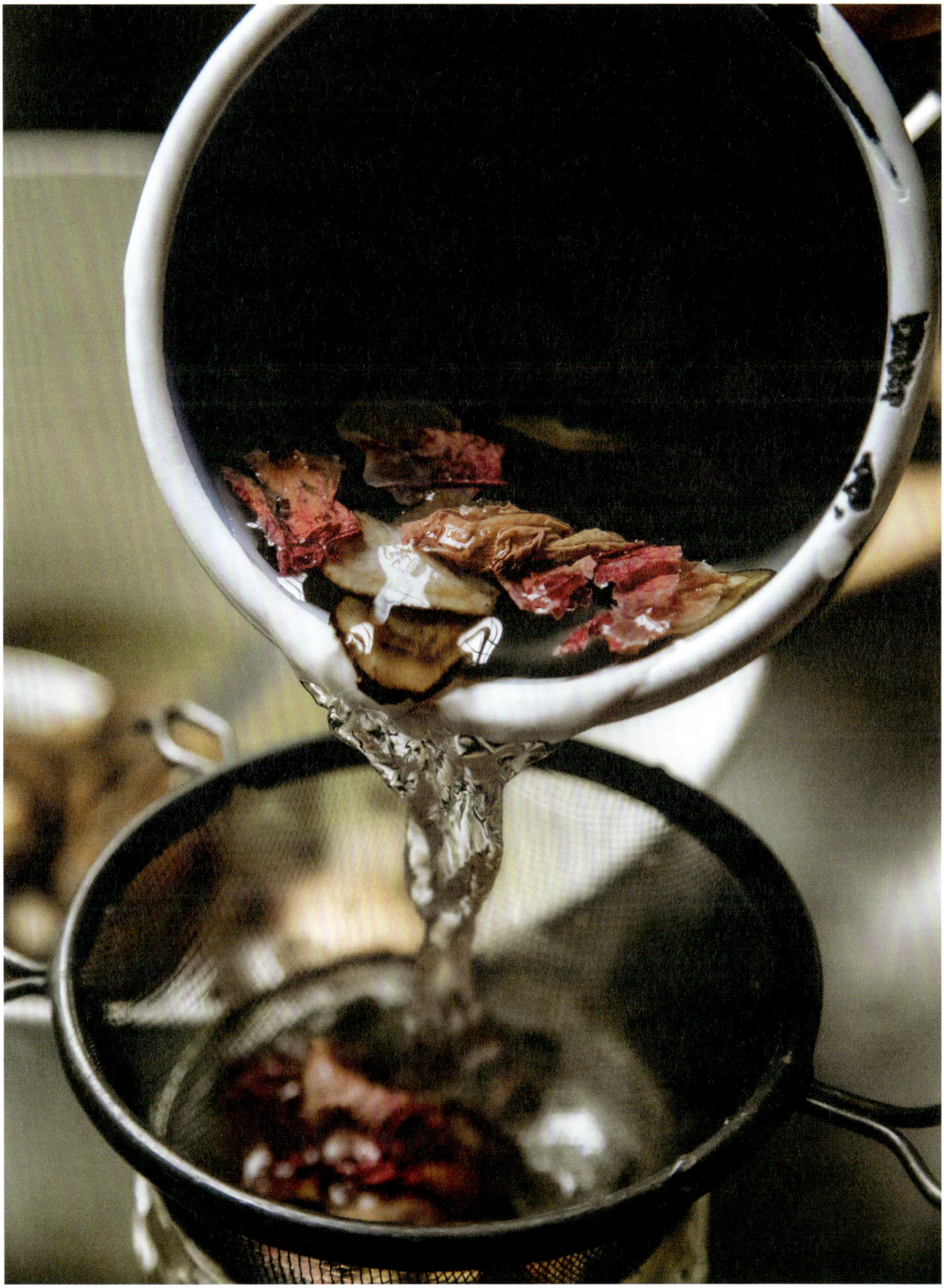

Tee mit Brennnesseln und Zitronenmelisse

Ich liebe Brennnesseln schon seit Langem und versuche immer, welche zu bekommen, egal, ob in getrockneter Form im Naturkostladen, frisch auf dem Wochenmarkt oder aus dem Garten einer Freundin, wo sie als Unkraut wild wachsen. (In letzterem Fall trage ich bei der Ernte Handschuhe, um mich vor den Brennhaaren zu schützen!) Ich liebe den Geschmack des Tees, und ich könnte schwören, während des Trinkens zu spüren, wie all die Vitamine und Mineralstoffe in meinen Zellen ankommen. Die Pflanze ist ein wahres Nährstoffkraftpaket, und jeder Schluck Tee liefert die Vitamine A, B, C, D und K sowie Kalzium, Eisen, Magnesium und Kalium. Brennnesseltee wirkt energetisierend, stärkt die Blutgefäße, beugt Krampfadern und Anämie vor, lindert Beinkrämpfe und senkt das Blutungsrisiko nach der Geburt. Aus diesem Grund sind Brennnesseln das Heilkraut, das ich für Schwangerschaft und Wochenbett am häufigsten empfehle! Hier wird es mit verdauungs- und nervenberuhigender Zitronenmelisse sowie Haferstroh gemischt, das reich an Kalzium und B-Vitaminen ist und gegen Beinkrämpfe und Schlaflosigkeit hilft.

840 ml Wasser

2 EL getrocknete Brennnesselblätter

2 EL getrocknete Zitronenmelisse

2 EL getrocknetes Haferstroh

Option 1: Wasser in einem mittelgroßen Topf bei mittlerer bis hoher Hitze zum Kochen bringen. Brennnesselblätter, Zitronenmelisse und Haferstroh hineingeben, den Herd ausschalten und die Mischung 20 Minuten zugedeckt ziehen lassen. Abseihen und den Tee über den Tag verteilt trinken.

Option 2 (für einen intensiveren Geschmack): Wasser in einem mittelgroßen Topf bei mittlerer bis hoher Hitze zum Kochen bringen. Brennnesselblätter, Zitronenmelisse und Haferstroh in ein Einmachglas (ca. 1 Liter) geben und mit dem heißen Wasser aufgießen. Über Nacht ziehen lassen, am nächsten Morgen abseihen und den Tee über den Tag verteilt trinken.

Hinweis: Sämtliche getrocknete Kräuter und Blumen sind in Apotheken und Reformhäusern oder online erhältlich.

Für 2 Portionen. Ideal für das zweite und dritte Trimester

Mein Kind, ich lerne von dir. Ich bin dankbar für das, was du mir beibringst.

Tee mit Himbeerblättern

Vor der Entbindung, während der Wehen und nach der Geburt ist dieser Tee dein Verbündeter. Himbeerblättertee wird gerne als »Frauentee« bezeichnet, da er die reproduktive Gesundheit von Frauen unterstützt, Schwangerschaftsbeschwerden lindern kann und dazu beiträgt, dass das Baby reif geboren wird. Da Himbeerblätter die Durchblutung der Gebärmutter anregen, soll das Heilkraut während der Wehen und nach der Geburt schmerzlindernd wirken. Der Tee lässt sich gut im Kühlschrank aufbewahren, und die Teeblätter kannst du nach dem Aufbrühen als Dünger für Garten- oder Zimmerpflanzen verwenden. Wenn die Geburt näher rückt, kannst du dir sagen: »Ich bin dankbar, dass dieser Tee mich und mein Baby nährt und uns zu einer leichten Geburt verhilft.«

840 ml Wasser

1 EL getrocknete Himbeerblätter

1 EL getrocknete Brennnesselblätter

1 EL getrocknetes Haferstroh

½ Teelöffel regionaler Honig

Option 1: Wasser in einem mittelgroßen Topf bei mittlerer bis hoher Hitze zum Kochen bringen. Himbeerblätter, Brennnesselblätter und Haferstroh hineingeben, den Herd ausschalten und die Mischung 20 Minuten zugedeckt ziehen lassen. Abseihen, Honig einrühren und den Tee über den Tag verteilt trinken.

Option 2 (für einen intensiveren Geschmack): Wasser in einem mittelgroßen Topf bei mittlerer bis hoher Hitze zum Kochen bringen. Himbeerblätter, Brennnesselblätter und Haferstroh in ein Einmachglas (ca. 1 Liter) geben und mit dem heißen Wasser aufgießen. Über Nacht ziehen lassen, am nächsten Morgen abseihen, Honig einrühren und den Tee über den Tag verteilt trinken.

Für 2 Portionen. Ideal für das dritte Trimester

Meine Vorfahrinnen scharen sich um mich und stehen mir bei.

Frisch gepresste Säfte

Meine Liebe zu heilenden Lebensmitteln verdanke ich dem ersten frisch gepressten Saft, den ich trank, als ich mit meinem ersten Kind schwanger war. Ich hatte im ersten Trimester schnell an Gewicht zugenommen, weshalb mir meine Hebamme Davi empfahl, auf die Süßigkeiten zu verzichten, die zu naschen ich mir in England angewöhnt hatte – süßes Gebäck zum Morgenkaffee, Kekse zum Nachmittagstee –, und nach gesünderen Alternativen zu suchen. Das war einfacher als gedacht, denn ich lebte in Los Angeles, dem Mekka für Frischsäfte. Ich begann mit Karotten und Rote Bete und arbeitete mich langsam zu Grünkohl, Spinat und einem Schuss Weizengras vor. Irgendwann ging ich fast jeden Tag in die Saft-Bar. Ich genoss die Geschmacksexplosionen und das Gefühl, dass meine Zellen direkt mit hochwirksamen Nährstoffen versorgt wurden. Bald wurde das Brummen des Slow Juicers zu einem meiner Lieblingsgeräusche und veranlasste mich dazu, mir selbst einen zuzulegen. Da die meisten Früchte extrem viel Zucker enthalten, belasse es möglichst bei einem halben säuerlichen Apfel, grünem Blattgemüse und feuchtigkeitsspendenden Gurken. Saft-Bars gibt es heute an jeder Ecke, aber da die Säfte dort nicht gerade günstig sind, gibt es nichts Besseres, als dir dein Geschmackserlebnis selbst zu gestalten. Für das Entsaften zu Hause empfehle ich dir, in einen hochwertigen Slow Juicer zu investieren, der den Saft schonender und in größerer Menge gewinnt als herkömmliche Entsafter; langfristig sparst du damit also Geld. Ich selbst schwöre auf den Omega Juicers MM900 HDS. Wasch das Obst und Gemüse stets gründlich, um die Übertragung von Bakterien zu vermeiden!

SAFT 1: ZITRONEN-APFEL-SAFT MIT SPINAT

1 große Salatgurke, geschält und geviertelt

½ roter Apfel, Kerngehäuse entfernt

½ Zitrone, geschält, geviertelt und entkernt

30 g Babyspinat

45 g junger Grünkohl

1 Stück frische Ingwerknolle (ca. 6 mm), mit Schale, halbiert

SAFT 2: GURKEN-PFEFFERMINZ-SAFT MIT ROTE BETE

1 mittelgroße Rote Bete, geschält und geviertelt

½ roter Apfel, Kerngehäuse entfernt

1 große Salatgurke, geschält und geviertelt

25 g frische Pfefferminzeblätter

Bereite dir jeweils nur einen der Säfte zu und wechsle die beiden Rezepte täglich ab. Am besten gleich nach der Zubereitung genießen.

Für 1 Portion

Wenn die Zeit reif ist, öffne ich mich für die Geburt.

Elixier gegen Morgenübelkeit

Schwangerschaftsübelkeit ist kein Spaß. Man ist ständig in Habachtstellung und wartet auf die nächste Welle. Ich war in meinen Schwangerschaften ziemlich stark davon betroffen und mir war sehr daran gelegen, die schlimmsten Attacken abzumildern. Elektrolythaltige (mineralstoffreiche) Getränke können dir helfen, dein inneres Gleichgewicht nicht zu verlieren. Dieses Elixier besteht aus Kokosnusswasser, Staudensellerie- und Gurkensaft sowie Salz, um dich mit Flüssigkeit und Elektrolyten zu versorgen. Außerdem enthält es Ingwer und Zitrone, um die Übelkeit zu lindern. Wenn dir eine bestimmte Zutat nicht schmeckt, lässt du sie einfach weg. Nimm zwischen Übelkeitswellen kleine Schlucke, entspanne deine Schultern und atme tief durch. Versuche, den unten beschriebenen Akupressurpunkt zu drücken. Akupunktur- und Akupressurpunkte sind auf dem ganzen Körper verteilt, sie verbinden die Meridianbahnen mit den zugehörigen Organen. Das Drücken dieses speziellen Punkts lindert die Übelkeit, weil der betreffende Meridian über den Arm zu Brust und Oberbauch in die Nähe des Magens führt.

½ Zitrone, geschält und entkernt

1 Stück frische Ingwerknolle (ca. 6 mm), mit Schale

1 Stange Sellerie

1 große Salatgurke, geschält, geviertelt

½ Apfel, geschält und geviertelt

480 ml Kokosnusswasser

1 Prise Meersalz

Zitrone, Ingwer, Staudensellerie, Gurke und Apfel entsaften.

Saft in ein Glas füllen, Kokosnusswasser und Salz einrühren. Am besten gleich nach der Zubereitung genießen.

Akupressurpunkt: Lass deine Handfläche nach oben zeigen. Miss von deinem Handgelenkansatz ausgehend drei Fingerbreit Richtung Ellenbeuge. Dort 2 bis 3 Minuten lang fest drücken.

Für 1 Portion

Mein Körper ist dankbar, wenn er Flüssigkeit bekommt.

Wärmender Tee gegen Morgenübelkeit

60 bis 80 Prozent aller Schwangeren sind von Morgenübelkeit betroffen. Übelkeit kann allerdings zu jeder Tages- und Nachtzeit auftreten. Daher schadet es nicht, wenn du ein paar Gegenmittel in deinem Arsenal hast. Wenn dir flau im Magen ist und du etwas brauchst, um Nerven und Magen zu beruhigen, hast du die Wahl zwischen dem *Elixier gegen Morgenübelkeit* (Seite 241) und diesem beruhigenden Tee aus Ingwer, Kamille und einem Hauch Fenchel. Wenn du nicht gerne pures Wasser trinkst, ist dieser leicht aromatisierte Tee eine hervorragende Alternative.

840 ml Wasser

1 EL Fenchelsamen

1 EL Kamillenblüten

1 Stück frische Ingwerknolle (ca. 2,5 cm), mit Schale, in Scheiben geschnitten

1 TL regionaler Honig

Option 1: Wasser in einem mittelgroßen Topf bei mittlerer bis hoher Hitze zum Kochen bringen. Fenchelsamen, Kamillenblüten und Ingwer hineingeben, den Herd ausschalten und die Mischung zugedeckt 20 Minuten ziehen lassen. Abseihen, den Honig einrühren und den Tee über den Tag verteilt trinken.

Option 2 (für einen intensiveren Geschmack): Wasser in einem mittelgroßen Topf bei mittlerer bis hoher Hitze zum Kochen bringen. Fenchelsamen, Kamillenblüten und Ingwer in ein Einmachglas (ca. 1 Liter) geben und mit dem heißen Wasser aufgießen. Über Nacht ziehen lassen, am nächsten Morgen abseihen, den Honig einrühren und den Tee mit Raumtemperatur über den Tag verteilt trinken.

Für 2 Portionen

Ich bin stärker, als ich es mir je hätte vorstellen können.

Hydrierendes Beeren-Elixier

Ich weiß noch, wie kurz vor der Geburt meines zweiten Kindes die leichten Wehen, die ich zu zählen begonnen hatte, plötzlich aufhörten. Anstatt mir Sorgen zu machen, erinnerte ich mich daran, dass die Wehentätigkeit direkt von der Flüssigkeitszufuhr beeinflusst wird. Ich schnappte mir also ein Elektrolytgetränk, und nach ein paar großen Schlucken kamen die Wehen zurück. Wie viele andere Muskeln auch funktioniert die Gebärmutter am besten, wenn sie ausreichend hydriert ist. Elektrolyte tragen zu einem ausgeglichenen Flüssigkeitshaushalt bei. Zum Glück musst du aber nicht die gefärbten und gesüßten isotonischen Getränke bekannter Sportgetränkeanbieter hinunterkippen, um in den Genuss von Elektrolyten zu kommen. Dieses Rezept bietet alle Vorzüge eines gekauften Getränks, indem es dich intensiv mit Flüssigkeit versorgt und ein paar Kalorien liefert. Zugleich kommt es ohne unerwünschte Zusatzstoffe aus und schmeckt, damit der Genuss nicht zu kurz kommt, leicht nach Erdbeere. Zitrone liefert Vitamin C und eine großzügige Dosis ConcenTrace® Trace Mineral Drops (online erhältlich) die Elektrolyte. Eine ganze Reihe von Frauen berichteten mir, dass ein paar Schlucke von diesem Elixier ihnen während der Wehen den nötigen Energieschub gegeben haben.

2 l gefiltertes Wasser

1 Stück frische Ingwerknolle (ca. 4 cm), geschält und gerieben

125-250 ml Honig (je nachdem, wie süß du es magst)

Saft von 1 Zitrone

250 g Erdbeeren, in Scheiben geschnitten

6 Tropfen bis zu 1 TL ConcenTrace® Trace Mineral Drops oder eine Prise Meersalz

Wasser in einem mittelgroßen Topf bei mittlerer bis hoher Hitze zum Kochen bringen. Geriebenen Ingwer hineingeben, Herd abschalten, den Sud 20 Minuten ziehen lassen, dann abseihen. Honig einrühren.

Wenn der Sud abgekühlt ist, Zitronensaft, Erdbeerscheiben und Spurenelemente-Drops (oder Meersalz) hinzufügen und umrühren.

Die Erdbeeren 1 Stunde im Sud ziehen lassen, dann abseihen, damit das Elixier keine Stückchen enthält. In eine Flasche oder ein Schraubglas abfüllen und im Kühlschrank aufbewahren.

Tipp zum Einfrieren: Das Elixier in ein Schraubglas (ca. 0,5 oder 1 Liter) füllen und oben drei Fingerbreit (ca. 5 Zentimeter) Platz lassen, damit sich die Flüssigkeit ausdehnen kann. Ohne Deckel ins Gefrierfach stellen. Sobald das Elixier gefroren ist, Deckel fest zudrehen. So verhinderst du, dass das Glas zerspringt. Das Getränk ist im Gefrierfach maximal 2 Monate haltbar.

Hinweis: Ich lege dir sehr ans Herz, während der Geburt einen gebogenen Strohhalm zu verwenden, weil du damit in den Wehenpausen viel einfacher trinken kannst.

Ergibt 8 Tassen (2 Liter)

Ich bin ganz still und höre dir zu, mein Kind.

SNACKS

Lass abgepackte oder hochverarbeitete Snacks links liegen und versuche es mal mit diesen, die du dir schnell zu Hause herrichten kannst:

- Apfelscheiben mit Tahin bestreichen und mit Honig beträufeln.
- Eine Selleriestange in Stücke schneiden und mit Mandelbutter bestreichen.
- Eine Banane schälen, halbieren und mit Mandelbutter bestreichen.
- Eine gebackene Süßkartoffel mit Butter aus Weidemilch oder veganer Butter bestreichen und mit Ume-Pflaumenessig beträufeln.
- Einen Delicata-Winterkürbis mit Kernen in Scheiben (ca. 6 Millimeter) schneiden, mit Öl beträufeln und mit Salz würzen, dann 30 bis 40 Minuten lang bei 200 °C (Ober-/Unterhitze, 180 °C Umluft) in den Ofen schieben, bis er leicht knusprig und karamellisiert ist.
- Reiscracker mit Butter bestreichen und mit Hühnerpastete, eingelegtem Hering oder Essiggurken belegen.
- 2 persische Gurken in Scheiben schneiden und mit einer Mischung aus 1 Teelöffel Sesamöl, 1 Esslöffel Amino Kokoswürzsauce, ¼ Teelöffel Ume-Pflaumenessig beträufeln, und weißen Sesam darüberstreuen.
- 1 Teelöffel Zitronensaft und 1 Prise Meersalz über 120 Gramm Zuckerschoten geben. 2 Minuten zugedeckt dämpfen.
- Fülle Mini-Paprikaschoten mit einer Mischung aus Cashew- oder Hüttenkäse, einer Everything-but-the-Bagel-Gewürzmischung und Zitronensaft.
- Eine halbe Avocado mit einem hart gekochten Ei belegen und kaltgepresstes Olivenöl, schwarzen Pfeffer und Zitronensaft darübergeben.
- Etwas Wildheidelbeerenkompott (siehe Seite 215) in eine kleine Schüssel Hüttenkäse einrühren.

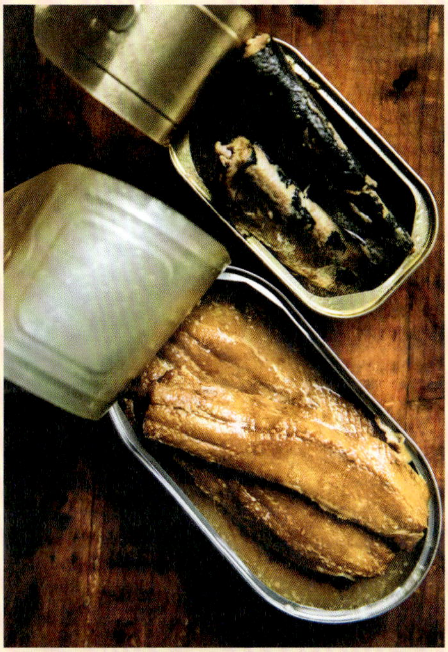

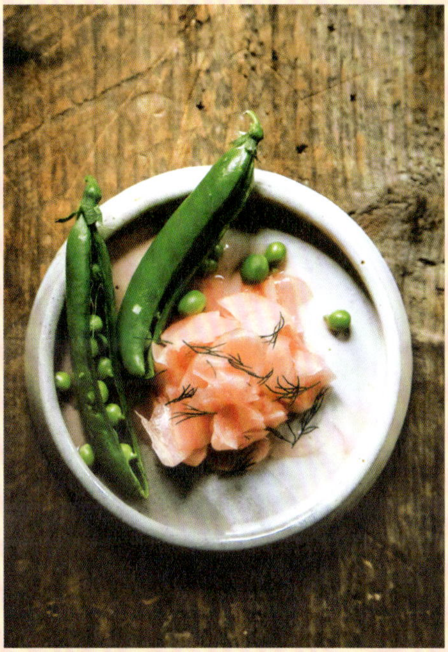

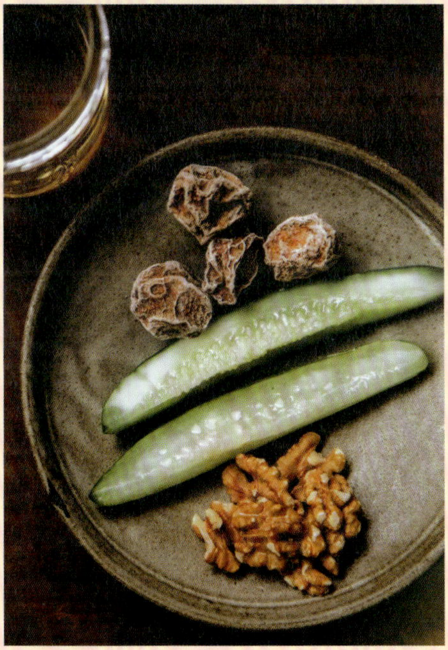

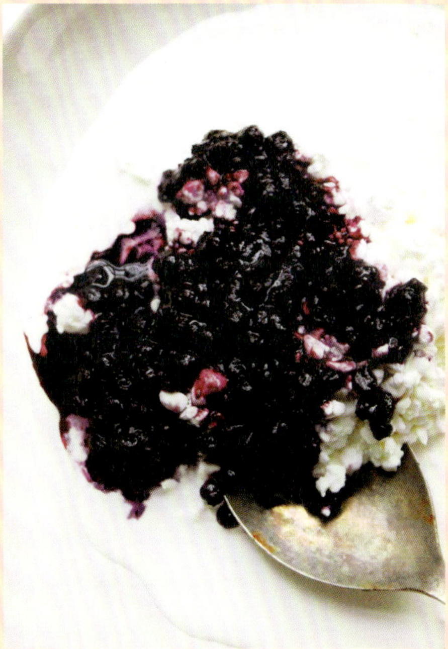

KÖRPERPFLEGE

Fußbad mit Ingwer

In der Traditionellen Chinesischen Medizin wird der Körper oft mit einem Baum verglichen. Nach dieser Vorstellung ist der Torso der Stamm, Hände und Füße sind die Wurzeln, weshalb ihnen eine besonders große Bedeutung für Gesundheit und Vitalität zugeschrieben wird. Mit diesem einfachen Fußbad belohnst du deine Füße, die dich und dein Baby zuverlässig von einem Ort zum anderen tragen. Wenn du dir selbst ein Fußbad machst, gibst du dich zumindest für ein Weilchen dem süßen Nichtstun hin und nimmst dir die dringend benötigte Zeit für dich selbst. Ein Fußbad vor dem Schlafengehen wirkt zudem schlaffördernd. Vielleicht macht dir ja dein Partner als liebevolle Geste dieses Fußbad, bevor du zu Bett gehst.

6 Stück frische Ingwerknollen (ca. 5 cm), mit Schale, in Scheiben geschnitten

2,8 Liter Wasser in einem mittelgroßen Topf bei mittlerer bis hoher Hitze zum Kochen bringen, den Ingwer hineingeben. Auf mittlere Stufe zurückschalten und den Sud 30 Minuten köcheln lassen. Herd ausschalten und das Ingwerwasser abkühlen lassen, bis es lauwarm ist.

Ingwerwasser in eine Fußbadewanne oder große Schüssel abseihen und die Füße 20 Minuten lang darin baden. Bei Bedarf heißes Wasser zugießen.

Hinweis: Dieses Rezept kann ausschließlich für ein Fußbad verwendet werden, nicht als Tee.

Meine Gedanken und Gefühle zu verarbeiten, ist meine Sache. Mein Baby soll dadurch nicht belastet werden.

Bäder für eine Königin

Wenn du dein Handy stummschaltest, ein Schild mit der Aufschrift »Bitte nicht stören« an die Badezimmertür hängst und dir ein warmes Bad einlässt, tust du dir selbst ganz bewusst etwas Gutes. Ich versüße mir mein Badeerlebnis gerne zusätzlich mit Meersalz, getrockneten Kräutern, Kerzen, Meditationsmusik und frischen Rosenblütenblättern – simple Zutaten, die mir ein wahrhaft königliches Gefühl vermitteln. Mit diesen beiden Bädern kannst du effektiv Stress abbauen. Du kannst die Badezusätze im Voraus zubereiten und in Gläsern gekühlt aufbewahren, bis du dazu kommst, dich damit zu entspannen. Fülle die Wanne für beide Bäder mit angenehm warmem, nicht zu heißem Wasser, gib eine der beiden Mischungen hinein und lasse dich behutsam in die Wanne sinken. Gib dir einen Moment Zeit, um dich an die Wärme zu gewöhnen, schließe dann deine Augen und spüre, wie deine Sorgen allmählich verfliegen. Wenn du fertig bist, lasse das Wasser ab und danke ihm, dass es den Stress des Tages von dir abgespült hat. Übe schon einmal, einen geliebten Menschen darum zu bitten, dir ein Bad einzulassen, da es im dritten Trimester immer schwieriger wird, sich nach vorne zu beugen.

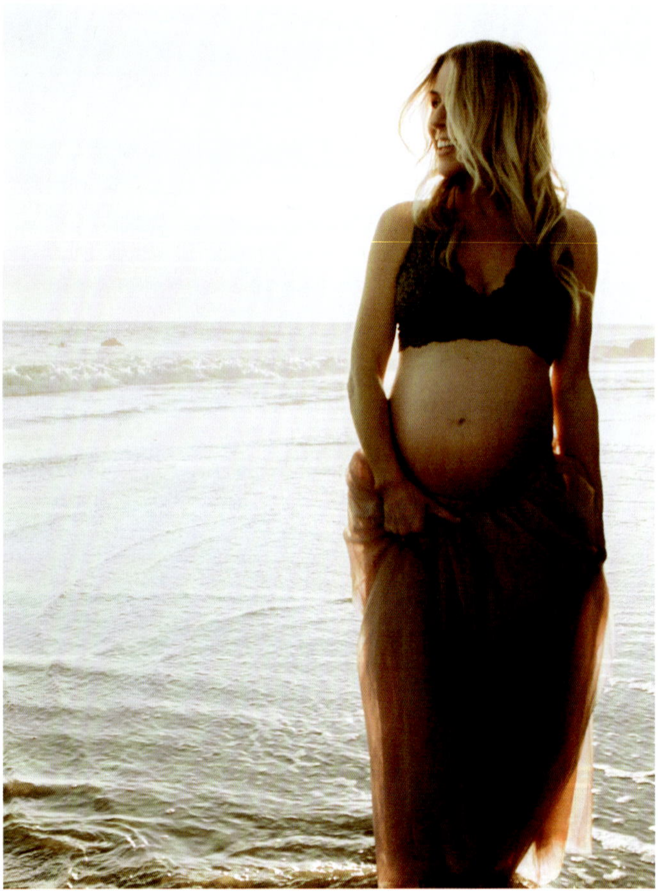

MILCHBAD MIT HONIG UND ROSEN

Seit Jahrhunderten schätzt man die Kombination aus Milch und Honig als Schönheitsmittel, weil sie die Haut beruhigt und weich macht. Die Gründe dafür liegen auf der Hand: Die Milchsäure der Milch entfernt abgestorbene Hautpartikel sanft, während der Honig die Haut auf natürliche Weise befeuchtet. Um die beruhigende Wirkung dieses Bads zu verstärken, füge ich Haferflocken hinzu, die Hauttrockenheit und -irritationen lindern. Zu guter Letzt lasse ich noch frische Rosenblütenblätter hineinrieseln – sie öffnen das Herz und lassen ein Gefühl von Selbstliebe entstehen.

180 g Haferflocken

70 g getrocknete Rosenblütenblätter

1 l Kuhmilch

250 ml Honig

24 frische Rosenblütenblätter (optional)

Haferflocken, getrocknete Rosenblütenblätter, Milch und Wasser in einen großen Topf geben und die Mischung bei mittlerer bis hoher Hitze zum Köcheln bringen. Auf mittlere bis niedrige Stufe zurückschalten und 30 Minuten köcheln lassen, bis die Haferflocken weich gekocht sind und der Sud die Farbe von Rosenblütentee mit Milch annimmt.

Sud in einen großen Krug abseihen, den Honig einrühren und die Mischung in das warme Badewasser gießen (oder in zwei Gläser füllen und im Kühlschrank aufbewahren). Eine Handvoll frischer Rosenblütenblätter machen dein Bad zu einem besonderen Genuss.

Ergibt 1 Vollbad

Mein Baby strahlt vor Liebe.

KRÄUTERBAD

Diese Kombination aus warmem Wasser, frischen Blüten und Kräutern ist geradezu magisch. Lavendel wirkt tief entspannend, Kamille beruhigt empfindliche Haut. Ich schlage dir vor, etwa 20 bis 30 Minuten in der Wanne zu bleiben, um neue Energie zu tanken, Klarheit zu gewinnen, die Nerven zu beruhigen und die Muskeln zu lockern. Denn genau das ist es, wonach dein hart arbeitender schwangerer Körper dringend verlangt.
Wenn du deine Sinne noch mehr verwöhnen willst, streue ein paar Rosenblütenblätter ins Badewasser, bevor du in die Wanne gleitest.
Im Winter kannst du getrocknete Blumen und Kräuter verwenden.

1,5 l kochendes Wasser

30 g frische (oder getrocknete) Lavendelblüten

30 g frische (oder getrocknete) Kamillenblüten

70 g getrocknete Rosenblütenblätter oder

100 g gemahlene Rosenblütenblätter

Fülle 2 Einmachgläser (je ca. 1 Liter) mit weiter Öffnung oder einen mittelgroßen Topf mit dem kochenden Wasser. Zerrreibe mit deinen Händen vorsichtig die Kräuter und Blüten, lasse sie ins Wasser rieseln und rühre das Ganze mit einem Löffel um. Lass die Blüten und Kräuter 3 Stunden lang im Wasser ziehen.

Abseihen, die Reste kompostieren und den Auszug bis zur Verwendung in Gläsern im Kühlschrank aufbewahren. Sobald du die Muße hast, dich liebevoll um dich selbst zu kümmern, gieße den Inhalt beider Gläser in ein warmes Bad.

Ergibt 1 Vollbad

Liebe durchströmt mich.

Pflegendes Massageöl für die Brust

Ich hatte nie über eine Brustmassage nachgedacht, bis mich meine Massagetherapeutin während einer Sitzung fragte, ob sie auch diesen Körperbereich behandeln könne. Da ich wusste, dass sie darauf spezialisiert war, überwand ich mein Unbehagen und willigte ein. Das Brustgewebe wird normalerweise nicht berührt, es sei denn, man stillt oder hat Sex, und ich war überrascht, wie belebend ich die Massage fand. Die Massage der Brust ist eine wunderbare Methode, um Nerven, Lymphknoten und Gewebe zu stimulieren und Energieblockaden zu lösen. Darüber hinaus ist das Massieren deiner Brust eine schöne Möglichkeit, dich liebevoll dir selbst zuzuwenden und diesen potenten Teil deines Körpers mit Streicheleinheiten wertzuschätzen, bevor seine Hauptaufgabe darin besteht, dein Baby zu ernähren.

In der weiblichen Brust befindet sich eine Vielzahl von Drüsen, denen die Stimulation guttut. Oder wie meine Hebamme Davi zu fragen pflegt: »Gibt es einen besseren Zeitpunkt als jetzt, seine Freundinnen kennenzulernen?« Gehe behutsam vor, da dein Brustgewebe sich gespannt und empfindlich anfühlen kann. Massagebewegungen mit sanftem Druck können Linderung verschaffen.

Such dir ein Trägeröl aus der untenstehenden Liste und füge einige Tropfen eines ätherischen Öls deiner Wahl hinzu.

1 EL Trägeröl deiner Wahl (Mandel-, Kokos- oder Sesamöl)

3-4 Tropfen ätherisches Öl nach Wahl (Calendula-, Grapefruit-, Lavendel- oder Rosenöl)

Trägeröl und ätherisches Öl in eine kleine Schüssel geben und gut vermischen.

Such dir einen bequemen, ruhigen Platz und überleg dir, wie du dich nach der Massage fühlen willst.

Träufle das Öl mit deinen Fingern auf eine Brust und bewege sie in kreisenden Bewegungen von außen nach innen zur Brustwarze.

Vergiss nicht, auch die Achselhöhle zu massieren, da sich dort viele Drüsen sowie Brustgewebe befinden, und atme langsam und tief.

Geh gemächlich zu deiner anderen Brust über und wiederhole das Ganze.

Lege zum Schluss die Hände an die Außenseiten der Brüste. Bewege deine Brüste nach innen und zeichne mit ihnen eine liegende Acht nach. Wiederhole dies einige Male, schließe deine Augen und atme tief.

Reicht für 1 Massage. Ideal in den letzten beiden Schwangerschaftswochen, um den Milchfluss bewusst zu unterstützen

Ich liebe dich ganz und gar. Ich liebe mich ganz und gar.

Danksagung

DIESES BUCH IST TU-QUYEN DAM GEWIDMET, meiner Großmutter mütterlicherseits, die liebevoll Po-Po genannt wurde. Unterstützt von ihrer Mutter plante Po-Po, nach der Schule Medizin zu studieren, aber wegen des Zweiten Japanisch-Chinesischen Krieges war die Reise von Hongkong nach Peking für eine junge, alleinstehende Frau zu unsicher. Ihre Pläne verblassten zu einem unerreichbaren Traum, während ihr ältester Bruder weiter Jura studierte. Po-Po war eine Frau, der Klugheit und Aufopferungsbereitschaft nachgesagt wurden. Dies gilt auch für meinen in China geborenen Großvater und Mentor Dr. Huang (1869–1952), der seine Gemeinde in Vietnam mit seinen Kräuterrezepturen heilte. Sie beide haben mich zum Schreiben meiner Bücher inspiriert.

Auch meinen Kindern, Khefri, India und Jude, von denen ich mein Leben lang lerne, bin ich unendlich dankbar, genauso wie meiner Hebamme Davi Khalsa und meiner Doula Khefri Riley, die mir so viel über Schwangerschaft, Geburt und Mutterschaft beigebracht haben.

Ohne meine wundervollen Co-Autorinnen Amely Greeven und Marisa Belger, die bei der Entstehung dieses Buches mit Herz und Seele dabei waren, selbst dann, als auf der Welt Chaos herrschte, gäbe es *Neun goldene Monate* nicht. Mit ihren eigenen Erfahrungen als Mütter und ihrer Expertise als Autorinnen leisten sie zu jedem unserer Bücher einen wertvollen Beitrag. Ich schätze unsere Zusammenarbeit zutiefst.

Den weisen Menschen, die großzügig ihr umfangreiches Wissen zu diesem Buch beigesteuert haben, bin ich unendlich dankbar. Es ist mir eine Ehre, Euer Wissen und Eure Erkenntnisse mit so vielen Leserinnen und Lesern auf der ganzen Welt zu teilen.

Dank an meine Fotografinnen Jenny McNulty von Wylde Photography, Stephanie Entin von Little Plum Photography und Khefri Wilcox – Eure Arbeit hat entscheidend zu der besonderen Ästhetik dieses Buchs beigetragen. Es war mir eine Freude, Seite an Seite mit Euch zu arbeiten und jede Aufnahme gemeinsam zu gestalten. Danke, dass Ihr mit meinem Perfektionismus so gelassen umgegangen seid. Mein Dank gilt auch Jessica Janney, die mir bei der Erarbeitung des Rezeptteils eine riesige Hilfe war. Danke, Michelle Blandina, Leah und Rod Arzu und Belinda Gosbee für die wunderschönen Fotos Eurer Babybäuche.

Dieses Buch ist das dritte Baby einer Familie, die aus einer sehr persönlichen Idee heraus entstanden ist – frischgebackenen Müttern nach der Geburt Orientierungshilfe zu bieten. Vielen Dank an meine Lektorin Holly Dolce und das gesamte ABRAMS-Team sowie an meinen Agenten Marc Gerald und seine Frau Christina. Ihr alle habt meiner Idee von Anfang an vertraut, und Euer Glaube an mich hat mir noch mehr Selbstvertrauen geschenkt.

Zu guter Letzt möchte ich mich bei meiner MotherBees-Community und all den Geburtshelfer:innen bedanken, die mich jeden Tag inspirieren. Mit Eurer Unterstützung konnte ich die Geschichten und das Wissen meiner Ahninnen und Ahnen in die Welt tragen. Ich glaube, sie wären sehr stolz auf mich.

Rezeptverzeichnis

Register

HENG OU wurde als Tochter taiwanesischer Einwanderer in den USA geboren. Sie studierte Grafikdesign und ist die Gründerin von MotherBees, einem Unternehmen, das Schwangere und junge Mütter mit Essen und Unterstützung versorgt. Sie lebt mit ihren drei Kindern in Los Angeles. Bereits von ihr erschienen: *Die ersten vierzig Tage. Was junge Mütter nach der Geburt wärmt und stärkt* (2017).

AMELY GREEVEN ist Autorin mehrerer erfolgreicher Bücher zu Gesundheitsthemen. MARISA BELGER arbeitet als freiberufliche Journalistin und Buchautorin sowie als Coach für Mütter.

Layout: Laura Palese
Fotografie: Jenny McNulty (Seiten 2, 7, 10, 15, 57, 127, 153, 175, 176, 183, 186, 196, 211, 213, 219, 223, 225, 226, 229, 230, 235, 237, 245); Stephanie Entin (Seiten 106, 248); Khefri Wilcox (Seiten 181, 188, 191, 195, 199, 201, 205, 207, 208, 214, 217, 232)
Foodstyling und Illustrationen: Heng Ou

Das Zitat von Rupi Kaur auf Seite 48 stammt aus:
Rupi Kaur, *home body. zu hause in mir.*
Aus dem Amerikanischen von Anna Julia Strüth und Christine Strüth.
FISCHER New Media, Frankfurt 2020, Seite 181.

Die Originalausgabe erschien unter dem Titel »Nine Golden Months. The Essential Art of Nurturing the Mother-to-Be« bei Abrams Image, einem Imprint von ABRAMS New York.
Druck und Bindung: Optimal Media, Röbel
ISBN 978-3-95614-566-7